Robert E. Kowalski · Calvin Ezrin
Die Stoffwechsel-Revolution

Robert E. Kowalski · Calvin Ezrin

Die Stoffwechsel-Revolution

Aus dem Amerikanischen von
Wolfdietrich Müller

ECON Verlag
Düsseldorf · Wien · New York · Moskau

Titel der amerikanischen Originalausgabe:
The Endocrine Control Diet
Originalverlag: Harper & Row, New York
Copyright © 1990 by Robert E. Kowalski und Calvin Ezrin
Übersetzt von Wolfdietrich Müller

Sonderausgabe
3. Auflage 1995
Copyright © 1992 der deutschen Ausgabe by ECON Verlag GmbH,
Düsseldorf, Wien, New York und Moskau.
Alle Rechte der Verbreitung, auch durch Film, Funk
und Fernsehen, fotomechanische Wiedergabe, Tonträger
jeder Art, auszugsweisen Nachdruck oder Einspeicherung
und Rückgewinnung in Datenverarbeitungsanlagen
aller Art, sind vorbehalten.
Gesetzt aus der Trump, Berthold
Satz: Dörlemann-Satz, Lemförde
Druck und Bindearbeiten: Ebner Ulm
Printed in Germany
ISBN 3-430-15649-1

Dieses Buch ist dem Gedenken an Larry Carter gewidmet, einen gemeinsamen Freund, ohne den die beiden Autoren sich nie kennengelernt hätten und ohne den dieses Buch nicht geschrieben worden wäre. Die Welt ist durch seinen Tod ärmer geworden. Wir vermissen ihn.

Inhalt

Die Diät, die in diesem Buch vorgeschlagen wird, gibt eine Methode des Abnehmens wieder, die unter ärztlicher Beaufsichtigung der Patienten entwickelt wurde und vom Leser nicht ohne ärztliche Überwachung durchgeführt werden sollte. Das Buch wurde als Anleitung geschrieben, die vom Patienten unter der medizinischen Aufsicht seines Hausarztes befolgt werden sollte.

Die in diesem Buch beschriebene Diät ist für den Gebrauch besonders jener Menschen geschrieben worden, die sehr viel abnehmen müssen, derjenigen also, die als fettleibig im medizinischen Sinn eingestuft worden sind. Fettleibig ist man laut Definition, wenn man wenigstens zwanzig Prozent über dem Idealgewicht liegt. Mit Übergewicht dieser Größenordnung sind erhöhte Erkrankungs- und Sterblichkeitsziffern verknüpft.

Die Stoffwechseldiät, eine proteinschonende gemäßigte Fastendiät, ist nachweislich sowohl ungefährlich als auch erfolgreich, besonders bei den Menschen, die erhebliches Übergewicht haben. Dieses Buch beschreibt die Art der Diät, begleitet den Leser durch die verschiedenen Aspekte der vorgeschriebenen Diät, gibt Vorschläge für Nahrungsmittel und Rezepte und liefert Informationen, durch die der Leser die Grundsätze dieser Methode verstehen lernt. In diesem Sinn kann es in vielen Fällen eine nützliche Brücke zwischen Arzt und Patient sein. Diese Diät sollte jedoch nicht als Programm zur Selbsthilfe angesehen, sondern ausschließlich unter der Aufsicht des Hausarztes des Lesers befolgt werden.

Danksagung

Zu großem Dank sind wir Margaret Wimberger verpflichtet, der unverzagten Lektorin unseres amerikanischen Originalverlages, die es irgendwie fertiggebracht hat, unsere unterschiedlichen Stile, Gedanken und Vorstellungen zu einem lesbaren und zusammenhängenden Ganzen zusammenzufügen. Um beim Eßbaren zu bleiben: Sie war die Hefe in diesem Laib, der ohne sie vielleicht nicht aufgegangen wäre. Danke, Margaret.

Dawn Messenger, die meiner Praxis über viele Jahre als tüchtige Gewichtsberaterin gedient hat, schulde ich (Calvin Ezrin) großen Dank. Sie wird mir zustimmen, daß die Entwicklung dieses Buches ohne die Lektionen, die uns unsere Patienten gelehrt haben, und ohne ihre Anregungen, unser erworbenes Wissen mit allen zu teilen, nicht möglich gewesen wäre.

Am Tarzana Regional Medical Center waren Dorothy McElroy und ihre Mitarbeiterinnen in der Bibliothek eine starke Stütze. Dr. med. Norman Lavin, Direktor des Tarzana's Department of Medical Education, ermutigte uns und stellte die notwendigen Daten für die Normalgewichttabellen zur Verfügung. Das Personal des Health Sciences Information Center am Cedars-Sinai Medical Center half uns besonders bei der Suche nach gedrucktem Material. Kate Kreie, Bibliothekarin am Northridge Hospital, machte bei gleichbleibend guter Laune die verlangte Literatur ausfindig.

Die Autoren

1
Einleitung:
Die dauerhafte Gewichtskontrolle

Willkommen bei einer völlig neuen Methode der Gewichtskontrolle, einer Methode, die unsere Vorstellungen vom Abnehmen und der Ernährungsweise revolutionieren kann. Dies ist das erste Programm überhaupt, das die eigentliche tiefere Problematik der Fettleibigkeit anerkennt und eine praktikable Lösung für ein ganzes Leben anbietet.

Dieses Buch vermittelt eine wichtige Botschaft: Menschen mit einem Gewichtsproblem haben ein reales und benennbares physiologisches und medizinisches Leiden. Es geht *nicht* um mangelnde Willenskraft. Viel zu lange hat man innerhalb der medizinischen Zunft übergewichtige Patienten gefühllos als Personen betrachtet, die einfach zuviel essen, hat ihnen Diätbroschüren überreicht und ihnen gesagt, sie sollten Kalorien zählen. Da ist es kein Wunder, daß eine milliardenschwere Abmagerungsindustrie, darunter schwarze Schafe en masse, aus dem Boden geschossen sind, um Menschen auszunutzen, die nicht die nötige Hilfe erhalten.

Wenn Sie über längere Zeit den Kreislauf von Abnehmen und Zunehmen mitgemacht haben, dann haben Sie vermutlich Hindernisse, Enttäuschungen und Gefühle erlebt, die von anderen als eingebildet oder unsinnig abgetan werden. Dieses Buch zeigt, daß vieles, was Sie empfunden haben, *dokumentiert werden kann;* Ihre Beobachtungen und Gefühle sind real und vernünftig.

Sie stellen fest, daß manche Freunde doppelt soviel essen wie Sie und nie ein Pfund zulegen. Jeder sagt, daß Sie sich irren. Aber es stimmt.

Sie essen einfach ein Stück Torte, nachdem Sie wochenlang die Kalorien gezählt haben, und über Nacht nehmen Sie 3, 4 oder 5 Pfund zu. Niemand glaubt Ihnen; jeder meint, Sie müßten mehr gegessen haben. Aber es stimmt.

Sie sind deprimiert und haben Schuldgefühle wegen der Esserei; Ihre Depression verleitet Sie, mehr zu essen, was wiederum die Depression verstärkt. Die anderen glauben nicht, daß Sie eine echte Depression haben, die mit dem Eßzyklus zusammenhängt. Aber es stimmt.

Sie nehmen bestimmte Arten von Flüssigkeit zu sich und fühlen sich, nach einem ganz kurzen Augenblick der Sättigung, in Wirklichkeit hungriger als vor Ihrem ersten Bissen. Natürlich sagen die anderen, das Gefühl täusche und rühre einfach daher, daß Sie keine Willenskraft haben. Aber es stimmt.

Währenddessen raten Ihnen Ärzte und Ernährungsberater immerzu, Kalorien zu zählen, die Dinge, die Sie gern essen, einzuschränken, den Hunger hinzunehmen, Ihre Schlaflosigkeit in der Nacht zu übergehen, Ihre Depressionen zu vergessen und bis ans Ende Ihrer Tage Sellerie zu knabbern. Sie sagen, Sie können nur dann ein Pfund abnehmen, wenn Sie die einem Pfund entsprechende Kalorienmenge weglassen. Endlich haben Sie jetzt aber das richtige Buch in der Hand. Wir werden Ihnen zeigen, daß Ihre Gefühle und Ansichten eine Begründung in der medizinischen Wissenschaft haben, genauer gesagt in der Wissenschaft der Endokrinologie. Endokrinologie ist die Lehre von den Hormonen. Hormone sind Körpersekrete, die eine entscheidende Rolle bei der Kontrolle vieler Körperfunktionen spielen, darunter Stoffwechseltempo und Gewichtszunahme. Das endokrine (oder hormonelle) System verfügt über den Schlüssel zur Gewichtskontrolle, und ein Programm wie das in diesem Buch entworfene, das auf der Funktion des endokrinen Systems beruht, ist einfach und mühelos zu befolgen.

Auf den folgenden Seiten werden Sie von einer Diät hören, die schnelles und wirkungsvolles Abnehmen garantiert. Sie verlieren Pfunde und Zentimeter rasch und planvoll, und das alles ohne Hungergefühl. Ihr seelisches Befinden beginnt fast sofort sich zu bessern, und Ihre melancholischen, depressiven Stimmungen gehören bald der Vergangenheit an. Sie schlafen nachts durch und fühlen sich am Morgen ausgeruht. Probleme mit dem Wasserhaushalt, die Sie vielleicht hatten, verschwinden. Und Sie erfahren, wie Sie Ihr endokrines System kontrollieren, um das Gewicht, das Sie haben möchten, Ihr ganzes Leben lang zu behalten.

Dieses Buch ist als Ihr Berater und Begleiter während des ganzen Lernprozesses und der Zeit des Abnehmens gedacht. Wir geben Ihnen Hilfestellung und beantworten die Fragen, die mit großer Wahrscheinlichkeit zu verschiedenen Zeitpunkten während des Prozesses auftauchen. Wir berücksichtigen die Frustration und Enttäuschung, die jeder auf Diät Gesetzte durchmacht, wenn die Gewichtsabnahme stagniert. Wir verstehen das Problem der Person, die so gute Fortschritte gemacht hat, daß sie beschließt, sich eine kleine Leckerei zu gönnen. Peng! Am nächsten Morgen zeigt die Waage 3 oder 4 Pfund mehr – und die Diäterfolge sind hin. Wir verstehen, warum Sie anfangen, sich deprimiert zu fühlen, und wann diese Perioden höchstwahrscheinlich auftreten. Und wir helfen Ihnen, sich rechtzeitig darauf einzustellen. Wir erwarten solche Probleme und geben Ihnen Ratschläge, wie man einen anderen Gang einlegt, wieder abzunehmen beginnt und das endokrine System im Griff behält.

Tag für Tag, Woche für Woche werden Sie auf einer gleichmäßigen, vorhersagbaren Grundlage abnehmen. Und wir werden dasein, um Ihre Fragen zu beantworten und Sie an den gefährlichen Klippen vorbeizusteuern, während Sie Ihrem Ziel immer näher kommen. Das Beste an dem Programm ist wahrscheinlich, daß Sie sich allmählich nicht nur körperlich gut fühlen, sondern auch seelisch und geistig gefestigt werden. Manche Menschen stellen fest, daß sie sich in einer neuen Weise kennen- und schätzenlernen. Schließen Sie sich den vielen Männern und Frauen an, die die vollkommene endokrine Selbstkontrolle gelernt haben.

Bevor wir beginnen, Ihnen genauer von der Stoffwechseldiät zu berichten, möchten wir uns mit ein paar Worten selbst vorstellen.

Robert E. Kowalski:
Schließen wir eine Wissenslücke

Auf die Probleme des Abnehmens und der Gewichtskontrolle bin ich
in meinen zwanzig Berufsjahren als medizinischer Fachjournalist
immer wieder gestoßen. Während Ernährungswissenschaftler pre-
digten, daß Gewichtskontrolle einfach eine Sache der aufgenommenen Kalorien sei, berichteten die Professoren bei meiner Fortbildung
in medizinischer Physiologie von Untersuchungen des Appetitzen-
trums im Hirn, die darauf hinwiesen, daß es bei Fettleibigkeit um
etwas anderes als nur um zuviel Essen geht. Als ich dann später eine
Stelle bei einer medizinischen Gesellschaft hatte, bemerkte ich, daß
bei den vielen Ärzten unter den Mitgliedern, die Fastenkliniken leiten, »Regenbogentherapie« eher die Regel als die Ausnahme war;
flaschenweise wurden bunte Pillen und Kapseln, die Hormone, Amphetamine und Tranquilizer enthielten, verschrieben, und darunter
litten Nerven und Gesundheit der Patienten.

Während meiner Zeit als Direktor der Ernährungsberatung des
Nationalen Milchwirtschaftsinstituts nahm ich an Tagungen teil, be-
suchte die Labors der bedeutendsten Forscher des Landes und stellte
vielfältige Materialien zusammen, um den Menschen zu helfen, eine
vernünftigere Auswahl unter den Speisen zu treffen. Im allgemeinen
waren die Informationen, die ich in diesen Jahren erhielt und verbrei-
ten half, stichhaltig, aber die neuere Medizin- und Ernährungsfor-
schung hat gezeigt, daß ein paar eklatante Fehler darunter waren.

Ich wurde Berater einer Organisation, die sich Weight Loss Clinics
nannte. Mit ihren Methoden, die durch geschultes Personal in Kliniken überall in den Vereinigten Staaten und in Kanada angewandt
wurden, gelang es, die Patienten beim Programm zu halten und eine
Gewichtsabnahme zu erreichen. Die Diät erschien mir sinnvoll, weil
sie nicht nur die Zahl der verzehrten Kalorien reduzierte, sondern
einen Zustand herbeiführte, der den Hunger verringerte, und weil sie
durch die täglichen Besuche bei den Diätschwestern gestützt wurde.
Aber das Programm war ungeheuer teuer, und die Patienten tendier-
ten trotz allem dazu, hinterher wieder zuzunehmen.

Wenn ich heute auf dieses Experiment zurückblicke, ist mir klar, daß die meisten Fastenkliniken und -kuren, wenn auch kurzfristig erfolgreich, auf lange Sicht versagen, weil es ihren Programmen und der Erziehung ihrer Kunden deutlich an einer biomedizinischen Grundlage fehlt. Nachdem alles gesagt und getan ist, müssen die Patienten sich selbst durchschlagen und versuchen, die Gesamtmenge der Kalorienzufuhr einzuschränken. Die meisten geben irgendwann auf und nehmen wieder zu.

1984 gewann die Ernährung für mich persönlich eine ganz wesentliche Bedeutung. Ich habe Herzkrankheit in meiner Familiengeschichte, und in jenem Jahr hatte ich eine Bypass-Operation, durch die erreicht wird, daß das Blut um die vom Cholesterin verstopften Arterien herum besser zum Herzen strömen kann. Ich mußte unbedingt einen Weg finden, meinen Cholesterinspiegel niedrig zu halten. Das Programm, das ich für mich selbst entwickelte, erwies sich bei der Prüfung in einem klinischen Forschungsprojekt als hervorragend geeignet, den Cholesterinspiegel schnell und gefahrlos zu senken. Schließlich teilte ich meine Geschichte und das Programm in meinem Buch *Die 8-Wochen-Cholesterinkur* mit.

Als ich dieses Buch damals schrieb, sprach ich das Problem der Gewichtskontrolle und Fettleibigkeit an, weil allein durch Abnehmen eine bedeutende Verringerung des Cholesterinspiegels erreicht werden kann, und Fettleibigkeit an sich ein Risikofaktor in Hinblick auf hohen Blutdruck, Diabetes und Herzkrankheit ist. Doch während ich eine Menge allgemeine Informationen über die Gefahren der Fettleibigkeit und den Nutzen des Abnehmens geben konnte, vermochte ich meine Leser nur zu ermutigen, die überflüssigen Pfunde um jeden Preis irgendwie loszuwerden. Bei Personen, die nur ein paar Extrapfunde wegbekommen wollen, führt bereits die Einhaltung meiner cholesterinreduzierenden Diät allmählich zur Gewichtsabnahme, indem weniger Fett verzehrt wird. Doch denjenigen, die ein starkes gesundheitsgefährdendes Übergewicht hatten, konnte ich zwar eine Reihe von Vorschlägen machen, aber kein eindeutiges Programm anbieten.

Gerade als mein Buch herauskam, rief mich ein Kollege an und erzählte mir von einem Arzt, der ein Buch über das Abnehmen plante. Klar, dachte ich, schon wieder ein Buch, das dem Autor mehr hilft als dem Leser. Jederzeit finden sich tonnenweise Bücher über das Abnehmen in den Regalen der Buchhandlungen, und praktisch jede Woche steht ein Diätbuch auf der Bestsellerliste der New York Times. Vor allem um meinem Kollegen einen Gefallen zu tun, war ich dennoch damit einverstanden, mich mit diesem Arzt zu treffen.

Meine Befürchtungen waren schnell verflogen. Dr. Calvin Ezrin ist ein Meister seines Fachs. Als international anerkannter Arzt und Endokrinologe und eine unserer größten Kapazitäten auf dem Gebiet der funktionellen Struktur der Hypophyse hatte er die Antworten auf Fragen der Gewichtskontrolle, die seit langem von vielen gestellt worden waren. Er hatte einen Weg gefunden, die eigentlichen Stoffwechselprobleme, die zur Fettleibigkeit führen und sie erhalten, in den Griff zu bekommen. Er hatte eine gefahrlose, wirkungsvolle Methode geschaffen, um abzunehmen und das Gewicht zu halten. Ich war auch beeindruckt von dem Vertrauen, das Dr. Ezrin seinen Patienten eingeflößt hatte. Während wir seine Forschungen, Theorien und die klinische Praxis diskutierten, kam ich zu der Überzeugung, daß dies das Buch sein könnte, das einen Schlußstrich unter die Flut von Diätbüchern setzen würde. Mir wurde klar, daß wir hier die Chance hatten, sein Wissen über das endokrine System mit meinen Kenntnissen von Gesundheit und Ernährung zu kombinieren, um zahllose Menschen mit einer großen persönlichen und medizinischen Sorge helfend durch die Stoffwechseldiät zu begleiten.

Dr. med. Calvin Ezrin:
Allen Patienten zuliebe

Ich sehe mich nicht in erster Linie als Fastenarzt. Im Verlauf meiner Arbeit auf dem Gebiet der Endokrinologie gingen mir jedoch die Zusammenhänge zwischen dem Hormonsystem des Körpers und dem Gewicht immer klarer auf. In meiner klinischen Praxis behandle ich eine Vielzahl von Stoffwechselstörungen wie Diabetes, Schilddrüsenstörungen und anomale Produktion der Nebennieren-, Geschlechts-, Nebenschilddrüsen- und Hypophysenhormone. Häufig brachten Gewichtsprobleme Patienten in mein Sprechzimmer. Mit der Zeit erfuhr ich, daß viele meiner Patienten, wenn nicht alle, die übergewichtig waren und nicht abnehmen konnten, nicht an herkömmlichen hormonalen Funktionsstörungen litten. Vielmehr wurden sie von Insulinresistenz und ihren Folgen gequält. Da sich meine Theorien über das Abnehmen als richtig erwiesen, konnte ich Hunderten von Patienten helfen, ihr Gewicht zu reduzieren.

Wenn Patienten zum erstenmal in meine Praxis kamen, berichteten sie oft von Schuldgefühlen, geringem Selbstwertgefühl und Depressionen. Viele von ihnen weinten ganz offen, während sie mir die Geschichten ihrer Mißerfolge bei vorangegangenen Abnehmversuchen erzählten. Oft pflichteten sie denen bei, die alle übergewichtigen Männer und Frauen als moralische Schwächlinge abstempeln, denen einfach die Willenskraft fehlt, aufzuhören, so riesige Mengen zu vertilgen. »Kein Mensch glaubt mir, Herr Doktor, wenn ich sage, daß ich *nicht* zuviel esse. Ich verstehe einfach nicht, warum ich nicht abnehmen kann. Der kleinste Ausrutscher bei einer Diät sorgt dafür, daß gleich ganze Pfunde zurückkommen.« Ich glaube ihnen. Ich weiß, daß ihre Gewichtsprobleme nicht ihre Schuld sind. Während die Patienten mein Programm beginnen und eine rasche, ermutigende Abnahme erleben, bessern sich ihre Einstellung und ihr Befinden mit jeder Woche und jedem abgenommenen Pfund. Das Programm funktioniert wirklich.

Doch ich kann nun einmal nicht jede übergewichtige Person in meinem Sprechzimmer empfangen. Deshalb begann ich darüber nachzudenken, meinen ärztlichen Rat in Buchform zu fassen, um meine Entdeckungen und mein Programm mit jedem zu teilen, dem es schwerfällt, sein Gewicht zu halten. Robert Kowalski verfügt über die einmalige Begabung, komplizierte Sachverhalte verständlich zu machen, und ich meinte, daß seine Vorstellungen von Essenszubereitung, körperlicher Betätigung, Motivation, Entspannung und Streßabbau meine Ideen in vielem ergänzen könnten. Deshalb wünschte ich, daß er mit mir zusammenarbeitete und dieses revolutionäre Programm zur Gewichtskontrolle entwickelte.

Aber lassen Sie mich erst berichten, wie ich mit dem Gebiet der Endokrinologie in Berührung kam. Als junger Arzt, der soeben das

Studium an der Universität von Toronto abgeschlossen hatte, interessierte ich mich besonders für Diabetes bei Kindern. An der medizinischen Fakultät dieser Universität hatten Frederick Banting und Charles Best 1921 das Hormon Insulin entdeckt und isoliert, was den Anfang der modernen Endokrinologie bezeichnete und Millionen Menschen rettete, die sonst an Diabetes gestorben wären.

1957 arbeitete ich mit Dr. Best an einem Projekt, das die metabolischen Wirkungen des Hormons Glukagon auf den menschlichen Stoffwechsel untersuchte. Diese Forschungsarbeit zeigte mir aus erster Hand, daß das Glukagon-Insulin-Gleichgewicht wichtig für die Umwandlung von Fett in Ketone ist, die den Appetit zügeln und hilfreich bei der Behandlung der Fettleibigkeit sein konnten. Spätere Untersuchungen der Insulinresistenz zeigten, auf welche Weise das Insulin, so notwendig für das Leben an sich, eine dämonische Seite haben kann, indem es zu einer praktisch unumkehrbaren Gewichtszunahme führt. Diese Entdeckung ist, wie Sie sehen werden, der Eckpfeiler der Stoffwechseldiät.

In meinen Jahren als praktizierender Arzt habe ich mit den Patienten gefühlt, deren Gewichtszunahme fast vorherbestimmt scheint und die anscheinend dagegen hilflos sind. Bis zur Mitte der 1960er Jahre arbeitete ich mit der ausgewogenen kalorienarmen Diät, welche die Gesamtzahl der aufgenommenen Kalorien beschränkt, während sie Nährstoffe aus jeder Nahrungsgruppe liefert. Das ist immer noch die Methode, die von Diätetikern und Ärzten neben der Ermahnung an die Patienten, sich beim Essen noch mehr zurückzuhalten, angewendet wird. In den meisten Fällen von mäßigem Übergewicht wirkt sie zunächst, doch die Ergebnisse bei meinen resistenten fettleibigen Patienten waren kümmerlich.

Ich wollte einen anderen Weg finden, um diesen Menschen abnehmen zu helfen. Die Forschung bewies, daß *praktisch jeder, der eine starke Tendenz zum Zunehmen hat und dem es schwerfällt, abzunehmen und das Normalgewicht zu halten, an einer feststellbaren hormonellen Störung leidet.* Diese Störung ist als Hyperinsulinismus bekannt, und sie ist verantwortlich für die »Insulinfalle«, die das Gewicht hält, den Heißhunger auf Süßigkeiten verursacht, zur Zurückhaltung von Natrium und Flüssigkeit im Körper beiträgt und

Depression, Reizbarkeit und Hunger verursacht. Glücklicherweise gibt es einen Weg aus dieser Falle – die Stoffwechseldiät.

Die Stoffwechseldiät stellt eine revolutionäre Methode zur Gewichtskontrolle dar. Ihr Arzt ist möglicherweise mit den Prinzipien, die diesem Programm zugrunde liegen, nicht vertraut, und vielleicht empfiehlt es sich, ihm dieses Buch zu zeigen, damit er mit Ihnen zusammenarbeiten kann, um diese Diät anzuwenden.

Wir haben unser Bestes getan, um dieses Programm zu einer angenehmen Erfahrung für Sie zu machen, während Sie ein für allemal Ihre unerwünschten Pfunde hinter sich lassen. Jedesmal wenn Sie dieses Buch in die Hand nehmen, denken Sie daran, daß wir Sie bei jedem Schritt auf dem Weg begleiten!

2
Auf der Suche
nach dem Idealgewicht

Der Geschmack hinsichtlich körperlicher Schönheit, besonders der
weiblichen Schönheit, ist in allen Kulturen und zu allen Zeiten einem
starken Wandel unterworfen. Welche unterschiedlichen Schönheits-
ideale es früher gegeben hat, können wir gut an den künstlerischen
Darstellungen der jeweiligen Epoche oder Kultur ablesen. In unserer
unbeständigen Gesellschaft greift man am besten zu den Illustrierten, um festzustellen, was die »ideale« Figur der Saison ist. Die
Leidenschaft der Modeschöpfer der 1960er für Magerkeit hat einem
Trend zum »gesunden« Aussehen Platz gemacht, obgleich die Definition, was gesund aussieht, letztlich wieder auf dem persönlichen
Geschmack beruht. Ist der ideale Körper mager, flach und glatt? Ist er
muskulös mit schwellendem Bizeps und Trizeps? Oder hat er wei-
chere, vollere Kurven? Bei jedem Ausschlag des Modependels sind
einige unter uns glücklicher als andere, was das »richtige« Äußere
betrifft.

Aber sollte ein Mensch überhaupt irgendeinem anderen Maßstab
als seinem eigenen folgen, wenn er sein ideales Gewicht bestimmt?
Zweifellos hat der gesellschaftliche Druck – besonders auf Frauen –,
dünn zu sein, viele auf den ungesunden Weg der Eßstörungen wie
Anorexie und Bulimie und zu falschen Auffassungen des Körper-
bilds geführt. Aber es gibt gewichtige Gründe, Übergewicht zu meiden, die überhaupt nichts mit den Diktaten von Mode und Schönheit
zu tun haben. Medizinische Autoritäten sind sich einig, daß übermäßiges Gewicht eine Gefahr für die Gesundheit ist und möglichst
vermieden werden sollte.

Die medizinischen Folgen der Fettleibigkeit

1985 hielten die Nationalen Gesundheitsinstitute der USA (NIH) eine Konferenz ab, um über eine Sache zu sprechen, die heute für ein drängendes Problem in unserer Gesellschaft gehalten wird: Fettleibigkeit und ihre medizinischen Folgen. Ein Gremium aus führenden Autoritäten des Landes auf den Gebieten Medizin, Physiologie, öffentliches Gesundheitswesen, Ernährung, Psychologie, Endokrinologie und anderen gelangte zu dem einhelligen Konsens, daß Fettleibigkeit in den Vereinigten Staaten epidemische Ausmaße angenommen hatte und daß sie, ebenso wie Zigarettenrauchen, ein Risikofaktor ersten Grades ist. 26 Prozent aller Erwachsenen in den Vereinigten Staaten, etwa 34 Millionen Menschen zwischen 20 und 75 Jahren, liegen mit mindestens 20 Prozent über ihrem Idealgewicht. Fettleibigkeit ist mit einer ganzen Palette von Krankheiten verbunden und trägt direkt zur Gesamtsterblichkeitsziffer bei. Dr. Jules Hirsch, der Vorsitzende des NIH-Gremiums, unterstrich, daß wir Fettleibigkeit nicht länger bloß als eine Sache der Kosmetik oder Eitelkeit betrachten dürfen, sondern daß wir sie als eine Frage von Leben und Tod sehen müssen. Aber wie tötet Fettleibigkeit?

Die Auswirkungen von Übergewicht sind in jungen Jahren am stärksten, und je länger eine Person übergewichtig ist, desto größer ist der Einfluß dieses Zustands auf die gesamte Lebensdauer. Es dauert etwa zehn Jahre, bis sich die mit Fettleibigkeit verbundenen Probleme entwickeln. In späteren Jahren erkennen wir nicht mehr einen so großen Einfluß, vermutlich weil die anfälligen fettleibigen Personen weggestorben sind und nur noch die zähen Überlebenden für die Statistik übrigbleiben.

Medizinisch gesprochen ist jeder fettleibig, der 20 Prozent oder mehr über seinem Idealgewicht liegt. Dabei kann es sich um die zierlich gebaute Frau handeln, die 100 Pfund wiegen sollte, aber 130 wiegt, oder um den durchschnittlich gebauten Mann, dessen Idealgewicht 150 Pfund beträgt, der jedoch 195 wiegt.

Aber die Probleme beginnen bereits, bevor eine Person im klinischen Sinn fettleibig ist. Ein Mann, der nur 10 Prozent Übergewicht hat (zum Beispiel 165 Pfund statt der idealen 150), ist auch schon

durch erhöhte Sterblichkeit und Anfälligkeit für Krankheiten gefährdet. Bei einer Frau wird das Risiko bei 20 Prozent Übergewicht bedeutsam. Mit der Zunahme des Gewichts nimmt auch das Risiko zu.
Die Sterblichkeitsziffer klettert auf das zwölffache des Normalen bei
dem 25- bis 35jährigen Mann, der das doppelte seines Idealgewichts
wiegt. Folglich sieht man wenige ältere Männer mit diesem Grad von
Fettleibigkeit.

Mit Sicherheit wächst das Risiko der Herzkrankheit, die Todesursache Nummer eins in den westlichen Industrieländern, wenn das
Gewicht zunimmt. Und Übergewicht verdoppelt alle anderen Risiko-
faktoren. Wenn also eine Person aufgrund eines erhöhten Cholesterinspiegels ein höheres Risiko hat, wird dieses Risiko verdoppelt,
wenn die Person obendrein übergewichtig ist.

Interessanterweise kann es auch eine Rolle spielen, wo diese Extrapfunde am Körper gespeichert werden. Das typisch männliche
Muster für Übergewicht – Schmerbauch und »Rettungsring« – ist
eindeutig einem erhöhten Risiko der Herzkrankheit zugeordnet. Das
gleiche gilt für Frauen, die nach diesem Muster ansetzen. Eine gleich-
mäßiger über den ganzen Körper verteilte Fettschicht hat diesen
Zusammenhang mit der Herzkrankheit nicht. Aber unabhängig vom
Verteilungsmuster nimmt das Krankheitsrisiko zu, wenn der Prozentsatz des Übergewichts von 10 auf 20, 30 und mehr steigt.

Hoher Blutdruck oder Hypertonie trägt als Risikofaktor zur Herzkrankheit bei und ist die Hauptursache des Schlaganfalls. Das relative Risiko des Bluthochdrucks bei Übergewichtigen zwischen 20
und 75 Jahren ist 5,6 mal höher als das der nicht übergewichtigen
Personen der gleichen Alters- und Geschlechtsgruppen.

Eine Rückkehr zum Normalgewicht bei Hochdruckkranken bedeutet häufig auch die Rückkehr zum normalen Blutdruck. Zumindest führt jeder Gewichtsverlust zu einem Rückgang des Blutdrucks,
und jeder noch so geringe Unterschied im Blutdruck bedeutet einen
Unterschied beim Risiko der Herzkrankheit und des Schlaganfalls.
Außerdem bedeutet Abnehmen häufig auch, daß Patienten die
Menge der Hypertoniemedikamente, die sie einnehmen, reduzieren
können, womit sich auch die eventuellen unangenehmen Nebenwirkungen der Präparate verringern.

Mittlerweile hat fast jeder im Land von der Wichtigkeit eines niedrigen Blutcholesterinspiegels gehört. Es bestehen keine Kontroversen mehr: Jedes einzelne Prozent weniger Cholesterin bedeutet einen zweiprozentigen Rückgang des Risikos der Herzkrankheit.

Die Beziehung zwischen Gewicht und Blutcholesterinspiegel ist interessant. Manche Menschen können schlank sein und dennoch einen gefährlich hohen Cholesterinspiegel haben; andere können korpulent sein und trotzdem einen annehmbaren Spiegel haben. (Die einzige Möglichkeit zu erfahren, was für einen Spiegel man hat, ist ein einfacher Bluttest.) Aber die Mehrheit der übergewichtigen Menschen erfährt einen Anstieg der Cholesterinmenge im Blut. Statistisch gesehen haben übergewichtige Personen zwischen 20 und 75 Jahren ein 1,5 mal so großes Risiko, erhöhtes Cholesterin zu haben. Die 20- bis 45jährigen haben ein 2,1 mal so großes Risiko. Aber eines steht fest: *Bei übergewichtigen Personen, die erhöhte Cholesterinspiegel haben, werden diese Werte mit Sicherheit fallen, wenn sie zum Normalgewicht zurückkehren.*

Das gleiche gilt für die fettigen Substanzen im Blut, die als Triglyzeride bekannt sind. Triglyzeride, eine Form des Fetts, die reichlich in der Nahrung vorkommt und auch bei der Verdauung synthetisch hergestellt wird, zirkulieren im Blut, bis sie vom Körper genutzt werden können. Sie können ebenfalls zur Arteriosklerose beitragen.

Mehr als 80 Prozent der Diabetiker sind fettleibig. Bei übergewichtigen Erwachsenen zwischen 20 und 75 Jahren ist das Risiko, Diabetes zu haben, beinahe dreimal so hoch wie bei nichtübergewichtigen Personen vergleichbaren Alters und Geschlechts. Bei den 20- bis 45jährigen ist das Risiko des Diabetes fast viermal so hoch wie bei nichtübergewichtigen Personen. Der Typ-II-Diabetes oder der nichtinsulinabhängige Diabetes (früher als Altersdiabetes bekannt) ist eng mit Fettleibigkeit verbunden. Es trifft zwar zu, daß manche Männer und Frauen genetisch prädisponiert sind, in höherem Alter Typ-II-Diabetes auszubilden, doch tritt die Krankheit im allgemeinen nicht ohne die Entwicklung von Fettleibigkeit auf. So einfach ist das. Wenn umgekehrt eine Person Typ-II-Diabetes hat und übergewichtig ist, *bedeutet die bloße Rückkehr zum Normalgewicht, daß alle Äußerungen der Störung verschwinden.* Selbst in schweren Fällen von Typ-II-Diabetes kann es durchaus zu einem völligen Umschlag der Krankheit kommen, wenn man dieses Diätprogramm befolgt.

Doch über Herzkrankheit, Schlaganfall und Diabetes hinaus ist der fettleibige Mensch noch von anderen Risiken bedroht. Zum Beispiel hat ein Mann, der doppelt soviel wie sein Idealgewicht wiegt, ein zwölfmal so großes Risiko, an Unfällen zu sterben, wie ein Mann mit Idealgewicht. Infolge der Spannung der belasteten Gelenke steigt das Vorkommen von Arthritis beim Übergewichtigen sprunghaft an. Fettleibigkeit ist ein wichtiger Risikofaktor bei Gelenkentzündung des Knies, besonders bei Frauen. Fettleibige Frauen scheinen stärker gefährdet, Gebärmutterkrebs zu bekommen.

Bis etwas geschieht, das ihre Einstellung ändert, fühlen sich die meisten Menschen unsterblich. Sie lesen über die Häufigkeit von Herzkrankheit, Krebs, Hypertonie, Diabetes und anderen Krankheiten, aber sie sehen darin Krankheiten, die nur die anderen bekommen. Sogar wenn die Krankheit Familienangehörige trifft, neigen sie dazu, sich immer noch ziemlich sicher zu fühlen. Diese natürliche Neigung ist nicht sehr hilfreich bei der Krankheitsbekämpfung. Auch ohne übertrieben an Kranksein zu denken, ist es zu Ihrem Vorteil, wenn Sie auf Ihrem Lebensweg ein Stück vorausschauen.

Wenn ein Wahrsager Ihnen sagte, daß Sie innerhalb der nächsten zwei Wochen bei einem Flugzeugabsturz umkämen, würden Sie wahrscheinlich in dieser Zeit nicht fliegen. Wir können Ihnen auf wissenschaftliche und statistische Beweise gestützt sagen, daß Ihr Risiko, krank zu werden und zu sterben, sich vervielfachen wird, wenn Sie ein erhebliches Übergewicht beibehalten. Es ist an der Zeit, etwas zu tun, um dieses Risiko zu verringern.

Die medizinischen Daten weisen deutlich auf die Wichtigkeit hin, das Idealgewicht zu halten, aber die nächste Frage, die sich dann stellt, ist, was ein ideales Gewicht ist oder wie wir Übergewicht definieren. Selbst in Medizinerkreisen haben sich die Maßstäbe mit der Zeit gewandelt.

Die Körpergröße/Gewicht-Tabellen, die von amerikanischen Versicherungsgesellschaften herausgegeben werden, sind die am häufigsten zitierten Maßstäbe. Versicherungsgesellschaften stellten bereits um die Jahrhundertwende fest, daß übermäßiges Gewicht mit einer verkürzten Lebenserwartung verbunden ist.* Es überrascht nicht, daß sie höhere Prämien für die Versicherung übergewichtiger Personen ansetzten.

Die Versicherungsanstalt Metropolitan Life Insurance Company entwickelte in den 1940ern die ersten Tabellen, die wünschenswerte Gewichte aufführten. Die Tabellen wurden 1959 revidiert, als zum erstenmal Gewichtsmaßstäbe entsprechend der Körpergröße variiert wurden. Zwar ist seitdem eine Reihe anderer Tabellen erschienen, doch sind die meisten nach der Tabelle von 1959 angelegt. Bei einer Überarbeitung der Tabelle 1983 wurden die Gewichte nach oben angeglichen, was einen Wust von Kommentaren, Briefen und Artikeln in medizinischen Zeitschriften auslöste. Als sich der Staub gelegt hatte, war man sich allgemein einig, daß die Ausgabe von 1959 sich mit größerer Wahrscheinlichkeit mit besserer Gesundheit und längerem Leben verbinden ließ. Wir haben sie hier abgedruckt (Tabelle 1).

Aber das Gewicht allein ergibt noch kein ganz genaues Bild. Wichtiger als die Frage, ob jemand übergewichtig ist, ist die Frage, ob er zu dick ist. Man denke an den Footballspieler, der 182 cm groß ist und 200 Pfund wiegt. Nach den üblichen Tabellen wäre er übergewichtig. Aber ist er zu dick? Eine nähere Untersuchung würde vermutlich ergeben, daß er sehr muskulös ist und kaum Körperfett hat. Auf der anderen Seite kann ein junges Mädchen, das nach der Tabelle untergewichtig ist, in Wirklichkeit zu dick sein. Eine sportlich durchtrainierte Person hat wahrscheinlich einen geringeren Prozentsatz Körperfett als eine bewegungsarme Person gleichen Alters, gleichen

---

* 1913 zeigte die »Medizinisch-versicherungsstatistische Sterblichkeitsuntersuchung«, daß in den Jahren von 1885 bis 1909 die niedrigsten Sterblichkeitsraten unter den versicherten Personen bei Menschen auftraten, deren Gewicht leicht über dem Durchschnitt in den jüngeren Erwachsenenjahren und leicht unter dem Durchschnitt in späteren Jahren lag. Dabei muß man bedenken, daß in jenen Jahren Tuberkulose und Lungenentzündung führende Todesursachen waren, und jene Krankheiten sind mit Untergewicht verbunden. Aber einige Jahre später, nach 1913, zeigten weitere Untersuchungen, die von Versicherungsgesellschaften durchgeführt wurden, daß die maximale Lebensdauer mit Gewichten etwas unter dem Durchschnitt verbunden war.

Tabelle 1: Gewichtsrichtlinien für Erwachsene

Größe (cm)*	Idealgewicht** (kg)		
	zierlicher Körperbau	mittlerer Körperbau	kräftiger Körperbau
Männer			
154	50,5–54,0	53,0–58,0	57,0–63,5
156	52,0–55,5	54,5–60,0	58,0–65,0
159	53,0–57,0	56,0–61,5	59,5–67,0
161	54,5–58,0	57,5–62,5	61,0–68,5
164	56,0–60,0	58,5–64,5	62,5–70,5
166	57,5–62,0	60,5–66,5	64,0–72,5
169	59,5–63,5	62,5–68,5	66,5–75,0
172	61,5–65,5	64,0–70,5	68,0–77,0
174	63,0–67,5	66,0–72,5	70,0–78,5
177	65,0–69,5	67,5–74,5	72,0–81,0
179	67,0–71,5	69,5–77,0	74,0–83,0
182	68,5–73,0	71,5–79,0	76,0–85,5
184	70,5–75,5	73,0–81,5	78,0–87,5
187	72,5–77,5	75,5–83,5	80,5–90,0
189	74,0–79,0	77,5–86,0	82,5–92,5
Frauen			
141	41,5–44,5	43,5–48,5	47,0–53,5
144	43,0–46,0	44,5–49,5	48,0–55,0
146	44,0–47,0	46,0–51,0	49,0–56,5
149	45,0–48,0	47,0–52,5	50,5–57,5
151	46,5–49,5	48,5–53,5	52,0–59,0
154	47,5–51,0	49,5–55,0	53,0–60,5
156	48,5–52,5	51,0–57,0	54,5–62,5
159	50,0–53,5	52,5–58,5	56,5–64,0
161	51,5–55,5	54,0–61,0	58,0–66,0
164	53,0–57,5	56,0–63,0	60,0–67,5
166	55,0–59,0	57,5–64,5	62,0–69,5
169	57,0–61,0	59,5–66,5	63,5–71,5
172	58,5–63,0	61,5–68,0	65,5–73,5
174	60,5–65,0	63,0–70,0	67,5–76,0
177	62,5–67,0	65,0–72,0	69,0–78,0

* mit Schuhen
** in leichter Bekleidung

Geschlechts und gleicher genetischer Prädisposition. Und Männer haben im allgemeinen weniger Fett als Frauen. Das ist eben eine biologische Tatsache.

Der Körper besteht vor allem aus Knochen, Muskeln und Fett. Am Gewicht oder der Größe der Knochen können wir nichts ändern, aber die Menge an Muskeln und Fett und das Verhältnis zwischen beiden läßt sich deutlich verändern. Dieses Verhältnis verändert sich bei praktisch jedem mit den Jahren. Der Mann, der sich als Student sportlich aktiv betätigte und dessen Körperfett gering war, kann allmählich Muskelgewebe verlieren und es durch Fettzellen ersetzen. Lange Zeit gibt es vielleicht keinen merklichen Unterschied. Die Körpergröße, die Taillenweite und sogar sein Gesamtgewicht können gleichbleiben. Aber seine Muskelmasse neigt zur Rückbildung. Er nimmt weiter dieselbe Kalorienzahl zu sich wie immer, denn er merkt ja, daß sein Gewicht sich kein bißchen verändert hat. Vielleicht rühmt er sich sogar damit, wieviel Essen er wegstecken kann, während er immer noch in die Jeans paßt, die er in der Schule trug. Aber eines Tages schlägt die Gleichung von mager zu dick um. Und schneller, als er es im Traum für möglich gehalten hätte, beginnt er zuzunehmen. Er schreibt es dem unerbittlichen Verstreichen der Jahre zu. Aber das ist eine Selbsttäuschung.

Um die Bedeutung der Körperstruktur zu begreifen, müssen wir die Dynamik von Fett und Muskeln verstehen. Einfach ausgedrückt, ist das magere Muskelgewebe der »Motor« des Körpers. Nur die Aktivität der Muskeln kann nennenswerte Kalorien verbrennen. Fettgewebe kann nicht zur Verbrennung der Kalorien beitragen. Je mehr mageres Muskelgewebe man hat, desto mehr Kalorien können verbrannt werden. In dem Maß, in dem man dieses Muskelgewebe verliert, verringert sich die Fähigkeit, Kalorien zu verbrennen. Da weniger Kalorien verbrannt werden, während die Kalorienzufuhr gleichbleibt, gibt es überschüssige Kalorien, und diese Kalorien werden in Fett verwandelt. Und Fett kann, wie eben erklärt, keine nennenswerten Kalorien verbrennen, also sammelt sich immer mehr Fett an, bis der »Rettungsring« erscheint.

In dieser Hinsicht unterscheiden wir uns nicht so sehr vom Rindvieh. Um das gewünschte gut durchwachsene, erstklassige Rindfleisch zu erhalten, verfüttern die Bauern viel Getreide an ihr Vieh, während sie die Bewegung einschränken. Betrachten Sie ein gutes Steak im Supermarkt mit den weißen Fettstreifen, die durch das rote Muskelfleisch laufen. So sieht das Fleisch eines zu dicken Menschen aus.

Zwei Methoden zur Bestimmung des Körperfetts werden heute in erster Linie angewendet. Die genauere Methode ist das Unterwasserwiegen. Die zu wiegende Person steigt auf eine speziell konstruierte Waage und wird in ein Wasserbecken hinabgelassen. Das schwimmende Fett wird von der Waage nicht registriert; nur Knochen und Muskeln werden gewogen. Mit einer einfachen Rechnung erhält man den Prozentsatz des Körperfetts im Verhältnis zum gesamten Körpergewicht.

Bei weitem nicht so präzise, aber wesentlich bequemer und für viele Zwecke ausreichend sind Hautfaltenmessungen, die von einem geübten Fachmann vorgenommen werden können. Greifzirkel werden benutzt, um Fettfalten an verschiedenen Stellen des Körpers zu messen, besonders die Hautfalte, die von der Unterseite des Arms am Trizepsmuskel herunterhängt.

Es sind Experimente mit Methoden im Gang, das Körperfett mit feineren Methoden indirekt zu messen. Bei einer solchen Methode verwendet man unschädlichen und schmerzlosen elektrischen Strom, um den elektrischen Widerstand zu messen, der von der Menge des Körperwassers, der Körperdichte und dem Körperfett abhängt. Bei einer anderen arbeitet man mit Infrarotlicht, um die tatsächliche Zusammensetzung des Gewebes an verschiedenen Stellen des Körpers zu messen. Das Gerät, das diese Messungen vornimmt, wird bald in einem tragbaren System zur Verwendung in Kliniken und Fitneßcentern zur Verfügung stehen.

Wir haben den idealen Prozentsatz von Körperfett für Männer und Frauen in Tabelle 2 angegeben. Wenn Sie eine Gelegenheit zur Prüfung haben, empfehlen wir Ihnen, es zu tun. Aber den meisten Menschen, die sich Gedanken über ihr Gewicht machen, wird ein Blick in den Spiegel verraten, ob ihr Prozentsatz an Fett – und ihr Körpergewicht – zu hoch ist.

Wir sind fest davon überzeugt, daß es wichtig ist, schon zu Anfang

Tabelle 2: Richtlinien des Fettanteils für Erwachsene*

	Männer (%)	Frauen (%)
lebensnotwendiges Fett	0– 5	0– 8
optimale Gesundheit	10–25	18–30
optimale Fitneß	12–18	16–25
Sportler	5–13	12–22
Fettleibigkeit	über 25	über 30

* Eine gewisse Menge Fett im Körper ist wichtig für die Gesundheit, und beim Prozentsatz des Körperfetts gibt es einen ziemlich großen Spielraum, in dem sich eine
optimale Gesundheit erreichen läßt. Innerhalb dieses Bereichs trifft man Personen
mit guter Kondition an, ohne daß es sich unbedingt um Sportler handeln muß. An
beiden Enden des Spektrums – entweder sehr geringes Körperfett oder ein hoher
Anteil an Fett – besteht ein Gesundheitsrisiko.
Quelle: *The Physician and Sportsmedicine*, April 1986.

Ihrer Bemühungen zum Abnehmen ein bestimmtes Zielgewicht festzulegen. Wie wir nun schon wissen, ist es schwierig, genau zu entscheiden, was das Gewichtsziel sein sollte, aber das Ziel muß realistisch sein. Die Faktoren des Körperbaus und der Prozentsatz an
Körperfett sind zu berücksichtigen, und es ist vielleicht nicht vernünftig, eine superschlanke Figur zu erwarten.

Bei vielen Menschen gibt es einen ganz bestimmten Zeitpunkt, an
dem sie angefangen haben anzusetzen. Wenn Sie nicht immer so
übergewichtig gewesen sind wie jetzt, versuchen Sie sich an die Zeit
zu erinnern, als Sie mit Ihrem Umfang voll zufrieden waren. Vielleicht hatten Sie das Gewicht, das Sie für ideal halten, während des
Studiums oder des Wehrdienstes oder bevor Ihr erstes Kind geboren
wurde. Danach begannen Sie, aus welchen Gründen auch immer,
Gewicht zuzulegen, Sie fielen in die Stoffwechselfalle der Insulinresistenz, und das Gewicht schien schneller anzuwachsen. Sehen Sie ein
paar ältere Fotos durch, um die Person zu sehen, die Sie einmal waren
und wieder sein könnten und sein werden. Das ist Ihr Idealgewicht.

Es ist ungeheuer wichtig, daß Sie Ihr Zielgewicht tatsächlich erreichen, um eine bleibende Abnahme zu garantieren. Ein großes Fasten-
zentrum hat festgestellt, daß die Männer und Frauen, die ihr Zielge-

wicht erreichen, mit größerer Wahrscheinlichkeit das erreichte Gewicht auf Dauer halten können als diejenigen, die ihr Zielgewicht nicht erreichen.

Um zu sehen, warum, nehmen wir Laura als Beispiel, die mit 226 Pfund ins Sprechzimmer kam. Bei einer Größe von 170 cm meinte sie, sie sollte 127 Pfund wiegen, das Gewicht, das sie als Studentin hatte. Laura sprach wunderbar auf das Diätprogramm an, und die Pfunde fielen nach Plan ab. Selbstverständlich freute sich Laura über ihre Fortschritte. Dann, bei 145 Pfund, entschied sie, daß sie genug abgenommen hatte. Ihre Freunde und Verwandten sagten ihr, wie mager sie aussehe. Manche drängten sie sogar, wieder etwas zuzunehmen. Bald war das Gewichtsziel vergessen. Sicher war eine Abnahme von 80 Pfund genug. Aber weil es kein genaues Gewichtsziel gab, störte es Laura nicht besonders, wenn sie ein paar Pfund zunahm. Hier eine Party, dort ein bißchen geknabbert, und es dauerte nicht lang, bis sie ihr altes Gewicht fast wieder erreicht hatte.

Kathy dagegen erreichte ihr Ziel von 118 Pfund, eine Abnahme von sage und schreibe 90 Pfund. Genau wie Laura sprach Kathy gut auf das Programm an, doch Kathy war entschlossen, ihr Ziel zu erreichen, und schaffte es auch in einer vernünftigen Zeit. Sie machte dann eine Stabilisierungsperiode und schließlich ein Erhaltungsprogramm durch. Sie lernte, ihrer Kost langsam Kalorien hinzuzufügen, bis sie weder zunahm noch abnahm. Soweit wir wissen, hat Kathy immer noch ihre gewünschten 118 Pfund.

Warum ist diese Sache mit dem Zielgewicht so wichtig? Es gibt dafür sowohl eine medizinische als auch eine psychologische Erklärung. In medizinischer Sicht war Laura immer noch in der Stoffwechselfalle der Insulinresistenz. Und sie kam nie ganz heraus. Weil sie einen Teil des überschüssigen Körperfetts zusammen mit Salz und Flüssigkeit behielt, hatte Laura keine Chance. Sie blieb am Rand des Zunehmens stehen. Außerdem lernte sie nie die Kniffe, das Gewicht zu halten.

Auch auf psychologischem Gebiet befand sich Laura in einer ähnlichen Gefahrenzone. Man kann sie mit einem Menschen vergleichen, der versucht, sich das Rauchen abzugewöhnen, indem er von zwei Päckchen am Tag auf drei oder vier Zigaretten kommt. Mit der

Gewohnheit wird nie gebrochen. So ein Mensch befindet sich ständig in einem Entzugsstadium, ein unangenehmes Gefühl, wie jeder bestätigen wird, der aufgehört hat. Es gibt nur wenige Menschen, die vom Suchtrauchen zu einigen wenigen Zigaretten übergehen können. Es ist am besten, ganz aufzuhören.

In ähnlicher Weise war Laura nicht voll auf das Abnehmprogramm festgelegt. Als sie ein paar Pfund über dem Idealgewicht war, schienen ihr einige Pfund zuviel keinen großen Unterschied zu bedeuten. Das Zielgewicht blieb ein Gedanke für die Zukunft. Sie konnte ihr Ziel immer einige Tage oder einige Wochen später erreichen; sie konnte immer noch morgen ein paar Pfund abnehmen. Aber dann kam da noch ein Pfund hinzu und dann noch einige mehr – gerade wie bei dem Menschen, der nur noch eine letzte Zigarette anhängt. Kein Wunder also, daß Laura bei der letzten Anstrengung versagte. Kathy dagegen, die das Zielgewicht verwirklicht hatte, empfand Stolz über ihre Leistung; bei ihr stand etwas auf dem Spiel.

Gehen wir bei unserem Vergleich mit dem Zigarettenrauchen noch einen Schritt weiter. Die meisten ehemaligen Raucher werden Ihnen sagen: »Einmal Raucher, immer Raucher.« Diejenigen, die fest entschlossen sind, dem Tabak fernzubleiben, werden nie mehr auch nur eine Zigarette annehmen, weil ihnen klar ist, daß sie, wenn sie eine einzige Zigarette rauchen, wieder am Nikotin hängen. Aber das Positive daran ist, daß es um so leichter wird, je länger man sich von Zigaretten fernhält. Die Augenblicke, in denen man verzweifelt nach einer Zigarette verlangt, werden kürzer und seltener. Der Raucher lernt, nicht zu rauchen. Die übergewichtige Person lernt, nicht zu essen, was sie nicht essen sollte. Das gehört alles zu dem Prozeß, das Idealgewicht zu erreichen.

3
Warum diese Diät funktioniert

Wir haben keinen historischen Bericht über den ersten Fall von Fettleibigkeit, aber wir können erraten, daß er auftrat, als es zum erstenmal reichlich zu essen gab und als die Menschen mehr ruhen konnten, anstatt sich körperlich zu betätigen. Wir haben auch keinen historischen Bericht über den ersten Versuch abzunehmen, aber wir haben sicher eine Menge Material aus neueren Zeiten.

Die Fastenbranche ist ein Multimillionendollargeschäft. Fastencenter, Kliniken, Kurorte und Selbsthilfegruppen blühen. Unermüdlich kündigen die Titelseiten der Illustrierten den jeweils neuesten »Durchbruch« beim Abnehmen an. Die Regale in Supermärkten und Apotheken sind gefüllt mit Diätnahrung, Pillen, Tabletten und anderen Mittelchen, die von sich behaupten, Zaubertränke zu sein. Die Leute gehen von einer Mode zur nächsten, überzeugt, daß diese neue Masche oder dieses neue Buch endlich funktionieren wird, obwohl alle anderen davor versagt haben. So unaufhörlich hoffnungsvoll sind sie, daß der Handel mit den Adressenlisten der Interessenten in der Fastenbranche für sich schon ein großes Geschäft ist.

Doch bei aller Beschäftigung mit dem Abnehmen und allen marktschreierisch angepriesenen Lösungen für dieses Problem quält das Übergewicht weiterhin die Bevölkerung. Die Zahl der Männer und Frauen, die erheblich übergewichtig sind, wächst sogar von Jahr zu Jahr. Nie zuvor ist die Bevölkerung der westlichen Wohlstandsländer so fettleibig gewesen. Warum funktionieren die Diätpläne nicht? Warum kann nicht jemand einen Weg aus dieser ewigen Zwickmühle zeigen? Eine einfache Antwort auf diese Fragen gibt es nicht.

Aber es gibt klare Gründe dafür, warum dieses Streben abzunehmen so oft ein schwieriges, wenn nicht aussichtsloses Unterfangen gewesen ist.

Der kluge Verbraucher versteht, daß es nicht möglich ist, mit speziellen Tricks wie Kräuterumschlägen und stimulierenden Elektrodengeräten eine Gewichtsabnahme zu erreichen. Aber die Leute neigen dazu, leichter auf Diätpläne reinzufallen, die viel versprechen, besonders auf solche, die schnelle Anfangsergebnisse bringen. Allerdings muß man vorrangig die Gewichtserhaltung statt der Gewichtsabnahme bedenken, da zwar viele Diätvorschriften zumindest einen gewissen Gewichtsverlust bewirken, die verlorenen Pfunde aber gern wiederkommen. In Wirklichkeit legt man ziemlich häufig mehr Pfunde zu, als man überhaupt abgenommen hat. Wenn wir uns die Gründe für das Versagen einer Diät ansehen, werden wir also sowohl das Abnehmen als auch das Halten des Gewichts untersuchen müssen.

Die Schwierigkeit bei Diätplänen, die über einen gewissen Zeitraum Nahrung praktisch ausschließen, zum Beispiel Flüssigeiweißdiät und zeitweiliges Fasten, liegt darin, daß die Betroffenen nie lernen, mit Nahrung normal umzugehen. An irgendeinem Punkt begannen die heute übergewichtigen Männer und Frauen, die Kontrolle über ihre Eßgewohnheiten zu verlieren. Wenn man sie einfach vom Essen fernhält, bringt man ihnen nicht bei, was sie falsch machten und wie sie ihre Gewohnheiten ändern können. Viele Untersuchungen haben gezeigt, und unsere Arbeit bestätigt das, daß man einiges am Lebensstil ändern muß, um eine Gewichtsabnahme beizubehalten. Das verlangt eine Ernährungserziehung ebenso wie eine Verhaltensänderung.

Die Kenntnis der Grundbegriffe der Ernährung und ihre Anwendung auf die Eßgewohnheiten ist entscheidend für dauerhafte Gewichtsabnahme, doch viele Diätpatienten sind darüber unzureichend informiert. Paradoxerweise sind viele Menschen, die übergewichtig sind, dennoch schlecht genährt. Wenn man lernt, wie man Lebensmittel vernünftig nach ihrem Gehalt an Nährstoffen auswählt, kann man eine breite Vielfalt von Speisen genießen und trotzdem sein Gewicht halten.

Änderungen des Verhaltens sind bei jedem Diätplan zum Abnehmen unverzichtbar. Dabei kann es sich einfach darum handeln, hilfreiche Strategien anzunehmen, etwa nicht zu essen, während man
etwas anderes tut, zum Beispiel beim Fernsehen. Aber Verhaltensänderungen sind noch viel bedeutungsvoller, wenn es darum geht,
nicht nur Gewohnheiten, sondern Grundhaltungen zu überprüfen.
Das Selbstbild ist ein wesentlicher Faktor, der das Engagement beim
Abnehmen stärkt oder schwächt. Jedes Fastenprogramm, das nicht
einige Aspekte der Verhaltensänderung erfüllt, wird mit einiger
Wahrscheinlichkeit scheitern. In diesem Buch bieten wir Rat und
Unterstützung an, die auf jahrelangem Kontakt mit Patienten beruhen, um die Veränderungen im Verhalten, die wirklich etwas bewirken können, ausführen zu helfen.

Viele der bekanntesten Diätpläne sind mit unnatürlichen Eßgewohnheiten verbunden. Diätpläne, die nicht richtig durchdacht sind,
können körperliche und seelische Probleme mit sich bringen. Wenn
cinc Diät auf cin bestimmtes Nahrungsmittel abgestellt ist, ist es
unwahrscheinlich, daß jemand für den Rest des Lebens dabeibleiben
wird. Wie lange halten Sie es aus, Tag für Tag größere Mengen
Grapefruit zu essen? Mag irgendeine Speise am ersten Tag auch noch
so köstlich sein – bis zum Monatsende wird sich Ihnen der Magen
umdrehen, wenn Sie sie nur sehen. Eine derartige Diät wird, auch
wenn man tatsächlich mit ihr abnimmt, zwangsläufig scheitern,
wenn es darum geht, das niedrige Gewicht zu halten.

Das gleiche gilt für Diätpläne, die auf eine einzige Nahrungskate-
gorie setzen. Manche von diesen Diätplänen stellen absurde Behauptungen auf, daß Kombinationen von Nahrungsmitteln mehr oder
weniger »dick machen«, als wenn diese Nahrungsmittel allein oder
in einer bestimmten Reihenfolge gegessen werden. Sie behaupten,
daß der Körper nicht mehr als eine Nahrung auf einmal verdauen
kann. Das ist Unsinn. Die verschiedenen Verdauungschemikalien
des Körpers sind durchaus fähig, verschiedene Speisen gleichzeitig
zu verdauen.

Wenn irgendein Nahrungstyp betont und andere auf Dauer weggelassen werden, drohen Fehlernährung und andere Gefahren für die
Gesundheit. Eine Reihe von Büchern schreibt große Mengen Obst

vor, oft bei Ausschluß anderer Speisen. Solch eine Diät kann zu schwerem Durchfall führen, in manchen Fällen so schwer, daß ein Klinikaufenthalt erforderlich ist, um den Wasserentzug zu bekämpfen. Eine Reizung des Verdauungstrakts kann die Absorption der notwendigen Nährstoffe verhindern. Diätvorschriften, die darmfüllende Speisen verbieten, können Verstopfung verursachen, keine belanglose Sache, die man einfach behebt, indem man ein Abführmittel nimmt. Wir wissen heute, daß Trägheit des Dickdarms ein Risikofaktor für die Entstehung von Krebs ist.

Auch wenn man zeitweise mit schlecht geplanten Diätprogrammen abnimmt, wird man letzten Endes wieder zunehmen, wenn es körperlich oder seelisch unmöglich wird, solche einschränkenden Vorschriften zu befolgen.

Diät leben mit Hilfe von Präparaten kam in den 1950ern und 1960ern auf, als Ärzte häufig Rezepte für Amphetamine ausstellten, um den Appetit zu unterdrücken und so die Kalorienzufuhr herabzusetzen. Die Medikamente wirkten zwar oft, aber sie förderten Abhängigkeit und unerwünschte Nebenwirkungen wie Nervosität, Reizbarkeit und Schlaflosigkeit. Allzuoft wurden andere Mittel verschrieben, um diesen Reaktionen entgegenzuwirken. Diese Praxis, in Medizinerkreisen als »Regenbogentherapie« bezeichnet (wegen der vielen Farben der Pillen und Tabletten), ist heute weit weniger verbreitet.

Die Herstellung von Amphetaminen ist stark eingeschränkt worden, doch gibt es eine Reihe von nicht verschreibungspflichtigen Mitteln mit ähnlichen, wenn auch milderen Wirkungen. Solche Diätpillen, die in amerikanischen Supermärkten und Drogerien erhältlich sind, enthalten als typischsten Wirkstoff Phenylpropanolamin (Norephedrin). Die amerikanische Nahrungs- und Arzneimittelaufsichtsbehörde möchte sie gern vom Markt verbannt sehen, nicht nur wegen ihrer Wirkungslosigkeit, sondern auch wegen der möglichen Nebenwirkungen.

Angesichts der Nachteile, der Gefahr und Wirkungslosigkeit der bisher beschriebenen Diätmethoden haben sich die meisten Ernährungswissenschaftler und Ärzte seit Jahren auf den ältesten Rat zum Abnehmen, den wir kennen, verlassen: weniger essen, weniger Kalorien aufnehmen.

Im allgemeinen kommt Gewichtszunahme daher, daß man zu viele Kalorien zu sich nimmt und zu wenige verbraucht – daß man zuviel ißt und sich körperlich zu wenig betätigt. Erbanlagen spielen ebenfalls eine große Rolle. Manche Menschen sind stärker prädisponiert, übergewichtig zu werden, als andere. Manche Menschen nehmen leichter zu als andere, weil sie weniger Kalorien benötigen, um Extrapfunde anzusetzen. Aber jeder nimmt ungeachtet der Erbanlage zu, wenn er zuviel ißt und sich zu wenig bewegt.

Diätetiker empfehlen folglich im allgemeinen Diätprogramme, die die notwendigen Nährstoffe ohne unnötige Kalorien liefern – gewöhnlich eine 1200- bis 1500-Kalorien-Diät auf der Grundlage der vier Nahrungsgruppen. Bei vielen Menschen, besonders bei denen, die nur 5 bis 15 Pfund zu verlieren haben, reicht das aus. Aber es funktioniert nicht bei jedem; solchen Programmen sind eindeutige Grenzen gesetzt.

Zum einen wirken nicht alle Nahrungsmittel gleich in bezug auf Gewichtszunahme. Man hat festgestellt, daß Kohlenhydrate und Protein 4 Kilokalorien je Gramm liefern, Fett steuert 9 bei und Alkohol 7. Heute scheint es sogar so, daß Fett eine noch wirkungsvollere Kalorienquelle ist, nämlich 10, 11 oder sogar 12 Kilokalorien je Gramm enthält. Außerdem scheint der Körper die Fettzufuhr nicht von sich aus zu beschränken, wie er das bei anderen Nahrungsmitteln tut. Zum Beispiel hört man nie, daß jemand noch Obst verschlingt, nachdem er schon die Menge gegessen hat, die den Hunger stillt. Aber wir haben anscheinend eine unbegrenzte Fähigkeit oder Neigung, Fett zu verzehren.

Selbst gesetzt den Fall, daß allein die Verringerung der Gesamtkalorien ungeachtet der Umstände und der Art der Nahrung wirksam sein könnte, würde sich das bei einer Person, die 50, 70 oder 100 Pfund abnehmen möchte, unangemessen lange hinziehen, bis eine solche Diät vollkommen gewirkt hätte. Überdies erlebt der Betreffende während dieser ganzen Zeit zwangsläufig immer wieder Anfälle von Hunger, und nur wenige Menschen sind bereit, über Monate oder Jahre jeden Tag hungrig zu sein.

Ein anderer Grund, warum die einfache »Iß-weniger«-Methode nicht immer funktioniert, ist, daß ein wichtiger Teil jedes erfolgrei-

chen Abnahmeprogramms körperliche Betätigung ist. Früher wurde
allgemein angenommen, daß Bewegung einfach vorteilhaft sei, weil
sie mehr Kalorien verbrennt. Heute wissen wir, daß mehr als das an
körperlicher Betätigung ist. Es werden nicht nur Kalorien verbrannt,
solange man sich anstrengt, sondern die Bewegung steigert auch das
Stoffwechseltempo, mit der Kalorien verwertet werden, noch eine
gewisse Zeit nach der Anstrengung. Bewegung erhöht auch das
Wohlbefinden und hilft einem, sich zu entspannen. Sie baut Muskelgewebe auf, das wiederum Kalorien verbrennt; das erklärt mit,
warum Menschen mit mehr Muskeln im allgemeinen weniger Gewichtsprobleme haben. Körperliche Betätigung während des Abnehmens verhindert den Verlust von Muskelgewebe, wodurch der Körper das magere Gewebe behalten und das fette verlieren kann. Und
schließlich spielt sie eine entscheidende Rolle bei der Regulierung
des Insulinspiegels. (Körperliche Betätigung wird ausführlich in Kapitel 8 erörtert.)

Auch die Kombination von Kalorienkürzung und Bewegung ist oft
nicht wirksam, besonders bei stark übergewichtigen Männern und
Frauen, und im selben Maß, in dem die Fettleibigkeit zunimmt,
erhöht sich die Mißerfolgsrate einer solchen Diät.

Die Ärzte haben seit über zwei Jahrzehnten erkannt, wie wichtig
das Abnehmen bei fettleibigen Männern und Frauen ist, und einige
haben die verschiedensten Methoden ausprobiert, um mit diesem
schwierigen Aspekt der ärztlichen Behandlung fertig zu werden. Eine
Methode war, sehr stark übergewichtige Patienten in ein Kranken-
haus einzuweisen und ihnen überhaupt keine Nahrung zu erlauben,
sondern nur unbegrenzte Mengen Flüssigkeit mit Vitamin- und Mi-
neralstoffergänzung. Die Komplikation bei dieser Methode war ein
enormer Verlust an Muskelgewebe wie an Fettgewebe. Da Muskelgewebe Kalorien verbrennt, macht der Muskelabbau den Menschen
weniger kalorieneffizient, weshalb er mit größerer Wahrscheinlichkeit Gewicht ansetzt als vor der Diät. In der Tat neigten die Patienten
dazu, danach mehr zuzunehmen, als sie abgenommen hatten. Doch
noch wichtiger ist, daß der Körper keinen Unterschied zwischen den
Muskeln macht, und so greift er die Substanz des Herzmuskels mit
der gleichen Wahrscheinlichkeit an wie die jedes anderen Muskels,

um Brennstoff für das Hirn zu beschaffen. Als mögliche Komplikation einer Hungerdiät traten also Herzversagen und Tod auf. Wegen solcher Probleme wurden Hungerdiätprogramme aufgegeben.

Aber wir haben etwas Wichtiges aus diesen Hungerdiätplänen gelernt. Nach drei Tagen ungefähr spürten die Patienten keinen Hunger mehr, obwohl sie absolut nichts aßen. Warum? Hunger ist ein Signal des Körpers, daß der Blutzuckerspiegel zu niedrig ist. Wenn keine Nahrung hereinkommt, paßt sich der Körper an, indem er sein eigenes Muskelgewebe in Glukose umwandelt. (Wir werden dieses Phänomen in Kapitel 4 näher betrachten.) Die Forscher fragten sich, wie die Glukoseversorgung aufrechterhalten werden könnte, ohne Muskelgewebe zu zerstören.

Die Antwort war die Entwicklung der proteinschonenden gemäßigten Fastendiät. Die Pioniere dieser Methode waren Dr. George Blackburn und Dr. Bruce Bistrian in Boston. Sie entwickelten eine Diät, die eine kleine Menge Fett, eine große Menge hochwertige Proteine und eine begrenzte Menge Kohlenhydrate enthielt. Die Logik hinter dieser Methode ist einfach. Fett ist eine konzentrierte Kalorienquelle, es sollte also stark eingeschränkt werden. Proteine sind wichtig, um das Muskelgewebe zu schonen, also sollten sie verfügbar sein. Aber warum die Kohlenhydrate begrenzen?

Wenn die Zufuhr an Kohlenhydraten auf nicht mehr als 40 Gramm täglich gesenkt wird, verwertet der Körper seine Fettvorräte, um die sogenannten Ketone zu bilden, die der Körper genauso wie Glukose verwenden kann. (Die starke Produktion von Ketonen durch den Körper heißt Ketose.) Dabei wurden zwei Ziele erreicht. Die Ketone nahmen den Platz der Glukose im Blut ein und verhinderten so, daß der Fastende Hunger verspürte und daß der Körper sein eigenes Protein zur Glukoseproduktion benutzte.

In ihrem experimentellen Stadium wurde die proteinschonende gemäßigte Fastendiät nur unter strenger ärztlicher Aufsicht in wenigen großen Krankenhäusern durchgeführt. Langsam erkannte man die Gefahrlosigkeit und Wirksamkeit an, und die Einzelheiten der Diät wurden auf medizinischen Symposien und in der medizinischen Literatur erläutert.

Unglücklicherweise endete der erste Versuch, die Methode kommerziell einzuführen, mit einer Katastrophe. Ein Arzt brachte sein Rezept eines Proteinpulvers auf den Markt, das der von Blackburn und Bistrian angewandten Diät entsprechen sollte. Aber es war ein Protein von schlechter Qualität, das aus Kollagen gewonnen war, dem Protein, das in Haar, Horn und Nägeln vorkommt. Außerdem enthielt das Produkt nicht genügend Vitamine und Mineralstoffe. Übergewichtige Kunden, die das Produkt verwendeten, ohne ärztliche Aufsicht und ohne daß ihnen eine zeitliche Begrenzung für die Durchführung der Diät genannt worden war, verloren Muskelgewebe. Eine erhebliche Zahl verlor Herzmuskelsubstanz, und mehr als 50 Frauen starben an Herzversagen.

Etwa gleichzeitig veröffentlichte Dr. Atkins seine *Diät-Revolution*. Darin vertrat er die strikte Meidung von Kohlenhydraten, erlaubte aber soviel Fleisch und Fett, wie jemand essen wollte. Weil die Diät funktionierte und die Leser wie versprochen abnahmen, fand diese Diät breiten Zuspruch. Aber sie weist einige Mängel auf. Die Cholesterinspiegel der Diätanwender stiegen beträchtlich, was das Risiko der Herzkrankheit erhöhte. Der Stand der durch die Diät erzeugten Ketose blieb unkontrolliert. Wenn die Anwender zu ihren früheren Eßgewohnheiten zurückkehrten, nahmen sie das verlorene Gewicht schnell wieder auf, weil keine körperliche Betätigung vorgesehen war, nur unzureichender Rat hinsichtlich zukünftiger Verhaltensänderungen gegeben wurde und keine Informationen vermittelt wurden, was ursprünglich die Fettleibigkeit verursacht hatte, wie die Diät funktionierte und warum eine Rückkehr zu den alten Eßgewohnheiten wieder zur Gewichtszunahme führen würde.

Trotz solcher Rückschläge war die grundlegende Richtigkeit der proteinschonenden gemäßigten Fastendiät nicht zu leugnen. Kommerzielle Gewichtsabnahmefirmen entwickelten Programme, die auf natürlicher Kost beruhen, Fett und Kohlenhydrate einschränken, ausreichend Eiweiß zuführen, Vitamin- und Mineralstoffergänzungen einschließen und mit dem Rat verbunden sind, die ärztliche Erlaubnis zur Durchführung der Diät einzuholen. Manche Kliniken und Kurheime lassen den Verlauf von Krankenschwestern und Ernährungswissenschaftlern überwachen.

Viele dieser kommerziellen Unternehmungen gehen von einigen

richtigen Gedanken aus. Sie fordern zur mäßigen, aber täglichen körperlichen Bewegung auf. Die Kunden halten sich an eine Diät von 500 bis 650 Kilokalorien, mit der ein befriedigendes Tempo der Gewichtsabnahme möglich ist. Die Begrenzung der Kohlenhydrate führt zu einem leichten Grad von Ketose, was den Hunger verringert. Eine Anleitung zur Veränderung des Verhaltens wirkt sich günstig auf zukünftige Eßgewohnheiten aus. Und Tips von seiten der aufsichtführenden Schwestern und Ernährungswissenschaftler sorgen für die Unterstützung, die die Patienten nötig haben.

Diese Programme funktionieren, aber die Kunden erfahren nie, daß der Fettleibigkeit eine physiologische, innersekretorische Ursache zugrunde liegt. Der Grund dafür ist, daß diese Ursache noch nicht erkannt war, als diese Programme geplant wurden. Und ohne Kenntnis der auslösenden Faktoren kommen die Patienten häufig wieder auf die Speisen zurück, die zur erneuten Gewichtszunahme anregen. Außerdem werden diese Programme zu einem hohen Preis angeboten, den sich nicht jeder leisten kann.

So teuer diese Kliniken und Kuren, für die kräftig die Werbetrommel gerührt wird, auch sein mögen, verblassen sie doch neben den in amerikanischen Krankenhäusern durchgeführten Programmen, die eine Flüssigdiät wie Optifast und Medifast anbieten. Der Preis geht in die Tausende und überschreitet die Möglichkeiten der meisten Patienten bei weitem. Diese Programme haben viele positive Eigenschaften. Die verbesserten Diätrezepte enthalten hochwertige Proteine, wenig Fett und beschränkte Kohlenhydrate. Ein leichter Grad von Ketose dämpft den Hunger. Eine Abnahme von etwa 2 Pfund wöchentlich bei Frauen und bis zu 4 Pfund wöchentlich bei Männern hält die Fastenden ohne Frustrationen bei der Stange. Berater erziehen zur richtigen Ernährung und leiten Verhaltensveränderungen ein. Sportliche Betätigung wird angeregt. Die größte Schwäche des Programms, abgesehen vom Preis, ist, daß die eigentliche physiologische Grundlage für die Gewichtszunahme und für den Mißerfolg, das erreichte Gewicht zu halten, nie erklärt wird, und es bleiben gewisse Speisen auf dem Plan, die dann die Insulinreaktion auslösen, die rasch zur erneuten Zunahme führt.

Während all dieser Jahre des Experimentierens mit Diätprogrammen sahen sich die Forscher, auch Dr. Ezrin, die Beziehungen zwischen Fettleibigkeit, Diabetes und Insulin an. Zahlreiche medizinische Publikationen haben gezeigt, daß fettleibige und an Diabetes leidende Menschen sehr schlecht auf Insulin ansprechen. Bestimmte Speisen lösen die Freisetzung großer Mengen des Hormons aus, aber der Körper verwertet es nicht ordentlich. Bei fettleibigen Menschen ergeben sich fast ausnahmslos unnormal hohe Insulinspiegel im Blut. Und hohe Insulinspiegel führen zur Speicherung von Fett statt zum Verbrauch, zur Salz- und Flüssigkeitsrückhaltung im Körper, zu Depression, Schlafstörungen und anderen psychischen Störungen und schließlich zum Heißhunger auf Speisen, die die Freisetzung von noch mehr Insulin bewirken.

Erst vor kurzem haben wir erfahren, daß Hyperinsulinismus auch an koronarer Herzkrankheit mitschuldig sein kann. Insulin regt den Körper zur Produktion eines Enzyms an, das die Leber veranlaßt, Cholesterin zu produzieren. Zuviel Insulin im Blut kann auch Veränderungen in den Arterienwänden fördern, die die Bildung des fettigen Belags fördern, der wiederum in Zusammenhang mit der koronaren Herzkrankheit steht. Insulinresistenz könnte auch erklären, warum bei Typ-II-Diabetikern die Wahrscheinlichkeit, die Herzkrankheit zu bekommen, zwei- bis viermal so groß ist wie bei Nichtdiabetikern.

Wir nennen diesen Zustand des Hyperinsulinismus die Insulin- oder Stoffwechselfalle. Das Ergebnis ist, daß eine Person, die über längere Zeit erheblich übergewichtig war, nicht mehr mit einem Programm abnehmen kann, das eine verringerte Kalorienzufuhr und vermehrte körperliche Betätigung vorschreibt und bei anderen Personen funktionieren würde. Ihr Körper funktioniert so, daß er sein Gewicht hält. Es ist also logisch, daß eine wirksame Diätmethode die Rolle des Insulins beim Übergewicht berücksichtigen und daß man den Patienten erklären muß, wie Insulin wirkt und wie man es kontrolliert.

Die proteinschonende mäßige Fastendiät kontrolliert in der Tat den Insulinspiegel im Blut unter Berücksichtigung der Verbrennung gespeicherter Fette und der Abgabe vorher zurückgehaltener Flüssigkeiten. Dr. Ezrin vervollkommnete diese Methode bei der Behandlung fettleibiger Patienten in seiner Praxis, darunter viele, die ursprünglich wegen anderer endokriner Störungen an ihn überwiesen worden waren.

Diese Diät ist nicht für jeden notwendig. Wie bereits gesagt, werden Personen mit nur ein paar Pfunden zuviel wahrscheinlich Erfolg haben, wenn sie einfach die Kalorienzahl, besonders die Fettkalorien, in der Ernährung begrenzen und sich vermehrt körperlich betätigen. Doch profitiert jeder von den Informationen über endokrine Funktionen, Verhaltensveränderungen, Bewegung, flankierende Techniken und Maßnahmen, um die Stabilisierung und Erhaltung der Gewichtsabnahme zu garantieren.

Die Stoffwechseldiät ist auf Männer und Frauen zugeschnitten, die wenigstens 20 Prozent über ihrem idealen Körpergewicht liegen. Sie bietet einen Weg an, den Prozeß des Hyperinsulinismus umzukehren, so daß Ihr Körper in einen anderen Gang schalten kann, daß er beginnen kann, überschüssiges Fett als Brennstoff zu verbrennen, daß er Ihr Gehirn mit beruhigenden Neurotransmittern versorgt, damit Sie nachts gut schlafen und tagsüber entspannt sind, daß er gespeichertes Salz und Wasser ausscheidet, Ihren Energiespiegel verbessert und Ihren Stoffwechsel wieder normalisiert. Sie verfügt über alle Eigenschaften, die sich als typisch für erfolgreiche Diätprogramme erwiesen haben. Sie bietet die Gewähr für eine zufriedenstellende Abnahme von bis zu 2 Pfund wöchentlich bei Frauen und 4 Pfund bei Männern, ohne daß die Abnehmenden viel Hunger verspüren. Sie schreibt auch eine leichte sportliche Betätigung vor, die Spaß machen kann. Sie bietet Informationen über Verhaltensänderungen, Ernährung und die tieferen Ursachen der Fettleibigkeit.

Falls unsere Versprechen genauso übertrieben klingen wie die Verheißungen der Abmagerungsscharlatane, können wir nur darum bitten, daß Sie dabeibleiben und uns vertrauen. Unsere Methode stützt sich auf erwiesene wissenschaftliche Fakten mit Krankengeschichten, die sie bestätigen. Innerhalb eines vernünftigen Zeitraums werden Sie überflüssige Pfunde und Zentimeter verlieren, und Sie werden Ihren Freunden und Verwandten zeigen können, daß *diese* Diät funktioniert.

Dieses Programm bietet eine medizinische Lösung für ein medizinisches Problem an. Es soll nicht auf die leichte Schulter genommen

werden. **Es soll nicht ohne ärztliche Aufsicht durchgeführt werden. Es gibt bestimmte Gegenanzeigen gegen die Anwendung dieser durchschlagenden Methode: Nieren- und Leberstörungen, vor kurzem überstandener Herzinfarkt sowie Schwangerschaft und Stillzeit. Wir möchten dieses Buch als Brücke zwischen Arzt und Patient sehen, als Möglichkeit der Zusammenarbeit, um das beträchtliche Risiko aufgrund von Übergewicht drastisch herabzusetzen.**

Der erste Schritt ist, einen Termin mit Ihrem Arzt auszumachen. Sprechen Sie über das Buch und Ihren Wunsch, die Diät durchzuführen. Machen Sie Fotokopien von diesem Kapitel und dem Kapitel »Von Arzt zu Arzt« und zeigen Sie sie Ihrem Arzt, damit er Grundprinzip und Methode des Programms versteht. Mit der Zeit wird er vielleicht auch den Rest des Buchs lesen wollen.

Dann legen Sie regelmäßige Termine fest. Vielleicht wird Ihr Arzt Sie alle zwei, drei oder vier Wochen sehen wollen. Die meisten Ihrer Fragen werden auf den Seiten dieses Buchs beantwortet, aber in der Sprechstunde wird der Arzt ganz besondere, persönliche Probleme und Sorgen ansprechen können. Er wird Ihren Blutdruck messen, sich nach Ihrem allgemeinen Befinden erkundigen und vielleicht Blut- und Urinproben auswerten. Krankenversicherungen decken diese ärztliche Betreuung im allgemeinen ab, da Fettleibigkeit zu Recht als ein Hauptrisikofaktor bei vielen Krankheiten angesehen wird. Die meisten können sich also das Programm leisten.

Es wäre phantastisch, wenn Sie an solchen aufbauenden Sitzungen, wie sie in Dr. Ezrins Praxis üblich sind, teilnehmen könnten, aber dies wird den wenigsten möglich sein. Deshalb haben wir das zweitbeste getan, indem wir Ihnen die Anleitungen an die Hand geben, die normalerweise in diesen Sitzungen vermittelt werden, und die Fragen beantworten, die üblicherweise gestellt werden. Diese Anleitungen, die darauf angelegt sind, Engagement und Motivation zu steigern, sind in Kapitel 11 enthalten. Werfen Sie einen Blick darauf, gleich nachdem Sie dieses Kapitel gelesen haben, um einen Überblick zu bekommen und dazu ein paar Tips, die Sie sofort in die Tat umsetzen können. Dann lesen Sie es noch einmal gründlich, während Sie das Programm befolgen, und richten Sie Ihre Aufmerksamkeit jeden Tag auf eine bestimmte der vorgeschlagenen Strategien.

Als nächstes beginnen Sie, ein Diättagebuch zu führen. Verwenden Sie lieber ein gebundenes Notizbuch anstatt lose Blätter. Jedesmal, wenn Sie etwas essen oder trinken, halten Sie die Art und Menge der Nahrung im Tagebuch fest. Die meisten Leute merken nicht, was und wieviel sie essen. Indem Sie alles aufschreiben, was Sie essen und trinken, machen Sie sich Ihre wirkliche Nahrungsaufnahme bewußt. Diese Information wird hilfreich sein, um angemessene Änderungen vorzunehmen. Notieren Sie auch, wo und wann Sie essen und ob es irgendwelche ungewöhnlichen Gefühle oder Reaktionen auf Begleitumstände unmittelbar vor und nach dem Essen gibt. Wir können den Wert dieses Tagebuchs gar nicht genug unterstreichen und werden auf den folgenden Seiten hin und wieder darauf hinweisen.

Wir werden einige Vorteile des Abnehmens detailliert besprechen, aber nur Sie wissen, wie wichtig es für Sie ist, das Gewicht loszuwerden, das Sie inzwischen hassen und das Ihr Wohlbefinden beeinträchtigt. Alles, was derart wichtig ist, verdient einen großen Einsatz, und dieses Programm verlangt in der Tat mehr als nur ein wenig Anstrengung. Aber nach einigen Tagen oder Wochen werden Sie mit uns einig sein: Es lohnt die Mühe!

Also dann, fangen Sie gleich an. Schieben Sie es keinen Tag mehr hinaus. Hier ist Ihre Tagesordnung:

○ Melden Sie sich bei Ihrem Arzt an.
○ Lesen Sie Kapitel 11 zur Unterstützung Ihrer Motivation.
○ Machen Sie Fotokopien von diesem Kapitel und dem Kapitel »Von Arzt zu Arzt«, um sie Ihrem Arzt mitzubringen.
○ Beginnen Sie heute ein Diättagebuch, in dem Sie alles notieren, was Sie essen und trinken.
○ Lesen Sie dieses Buch.

4
Das endokrine (hormonelle) System

Der Körper verfügt über eine Reihe von Regulationssystemen, die so funktionieren, daß sie ihn in einem physiologischen Gleichgewichtszustand halten. Wir können auf verschneiten Hängen Ski laufen oder an einem sonnigen Strand liegen, doch unsere innere Temperatur bleibt bei 37 Grad Celsius. Wir können an einem Tag große Mengen Flüssigkeit trinken und so gut wie nichts am nächsten, doch der Flüssigkeitsspiegel in unseren Geweben bleibt relativ konstant. Die Tendenz des Körpers, alles in einem gleichbleibenden Zustand zu halten, wird als *Homöostase* bezeichnet, ein Begriff aus dem Griechischen, der wörtlich übersetzt »gleicher Stand« bedeutet.

Unser Körper versucht, unser Gewicht von der Zeit der Reife an zu regulieren, aber wir fordern unser Kontrollsystem heraus, indem wir zuviel essen und uns zu wenig bewegen. Selbst bei solchen Herausforderungen können die meisten von uns in etwa das Gewicht aus unseren späten Teenagerjahren oder frühen Zwanzigern bis ins mittlere oder hohe Alter beibehalten. Selbst wenn wir einmal zunehmen, können die meisten von uns, wenn sie es wirklich wünschen und wollen, die zusätzlichen Pfunde wieder loswerden. Manche Menschen scheinen allerdings trotz bester Absichten und Anstrengungen nicht in der Lage zu sein, ihr Gewicht zu kontrollieren und zu halten.

Um solche Systemmängel zu verstehen und die Methoden zu begreifen, durch die die Stoffwechseldiät so gut wirkt, müssen wir die Regulationssysteme unseres Körpers untersuchen, indem wir uns auf die beiden wesentlichen Kontrollzentren konzentrieren – das Nervensystem und zwei Kategorien von Drüsen.

Das Nervensystem kann mit einem Netz von elektrischen Dräh-
ten, die mit einer Hauptstromquelle verbunden sind, verglichen
werden. Die Nerven durchziehen den gesamten Körper von ihrem
Ursprung im Gehirn und Rückenmark aus. Sie übermitteln Informationen an das Gehirn, das umgekehrt Signale an die verschiedenen
Körperteile sendet, eine bestimmte Handlung auszuführen. Diese
Handlung kann willkürlich oder unwillkürlich sein. Anders als ver-
bundene Drähte sind die Nerven jedoch nicht direkt angeschlossen.
Es gibt Zwischenräume, Synapsen genannt, zwischen einem Nerv,
der ein Signal sendet, und einem anderen, der es empfängt. Die
Zwischenräume sind mit chemischen Substanzen, den Neurotransmittern, gefüllt, die auf vielfältige Art und Weise dazu beitragen,
Nervenimpulse weiterzuleiten und unseren Geisteszustand zu beeinflussen.

Einer dieser Neurotransmitter ist Serotonin. Dieser chemische Regulator, hergestellt aus der Aminosäure Tryptophan, läßt uns ruhig
und entspannt bleiben. Haben wir nicht genügend davon, fühlen wir
uns reizbar und deprimiert und schlafen vielleicht nicht gut. Sie
kennen diese Gefühle womöglich gut, da sie oft zugleich mit der
Stoffwechselfalle des Hyperinsulinismus auftreten.

Drüsen sind Zellgruppen, die Substanzen für die unterschiedlich-
sten Zwecke produzieren. Man unterscheidet zwischen *exokrinen*
und *endokrinen* Drüsen. *Exokrine Drüsen* scheiden ihre chemischen
Produkte in Kanäle oder Gänge aus, die sie dorthin bringen, wo sie
gebraucht werden. Zum Beispiel produzieren die Speicheldrüsen
Speichel, der durch Gänge in den Mund transportiert wird. Ähnlich
produziert die Bauchspeicheldrüse Verdauungsenzyme, die durch
die Gänge in den Verdauungstrakt gelangen.

Endokrine Drüsen haben keine solchen Gänge und scheiden ihre
chemischen Produkte in die Blutbahn aus. Um die Abgabe des Pro-
dukts in die Blutbahn zu erleichtern, hat jede endokrine Drüse ein
verzweigtes Netz aus winzigen Blutgefäßen oder Kapillaren. Die Substanzen, die von endokrinen Drüsen ausgeschieden werden, heißen
Hormone. Die Art und Weise, wie exokrine Ausscheidungen wie
etwa Verdauungsenzyme die Ernährung beeinflussen, ist leicht zu
erkennen. Die Wirkungen der endokrinen Drüsen sind nicht immer

so klar, und manche funktionieren in einer Weise, die lange Zeit mißverstanden wurde.

Nicht alle endokrinen Drüsen beeinflussen Ernährung, Verdauung, Stoffwechsel und Gewichtsregulierung. Zu den wichtigsten Drüsen, die einen solchen Einfluß haben, gehören die Hypophyse im Gehirn, die Schilddrüse und die Nebenschilddrüsen im Hals, die Langerhansschen Inseln in der Bauchspeicheldrüse im Unterleib, die Nebennieren an den Nieren und die Keimdrüsen in der Beckenhöhle (Eierstöcke der Frau) und im Hodensack (Testikel des Manns). Die Thymusdrüse und die Zirbeldrüse brauchen wir nicht zu berücksichtigen, weil sie wenig direkten Einfluß auf Stoffwechsel und Ernährung haben.

Die Hypophyse

Die Hypophyse oder Hirnanhangdrüse sitzt in einer geschützten Höhlung an der Schädelbasis hinter den Augen und zwischen den Ohren. Obwohl sie nur so groß wie die Spitze Ihres kleinen Fingers ist, produziert die Hypophyse mindestens acht Hormone, von denen wir wissen, daß sie direkte Auswirkungen auf den Körper haben und die Funktionen anderer Drüsen steuern. Weil andere endokrine Drüsen bis zu einem gewissen Grad von der Hypophyse gelenkt werden, kommt ihr eine Art von zentraler Steuerfunktion zu.

Schilddrüse, Nebennieren und Keimdrüsen werden von Hormonen reguliert, die vom vorderen Teil der Hypophyse produziert werden. Sie werden als trophische, stützende oder stimulierende Hormone bezeichnet, weil sie die Produktion und Freisetzung anderer Hormone in den Zieldrüsen auslösen. Außer diesen stimulierenden Hormonen produziert die vordere Hypophyse das Wachstumshormon, das für das Skelettwachstum verantwortlich ist, Prolaktin, das die Milchproduktion der Brust anregt und die Speicherung von Körperfett begünstigt, und das melanozytstimulierende Hormon, das die Produktion des Hauptpigments Melanin steigert. Das melanozytstimulierende Hormon wird aus der Vorstufe des ACTH (adreno-kortikotropes Hormon, Kortikotropin) abgeleitet. Die Vorstufe heißt

Proopiomelanokortikotropin, weil es auch Opioide liefert, nämlich Endorphine und Enzephaline.

Der hintere Abschnitt der Hypophyse speichert zwei Hormone, die im Hypothalamus, einem benachbarten Hirnbereich, produziert werden. Das erste davon, Oxytocin, regt das Zusammenziehen der Gebärmutter während der Wehen an und fördert den Milchfluß. Das zweite, das antidiuretische Hormon, veranlaßt die Nieren, während der Urinproduktion Wasser aus dem Urin zu entziehen, und verringert somit die Urinmenge.

Die Nebennieren

Es gibt zwei Nebennieren, die sich über jeder Niere befinden. Jede Drüse ist in zwei Segmente unterteilt, die äußere Nebennierenrinde (Kortex) und das innere Nebennierenmark (Medulla). Die Rinde scheidet drei Hormongruppen aus. Glukokortikoide erhalten Energie und Wohlergehen und neigen dazu, den Blutzuckerspiegel anzuheben, indem sie die Wirkung des Insulins blockieren. Mineralokortikoide regulieren die Natrium- und Kaliumkonzentration und Flüssigkeitshomöostase und beeinflussen so die Wasserspeicherung und den Blutdruck.

Die dritte Gruppe, die Gonadokortikoide oder Sexualhormone (Östrogene und Androgene), haben wenig Einfluß auf Ernährung und Verdauung, aber sie wirken sich auf den Prozentsatz und die Lage des Fetts im Körper aus.

Das Nebennierenmark bildet Adrenalin und Noradrenalin, auch als Epinephrin und Norepinephrin bekannt. Das sind die Hormone, die mit der »Kampf-oder-Flucht«-Reaktion auf äußere Reize zu tun haben. Wir haben alle schon die Gefühle erlebt, die diese Hormone erzeugen, wenn wir erschrecken, bedroht werden oder aufgeregt sind. Diese Hormone unterdrücken den Appetit, regen den Stoffwechsel an und erhöhen den Blutdruck.

Die Keimdrüsen

Die Keimdrüsen oder Geschlechtsdrüsen stehen unter einer komplizierten Kontrolle, vor allem durch die Hypophyse und ihre trophischen Hormone. Bei der Frau regulieren die gonadotropen Hormone und die in den Eierstöcken und der Plazenta produzierten Hormone den Menstruationszyklus, lenken die Schwangerschaft und regen die Milchbildung an. Das follikelanregende Hormon stimuliert den Eierstock, eine eitragende Vertiefung, den Follikel, auszubilden. Wenn der Follikel reif ist und das Ei ausgestoßen werden kann, greift das luteinisierende Hormon ein, um die Ovulation oder die Ausstoßung des Eis in den Eileiter anzuregen. Das Corpus luteum (Gelbkörper), das Progesteron produziert, wird dann aus dem zusammengefallenen Follikel gebildet. Progesteron fördert die Bereitschaft der Gebärmutter, das befruchtete Ei aufzunehmen.

Die Östrogene, eine Gruppe eng verwandter weiblicher Geschlechtshormone, werden im Follikel, aber auch in der Nebennierenrinde gebildet. Sie sind verantwortlich für die Entwicklung und Erhaltung der sekundären Geschlechtsmerkmale, nämlich der Brustentwicklung und Einlagerung von Fettgewebe in bestimmten Körperbereichen. Wegen der Wirkung der Östrogene hat der weibliche Körper einen höheren Fettanteil. Während das Gesamtgewicht eines athletisch schlanken Mannes zu 12 bis 15 Prozent aus Fett besteht, dürften es bei einer ähnlich athletischen und schlanken Frau ungefähr 20 Prozent sein.

Die hormonelle Steuerung ist beim Mann nicht so schwierig wie bei der Frau. Die Hoden stellen Testosteron, das wichtigste männliche Hormon, her. Das luteinisierende Hormon, manchmal auch zwischenzellenstimulierendes Hormon genannt, stimuliert die testosteronproduzierenden Zellen. Das follikelstimulierende Hormon und Testosteron fördern wechselseitig die Spermaproduktion.

Die Schilddrüse

Die Schilddrüse wird von allen Drüsen am häufigsten falsch darge-
stellt. Sie trägt zwar dazu bei, das Stoffwechseltempo des Körpers zu
steuern, aber die oft gehörte Behauptung, daß Fettleibigkeit auf eine
Unterfunktion der Schilddrüse zurückzuführen sei, ist selten, wenn
überhaupt jemals wahr.

Die Schilddrüse liegt vor der Luftröhre in der Kehle und wiegt bei
gesunden Menschen weniger als 30 Gramm. In ihrem Gewebe bildet
sie aus Jod, das sie aus der Nahrung erhält, und der Aminosäure
Tyrosin das Hormon Thyroxin (T4). Aber bevor die Schilddrüse
ihren Einfluß geltend machen kann, muß Thyroxin in Thrijodthyro-
nin (T3) umgewandelt werden. T4 und T3 regulieren wahrscheinlich
die verschiedenen Enzyme, die den Energieumsatz steuern und somit
alle Stoffwechselvorgänge, also auch das Wachstum, beeinflussen.
Die Auswirkungen einer Über- oder Unterfunktion der Schilddrüse
können dramatisch sein.

T4 und T3 werden von der Hypophyse durch das thyroidstimulie-
rende Hormon (TSH) oder Thyreotropin beeinflußt. Wenn der Spiegel des Schilddrüsenhormons im Blut fällt, steigt das TSH und veranlaßt die Produktion von T4 und T3 und deren Ausschüttung ins Blut.
Ein Anstieg des Spiegels von T4 und T3 signalisiert der Hypophyse,
die Freisetzung von TSH einzustellen. Diesen Vorgang bezeichnet
man als »negatives Feedback«. Am genauesten läßt sich feststellen,
ob die Schilddrüse normal funktioniert, indem man den TSH-Spiegel
im Blut mißt. Der geringfügigste Rückgang des Schilddrüsenhormons erhöht bereits den TSH-Spiegel.

Wenn die Schilddrüse unzureichende Hormonmengen erzeugt,
ermüdet die betreffende Person leicht, hat eine trockene Haut und
friert auch in Räumen, in denen sich andere wohl fühlen. Doch in
den Fällen einer solchen Unterfunktion der Schilddrüse (Hypothyreose) kommt es selten zu einer Gewichtszunahme von mehr als
15 oder 20 Pfund. Diese Zunahme beruht hauptsächlich auf der
Ansammlung von mukösem Gewebe, einer gallertartigen Substanz,
die Wasser absorbiert. Patienten mit Hypothyreose produzieren selten erhebliche Mengen an Fettgewebe. Dagegen führt eine Überfunk-

tion der Schilddrüse (Hyperthyreose) im allgemeinen zu einem gewissen Gewichtsverlust. Dr. Ezrin ist der Entdecker des »Thyrotrophs«, das heißt, der Ursprungszelle des TSH in der menschlichen Hypophyse. Er hat in der Folge mit Patienten gearbeitet, die aus Krankenhäusern in der ganzen Welt an ihn überwiesen wurden, und er hat keinen Beweis dafür gefunden, daß eine Unterfunktion der Schilddrüse etwas mit Fettleibigkeit zu tun hat.

Die Schilddrüsenfunktion reagiert auf Ernährungseinflüsse. Beim Hungern wird immer eine erhebliche Senkung des zirkulierenden T3 beobachtet. Das gleiche tritt bei Personen auf, die auf eine kohlenhydratarme Diät gesetzt sind, und ist die Folge einer geringeren Umwandlung von T4 und T3. Normale Serumspiegel an TSH und T4 zeigen an, daß diese Personen keine Unterfunktion in der allgemein anerkannten Bedeutung des Begriffs haben. Eine Behandlung mit T3 während einer Diät erhöht den Stoffwechsel etwas, vermehrt aber auch den Verlust an kostbarem Protein und ist aus diesem Grund nicht angebracht. Die beste Reaktion auf einen verminderten Stoffwechsel, der seine Ursache in der geringen Menge von zirkulierendem T3 bei Fastenden hat, ergibt sich aus körperlicher Betätigung, die den Verlust von Fettkalorien steigert, aber das gespeicherte Protein verschont und mit der Zeit sogar zunehmen läßt.

Gewiß, es gibt manche Menschen, bei denen die Verabreichung von Schilddrüsenhormon angezeigt ist. Aber bei den meisten Männern und Frauen wird damit in keiner Weise die Stoffwechselrate verbessert oder gesteigert. Man kann eine Unterfunktion des Stoffwechsels ohne gleichzeitige Unterfunktion der Schilddrüse haben. Der Stoffwechsel der meisten Menschen in den westlichen Industrieländern ist schwächer, als er sein sollte, woran eine unzureichende Menge an regelmäßiger körperlicher Betätigung schuld ist. Wenn Sie Ihren Energieverbrauch erhöhen wollen, ist die beste Methode, sich mehr zu bewegen.

Es gibt gewöhnlich vier reiskorngroße Nebenschilddrüsen oder Epithelkörperchen im Hals direkt hinter der Schilddrüse. Sie bilden das Nebenschilddrüsenhormon, den wichtigsten Regulator des Kalziumgleichgewichts im Körper. Sie stehen vor allem durch das Vitamin D mit der Ernährung in Zusammenhang. Mit diesem Vitamin

wird auch der Kalziummangel behandelt, der durch einen Neben-
schilddrüsendefekt verursacht wird.

Die Bauchspeicheldrüse

Während die Rolle der Schilddrüse bei der Gewichtszunahme oder
-abnahme übertrieben worden ist, hat man den Einfluß des Insulins
erst vor kurzem erkannt. Insulin ist eines der Hormone, die von der
Bauchspeicheldrüse gebildet werden, einer der wichtigsten Drüsen
des Körpers, was die Ernährung angeht.

Die Bauchspeicheldrüse produziert zwei Arten von Sekreten. Verdauungsenzyme (exokrine Sekrete), die durch den Ausführungsgang
der Drüse in den Darm gelangen, werden von der Masse der Zellen,
den sogenannten Azini, gebildet. Hormone (endokrine Sekrete) werden in dem Bereich der Drüse hergestellt, der als Langerhanssche
Inseln bezeichnet wird. Die Inseln enthalten zwei Haupttypen von
Zellen. Die Betazellen erzeugen Insulin, und die Alphazellen bilden
Glukagon. Die zwei Hormone haben gegensätzliche Wirkungen und
funktionieren in einem System des gegenseitigen Wechselspiels und
Ausgleichs.

Die Funktionen des Insulins

Die meisten Menschen haben vom Insulin wegen seiner Rolle beim
Diabetes oder der Zuckerkrankheit gehört. Jahrhundertelang war für
die Ärzte Zucker im Harn charakteristisch für die Krankheit, daher
der Name, aber es war kaum etwas darüber bekannt, was sie verur-
sachte und wie sie zu behandeln wäre. Diabetes bei Kindern kam
früher einem Todesurteil gleich, bis Frederick Banting und Charles
Best 1921 das Insulin aus der Bauchspeicheldrüse isolierten und
nachwiesen, daß es den Blutzuckerspiegel senken kann, wenn es
injiziert wird.

Wir verstehen die komplexe Rolle des Insulins im Stoffwechsel
heute genauer. Das Hormon wirkt als eine Art Zündkerze für den

Mechanismus, der es der Glukose (dem Blutzucker) erlaubt, in die Zelle zu gelangen, wo sie zur Energiegewinnung verwendet werden kann. Ohne Insulin baut sich der Zucker im Blut bis zu einem gefährlichen oder sogar lebensbedrohenden Spiegel auf. Es gibt zwei Haupttypen des Diabetes. Beim Typ-I- oder insulinabhängigen Diabetes produziert die Bauchspeicheldrüse kein oder nicht genügend Insulin. Deshalb muß das Insulin durch Injektion zugeführt werden. Typ-I-Diabetes tritt oft in jungen Jahren auf und wurde deshalb früher als juveniler Diabetes bezeichnet. Beim Typ-II- oder nicht-insulinabhängigen Diabetes bildet die Bauchspeicheldrüse genügend Insulin, aber der Körper nutzt es nicht wirksam, weshalb der Blutzuckerspiegel steigt. Typ-II-Diabetes tritt meist in mittleren Jahren auf und wurde deshalb früher Altersdiabetes genannt.

Wegen der unentbehrlichen Rolle des Insulins beim Stoffwechsel des Körpers und seinen lebensrettenden Aspekten bei Diabetikern sehen die meisten Menschen das Insulin nur im besten Licht. Aber Insulin hat neben der Aufgabe, den Zellen die Aufnahme von Glukose aus dem Blut zu ermöglichen, noch eine Reihe anderer Funktionen, von denen einige eine negative Wirkung hinsichtlich der Gewichtssteuerung und der Gesundheit im allgemeinen haben können.

Nachdem man eine Mahlzeit zu sich genommen hat, gibt die Bauchspeicheldrüse hauptsächlich Insulin in die Blutbahn ab, um einen optimalen Blutzuckerspiegel zu erhalten. Andere Hormone jedoch, hauptsächlich Glukagon, aber auch Adrenalin, Hydrokortisol und Wachstumshormon, wirken gegen das Insulin, um zu verhindern, daß der Blutzucker zu stark absinkt. Die Versorgung mit Glukose ist nicht nur für die physikalische Energie des Körpers unentbehrlich, sondern auch für das Funktionieren des Gehirns und für das Überleben des empfindlichen Nervengewebes.

Wenn nicht genügend Glukose aus der Nahrung im Blut vorhanden ist, um dem Gehirn Energie zu liefern, stellt der Körper seine eigene her, zunächst durch den Abbau von gespeichertem Glykogen (Leberstärke) in der Leber und dann durch einen als Glukoneogenese bezeichneten Vorgang, also im buchstäblichen Sinn die »Produktion neuer Glukose«. Bei der Glukoneogenese werden Aminosäuren in Glukose umgewandelt. Falls Aminosäuren als Teil der Nahrungszu-

fuhr vorhanden sind, verwendet sie der Körper für diesen Zweck.
Falls nicht, wird Eiweiß aus dem Muskelgewebe aufgespalten, um die
Aminosäuren zur Verfügung zu stellen.

Die Glukoneogenese, die durch Insulin gehemmt und durch
Glukagon gefördert wird, ist ein natürlicher Vorgang im Körper, der
in den Zeiten zwischen den Mahlzeiten durchgeführt werden kann.
Es ist die Methode des Körpers, das Verhungern abzuwenden, indem
das Gehirn ganz wörtlich vom eigenen Muskelgewebe des Körpers
gefüttert wird.

Eine andere Quelle der Gehirnnahrung, die der Körper nutzen
kann, sind die Ketone, die aus freigesetzten Fettsäuren, die im Fettgewebe gespeichert sind, gebildet werden können. Die Ketone können fast genauso wirksam wie Glukose Energie liefern, und der
Körper wird sie ohne weiteres über lange Zeiträume ohne nachteilige
Reaktionen verwerten. Nach einer längeren Hungerperiode oder Beschränkung der Kohlenhydrate werden vom Körper Ketone gebildet,
um die durch Glukoneogenese gewonnene Glukose zu ergänzen,
wenn nicht genügend Insulin im Blut ist, um ihre Bildung zu verhindern. Die Ketogenese kann nur unter dem Einfluß von Glukagon vor
sich gehen. Das empfindliche Gleichgewicht zwischen Insulin und
Glukagon ist in dieser Hinsicht entscheidend. In einem normal funktionierenden Körper wird neue Glukose in der Nacht gebildet, wenn
der Mensch schläft, wenn der Insulinspiegel niedrig ist und der Glu-
kagonspiegel steigt. Auch werden zu solchen Zeiten Fettsäuren leicht
aus dem Fettgewebe freigesetzt und in Brennstoff verwandelt, genau
wie die Natur es vorgesehen hat. In Stadien der Fettleibigkeit kann
dieser Vorgang durch den ungewöhnlich hohen Insulinspiegel, der
sich im Blut hält, verhindert werden.

Glukoneogenese und Ketogenese sind also zwei Vorgänge, die
zusätzlich zum Glukoseumsatz von Insulin beeinflußt werden. Insulin hat noch weitere komplizierte Wirkungen, die viele Teile des
Körpers betreffen. Insulin ist am Abbau von Aminosäuren, Fettsäuren und Elektrolyten beteiligt. Es verursacht den Aufbau von Triglyzeriden, der Speicherform der Fettsäuren, und es verhindert ihre
Freisetzung. Insulin verstärkt auch die Bildung von Cholesterin in der
Leber und ähnlichen Steroidhormonen in den Nebennieren und

Keimdrüsen. Es begünstigt den Aufbau und die Speicherung von Protein, und es steigert die Bildung des Leber- und Muskelglykogens, der einzigen Form gespeicherter Kohlenhydrate, die zur ergänzenden Energieproduktion verfügbar ist. Insulin begünstigt die Salz- und Wasserspeicherung. Insulin kann Hypertonie verschlimmern, indem es die Empfänglichkeit der Arterien für die blutdruckerhöhenden Wirkungen des Adrenalins verstärkt.

Insgesamt kann eine ganze Reihe von negativen Dingen auftreten – und tritt auf –, wenn der Insulinspiegel im Blut hoch ist. Bei Personen, die fettleibig geworden sind, manchmal aber auch bei solchen, die nur um die 25 Pfund Übergewicht haben, bleibt der Insulinspiegel hoch, und die Wirksamkeit des Hormons bei der Erleichterung des Übertritts der Glukose in die Zellen wird geringer. Insulin ist auch weniger in der Lage, die Bildung neuer Glukose gering zu halten, eine weitere Quelle erhöhten Blutzuckers. Dies ist der Zustand der Insulinresistenz, der zum Hyperinsulinismus und zur Insulin- oder Stoffwechselfalle führt.

Die Insulinresistenz

Wie werden Zellen insulinresistent? Es kann sich um einen Rückgang der Zahl der Insulinrezeptoren auf der Zellmembran handeln, die Insulin binden und seine Wirkung ermöglichen. Die Insulinrezeptoren können vielleicht nicht mehr auf Insulin reagieren, wie sie sollten, um die Glukose in die Zelle eindringen zu lassen. Es können Defekte in der Zelle sein, die die Glukoseverwertung beeinträchtigen. Die Forschung hat herausbekommen, daß bei Fettleibigkeit die Insulinresistenz im Muskel teils auf einen Rückgang der Rezeptoren zurückgeht, teils auf die Unfähigkeit der Rezeptoren, ein Enzym zu aktivieren, das für die Insulinwirkung wesentlich ist. Untersuchungen von Leber- und Fettgewebe haben hier einen ähnlichen Mechanismus der Insulinresistenz ergeben.

Weil die Blutzuckerkontrolle durch Insulin bei manchen Menschen unwirksam ist, versucht der Körper, das auszugleichen, indem er *mehr* Insulin herstellt, und der Spiegel beginnt zu steigen. Das gleiche Phänomen tritt bei fettleibigen Patienten mit Typ-II-Diabetes auf. Es ist gewöhnlich mehr als genug Insulin im Blut vorhanden, aber der Körper nutzt es einfach nicht ordnungsgemäß. Wenn man mehr Insulin durch Injektion verabreicht, um den Blutzuckerspiegel bei solchen Patienten zu senken, verewigt man in Wirklichkeit das Problem. Die Antwort heißt Diät und Bewegung, um den Insulinbedarf zu senken, anstatt den Patienten noch mehr zu geben.

Auch wenn der Blutzuckerspiegel aufgrund großer Mengen unwirksamen Insulins erhöht ist, funktioniert das Insulin in anderen Beziehungen normal. So erlebt die Person, die bereits einen hohen Blutzuckerspiegel hat, der normalerweise Sättigung anzeigen sollte, einen Heißhunger auf Kohlenhydrate – besonders auf süße Speisen. Während mehr Kohlenhydrate verzehrt werden, produziert der Körper mehr Insulin, weil er versucht, mit den zusätzlichen Kohlenhydraten fertig zu werden. Das zusätzliche Insulin verstärkt den Widerstand des Körpers gegen seine blutzuckersenkende Wirkung, indem es die Zahl der Insulinrezeptoren auf den Zellenoberflächen herabsetzt.

Wenn nicht genügend Glukose zur Energieversorgung in die Zelle gelangt und gleichzeitig die Fähigkeit, die Fettsäuren zu verwerten, die zur alternativen Energiegewinnung gespeichert sind, herabgesetzt ist, braucht man sich kaum zu wundern, wenn übergewichtige Männer und Frauen müde und lustlos sind.

Fettleibigkeit scheint durch Insulinresistenz charakterisiert zu sein, was zur Entstehung einer ungenügenden Glukosetoleranz beiträgt. Zusätzlich zu seiner Rolle beim Kohlenhydratumsatz vermittelt Insulin im Zusammenhang mit Mahlzeiten eine Zunahme der Thermogenese, also der Wärmeerzeugung im Körper. So vermindert Insulinresistenz die Fähigkeit des Körpers, Energie durch Wärmeerzeugung zu verbrauchen. Die Folge ist Gewichtszunahme und die Beibehaltung des Übergewichts.

Jetzt haben wir eine übergewichtige Person, die Glukose im Blut nicht richtig für zelluläre Energie verwenden kann, die weiter Fettsäuren im Gewebe als zunehmende Fettpfunde speichert, die müde, reizbar und deprimiert ist. Und solche Menschen müssen nun noch mit einer weiteren nachteiligen Reaktion des Insulins rechnen. Zu den Aufgaben dieses Hormons gehört es, Salz zu speichern und dadurch die Wasserrückhaltung zu erleichtern. Wenn der Insulinspiegel nach oben schnellt, wächst der Salz- und Wasservorrat auf enorme Anteile an, und die Person nimmt noch mehr zu. Die Salzspeicherung läßt auch den Blutdruck steigen. Verstärkte Empfänglichkeit für Adrenalin verschlimmert die Neigung zu hohem Blutdruck.

In dieser Situation sind die typischen Anstrengungen zum Abnehmen zwecklos. Eine zeitweilige Abnahme kann durch Wasserverlust erreicht werden, aber dieses Gewicht kommt schnell wieder zurück, und die übergewichtige Person wird noch deprimierter. Wenn der Energiespiegel sinkt und schlaflose Nächte anhalten, ist es nicht überraschend, daß solche Menschen sich wenig oder gar nicht körperlich betätigen und häufig lethargisch und nahezu unbeweglich werden. In den schlimmsten Fällen wird die Inaktivität davon begleitet, daß dem Verlangen nach Kohlenhydraten nachgegeben wird, dieses jedoch nie völlig gestillt werden kann.

Manche übergewichtige Person in dieser Lage versucht, ihr Gefühl der Hilflosigkeit anderen zu erklären, aber Ärzte, Freunde und Familie reagieren darauf mit der Andeutung, das Problem liege allein in der mangelnden Willenskraft. Aber dieser scheinbar hoffnungslose Zustand hat eine wissenschaftliche Begründung, wie Sie gerade gelesen haben. Die übergewichtige Person sitzt in einer heimtückischen Stoffwechselfalle gefangen.

Die Ketose

Der Schlüssel, der die Stoffwechselfalle aufschließt, ist der physiologische Vorgang der *Ketose*, bei der die Leber des Körpers aus den Fettsäuren, die als Fettgewebe gespeichert wurden, Substanzen herstellt, die Ketone genannt werden. Freie Fettsäuren werden normalerweise aus gespeicherten Triglyzeriden durch körperliche Betätigung freigesetzt. Die Mobilisierung der freien Fettsäuren ist jedoch bei fettleibigen Personen merklich beeinträchtigt, höchstwahrscheinlich durch Hyperinsulinismus. Bei unserer kalorienarmen, kohlenhydratarmen Abnahmediät, die den Spiegel des zirkulierenden Insulins senkt, wird die Mobilisierung der freien Fettsäuren verbessert. Fett wird somit die Hauptenergiequelle. Der Körper beginnt sein gespeichertes Fett als Brennstoff für das Gehirn und Energie für den Körper als Ersatz für Glukose zu nutzen.

Damit dieser Vorgang stattfinden kann, muß die Insulinproduktion verringert und die Glukagonproduktion gesteigert werden. Eine wesentliche Einschränkung der Kohlenhydratzufuhr erleichtert beides. Bei weniger Kohlenhydraten verlangsamt der Körper allmählich die überschüssige Insulinproduktion und scheidet mehr Glukagon aus.

Um die Bedeutung dieses Phänomens zu betonen, hier noch einmal eine Zusammenfassung dessen, was geschieht, wenn die Insulinproduktion abnimmt:

1. Der Körper kann seine Vorräte an Fettsäuren mobilisieren, damit sie als Brennstoff gebraucht werden, anstatt als Fettgewebe behalten zu werden.
2. Hunger und Verlangen nach Kohlenhydraten verschwinden weitgehend.
3. Die Salz- und Wasserspeicherung geht zurück, wodurch überschüssige Flüssigkeit natürlich ausgeschieden werden kann, was von Gewichtsverlust begleitet ist.
4. Das Insulin im Blut gewinnt seine normale Wirksamkeit zurück, womit der Zustand der Insulinresistenz endet.
5. Es stehen mehr Aminosäuren für die normale Produktion von beruhigenden Neurotransmittern wie Serotonin, das aus Tryptophan gewonnen wird, zur Verfügung, was die Reizbarkeit und Depression lindert und einen erholsamen Schlaf ermöglicht.
6. Der Blutdruck fällt dank des Verlusts an Natrium und Flüssigkeit und der verringerten Wirksamkeit des Adrenalins, das die Arterienwände zusammenzieht.

Die meisten Patienten berichten, daß sie innerhalb von drei Tagen nach Beginn des Diätprogramms in den Zustand einer leichten Ketose kommen, die zum Abnehmen notwendig ist. Manche erreichen die Ketose schon in zwei Tagen, und es gibt seltene Fälle, die innerhalb 24 Stunden soweit sind.

Ein Ketosetest ist mit einem der beiden in jeder Apotheke erhältlichen Produkte leicht durchzuführen. Verwendet man KetoStix (von der Ames Company hergestellt), sammelt man Urin in einem Behälter, taucht ein Plastikstäbchen in die Probe und vergleicht nach 15 Sekunden die Farbe des Stäbchens mit einer Skala auf dem Behälter. Beige zeigt negative Ketose an, Rosa leichte Ketose, Rot mäßige Ketose und dunkleres Rot erhebliche Ketose.

ChemStrip (von Boeringer-Mannheim) ist ein Plastikstäbchen, das in einem Urinbehälter angefeuchtet oder in den Urinstrahl gehalten werden kann. Das Stäbchen wird ebenfalls mit einer Farbskala verglichen, um das Ergebnis zu prüfen.

Bei diesem Diätprogramm können Sie damit rechnen, rosa bis hellrote Farbtöne an dem Stäbchen zu sehen. Die Intensität der Farbe wird mit der Flüssigkeitsmenge, die im Urin ausgeschieden wird, schwanken. Wenn jemand die empfohlenen acht Viertellitergläser Wasser täglich trinkt, wird der Urin stark verdünnt, und die Farbe wird nicht bis in den dunkelroten Bereich kommen. Auch eine leichte Ketose zeigt eine verminderte Insulinproduktion an. Wenn Sie sehen, daß das Stäbchen die Farbe nach Rosa oder Hellrot hin verändert, wissen Sie, daß Ihr Körper sich aus der Stoffwechselfalle befreit.

Die Risiken der Ketose

Die Ketose ist sowohl von Laien als auch von Medizinern mißverstanden worden. Es gibt so etwas wie eine gute Ketose, einen Zustand, der vom Körper über einen langen Zeitraum toleriert werden kann, aber wir müssen diese leichte, zuträgliche Ketose von dem gefährlichen Zustand unterscheiden, der durch eine unausgewogene und unkontrollierte Diät hervorgerufen werden kann. Diätprogramme, bei denen der Fettverzehr unbegrenzt ist, etwa bei den von Dr. Stillman und Dr. Atkins empfohlenen, führen eine ernstere Ketose herbei, mit Nebenwirkungen wie Übelkeit, Erbrechen und Flüssigkeitsmangel. Bei der Stoffwechseldiät ist die einzige nennenswerte Fettquelle das gespeicherte Fettgewebe des Patienten. Das hat zur Folge, daß zu keinem Zeitpunkt der Grad der erzeugten Ketose die Toleranz des Körpers überschreitet. Wenn Sie den Ratschlägen dieses Programms folgen, laufen Sie nicht Gefahr, einen dunkelroten Wert auf der KetoStix-Skala zu erreichen, und Sie werden nie in den Bereich einer ernsten Ketose kommen. Vielmehr werden Sie die vielen lohnenden Vorteile einer leichten Ketose erleben.

Sie sollten diese leichte Ketose auch nicht mit Ketoazidose verwechseln, einem Zustand, der bei unkontrolliertem Diabetes auftritt. Das Gleichgewicht zwischen saurer und alkalischer Beschaffenheit des Bluts und anderer Körperflüssigkeiten heißt sauer-basisches Gleichgewicht. Normalerweise wird es durch Regulierung in den Nieren und der Lunge leicht auf der alkalischen Seite gehalten. Ketone sind säurebildend und müssen durch geeignete Regulierung ausgeglichen werden, um eine Zunahme des Säuregrads des Körpers zu verhindern. Bei dem stark unkontrollierten Diabetiker werden Ketone massiv überproduziert und überfordern die Anpassungsmechanismen des Körpers. In diesem Stadium der Azidose kann es bei dem Patienten zu Koma und Tod kommen. Wegen dieser Verbindung fürchten die Ärzte Ketosen jeder Art, auch wenn sie nützlich sein mögen. In unserem Programm kann der Körper die Ketone mühelos ausscheiden, das sauer-basische Gleichgewicht wird gewahrt, und es ist ausgeschlossen, daß man in einen Zustand der Azidose gerät.

Eine andere an der Ketose geübte Kritik ist, daß sie Gicht verschlimmern kann, einen schmerzhaften Zustand, der auf die Bildung von Harnsäure im Blut zurückgeht. Die Kritiker verweisen darauf, daß Ketone und Harnsäure durch dieselbe Bahn ausgeschieden werden; deshalb führt eine starke Ketonproduktion dazu, daß sich die Harnsäure aufbaut. Wenn die empfohlene Flüssigkeitsmenge getrunken wird, kann die Harnsäure in den meisten Fällen ordnungsgemäß im Urin ausgeschieden werden. Es trifft zu, daß bei männlichen Patienten mit einer Tendenz zu hoher Harnsäure Ketose zu Gicht führen könnte. Ihr Arzt kann das jedoch verhindern, indem er etwas Geeignetes verschreibt, um den Harnsäurespiegel zu senken, etwa Allopurinol.

Der letzte gegen Ketose erhobene Einwand ist, daß sie das Stickstoffgleichgewicht beeinträchtigen kann, was zu einem leichten, aber wichtigen Proteinverlust aus dem Muskel führt. Es gibt jedoch keinerlei Beweis, daß dies jemals geschieht. Außerdem ist das in diesem Buch beschriebene Programm in Wirklichkeit so angelegt, daß das kostbare Protein erhalten wird.

Die einzige Nebenwirkung, die Patienten bemerkt haben, ist ein gelegentliches Müdigkeitsgefühl in den zwei oder drei Tagen zwischen dem Beginn der Diät und dem eigentlichen Eintritt der Ketose. Wir haben herausgefunden, daß es den Patienten gut bekommt, wenn sie zur schnellen Belebung zuckerfreie Gelatine essen.

Die Ketose hat einen entscheidenden Anteil an diesem Gewichtsabnahmeprogramm. So wie sie in diesem Programm eingesetzt wird, ist sie völlig ungefährlich, und sie schließt die Insulin- oder Stoffwechselfalle wirksam auf. Ketose ist die Brücke, über die man zu einem normalen Stoffwechsel zurückkehren kann.

Fachärzte, die ein proteinschonendes mäßiges Fasten anwenden, haben die Vorteile der Ketose gesehen, wie wir sie in diesem Kapitel beschrieben haben. Sie haben gesehen, daß man mit einem solchen Programm so schnell wie möglich abnimmt, ohne die Gesundheit zu gefährden. Es kommt zu einem unvermeidbaren minimalen Verlust an wertvollem Protein, aber im Idealfall werden nur überschüssiges Fett und zurückgehaltenes Salz und Wasser abgebaut.

Als dieses Programm zunächst entwickelt wurde, blieben die Patienten unter der Aufsicht von Ärzten, die ihre Fortschritte genau überwachten. Heute wissen wir, daß die große Masse der Übergewichtigen sich auf das in diesem Buch beschriebene Programm gefahrlos und mit dem Versprechen auf Erfolg einlassen kann, verbunden mit regelmäßigen, jedoch nicht mehr so häufigen Besuchen beim Arzt.

Das Konzept der Stoffwechseldiät beruht auf sicherem wissenschaftlichem und medizinischem Wissen. Es ist bei Hunderten von Patienten geprüft worden und hat sich als ungefährlich und wirksam erwiesen. Dabei sind keine ernsten Probleme aufgetreten, und bei Personen, die sich an das Programm halten, sind auch keine zu erwarten.

Andererseits meinen wir, daß jeder, der sich auf irgendein Diätprogramm einläßt, um seinen Gesundheitszustand zu verbessern, zuerst einen Arzt zu Rate ziehen sollte. Das gilt für ein sportliches Programm, ein Cholesterinkontrollprogramm oder jedes beliebige Gewichtsabnahmeprogramm. Falls Ihr Arzt Fragen oder Bedenken hat, lassen Sie ihn einfach die entsprechenden Abschnitte dieses Buchs und die medizinische Literatur lesen, die wir als Beweis für die Stichhaltigkeit dieses Programms zitiert haben.

Sie können mit einer gewissen Skepsis rechnen. Die Ärzte sind geschult, so lange zu zweifeln, bis sie den eindeutigen Beweis für die Richtigkeit einer These sehen. Das ist gut so. Doch heute haben wir die Beweise, die unsere Behauptungen und Empfehlungen untermauern. Nicht alle Ärzte haben von dieser Methode gehört. Sie können auch den anderen Patienten helfen, indem Sie Ihre neuerworbenen Kenntnisse mitteilen.

Jetzt wissen Sie, wie Ihr endokrines System funktioniert und wie es gegen Sie gearbeitet hat. Mit diesem Wissen sind Sie bereit, die Insulin- oder Stoffwechselfalle aufzuschließen.

5
Gutes Essen, gute Laune

Es steht außer Frage, daß die Speisen, die wir essen, viel mit unserem Befinden und unserem Selbstgefühl zu tun haben. Verschiedene Substanzen in der Nahrung lösen körperliche Reaktionen aus, die auf die Stimmung wirken. Und bei übergewichtigen Menschen, die in die Insulinfalle geraten sind, kann ihr Zustand das Potential für Depression und Reizbarkeit, das durch solche Reaktionen herbeigeführt wird, noch verstärken. Außerdem erzeugt bei vielen Menschen die Übergewichtigkeit ein Gefühl der Hilfs- und Hoffnungslosigkeit, besonders was ihren Wunsch abzunehmen betrifft. Sie verlieren das Interesse an Dingen und Aktivitäten in ihrer Umgebung. Viele haben Schuldgefühle wegen ihres Gewichts, ein Gefühl, das unsere Gesellschaft auf Schritt und Tritt verschlimmert, indem sie die Schlanken lobt und belohnt und die Übergewichtigen verurteilt. Viele übergewichtige Menschen werden gesellschaftlich isoliert, und je übergewichtiger sie werden, desto weniger scheinen sie unserer Gesellschaft erwünscht zu sein.

Zusammengenommen können diese Aspekte des Gemützustands einer übergewichtigen Person – Hilflosigkeit, Hoffnungslosigkeit, Schuld, Verlust der Interessen und gesellschaftlicher Rückzug – als Depression bezeichnet werden. Viele Patienten, die hilfesuchend in meine Sprechstunde gekommen sind, bezeichnen sich einfach als deprimiert.

Diese Depression ist nicht allein ein psychologischer Krankheitszustand, der durch eine Veränderung der Einstellung oder der Umstände behoben werden kann. Eine Depression, die mit Übergewicht verbunden ist, hat ihren Ursprung in physischen Fakten. Versucht man, allein die psychischen Symptome zu behandeln, sei es durch einen Therapeuten oder medikamentös, wird man im allgemeinen keinen Erfolg haben.

In meine Praxis kommen viele übergewichtige Patienten, die entweder zur Zeit Antidepressiva oder Beruhigungsmittel nehmen oder sie verschrieben haben möchten. Viele erwarten, daß eine Verschreibung dieser Pille oder jener Tablette ihre Probleme lösen werde – sowohl die Depression als auch das Übergewicht. Manche Patienten sind zunächst enttäuscht, wenn der Rezeptblock nicht wie erwartet auf den Tisch kommt. Aber fast alle verlassen die Sprechstunde mit einem optimistischen Gefühl. Sie haben bei diesem ersten Besuch in der Praxis erfahren, daß es eine körperliche Ursache für ihre Stimmung und eine wissenschaftliche Grundlage für ihre hartnäckigen Gewichtsprobleme gibt – kurz, daß sie nicht allein schuld daran sind.

Aber wir sollten eines von Anfang an klarstellen. Wenn wir von Depression sprechen, müssen wir eine Linie ziehen zwischen den normalen Reaktionen übergewichtiger Männer und Frauen auf ihren Zustand und einer anomalen Reaktion, die man als pathologisch bezeichnen müßte. Fast jeder, der in die Sprechstunde kommt, leidet an einem bestimmten Grad von Depression, wenngleich die Symptome sich bei jedem Menschen anders zeigen dürften. *Aber* – und das ist ein wichtiges *Aber* – nur wenige Patienten sind bis zu einem Punkt depressiv, an dem das Leben nicht mehr lebenswert erscheint. Ich bin einigen Patienten begegnet, die, selbst wenn man nur vorsichtig fragt, freimütig zugeben, daß sie in der Tat verzweifelt sind und Selbstmordgedanken hegen.

Wenn Sie sich so fühlen, dann suchen Sie unbedingt qualifizierten medizinischen oder psychologischen Beistand. Ihre Depression könnte zum Teil die Folge Ihres Gewichtsproblems sein, aber wahrscheinlich gibt es eine tiefersitzende Ursache, die fachärztliche Hilfe verlangt. Haben Sie häufig das Gefühl, es lohne sich nicht zu leben? Finden Sie, daß es nie Freude im Leben gibt und daß das Aufwachen am Morgen der Anfang eines weiteren trübseligen Tages ist? Meiden Sie zunehmend soziale Kontakte? Lassen andere immer häufiger Bemerkungen über Ihren Gemütszustand fallen? Falls ja, dann suchen Sie umgehend ärztliche Hilfe. Kümmern Sie sich um diese Probleme, und danach kommen Sie auf dieses Buch und sein Programm zurück.

Den meisten von Ihnen aber werden die Lösungen auf diesen Seiten helfen, negative Empfindungen umzukehren – als Teil Ihres Befreiungsprozesses aus der Insulinfalle.

Neurotransmitter

Fangen wir bei einer der unentbehrlichsten Zutaten zu einem aktiven, erfreulichen Leben an: bei einem guten Nachtschlaf. Viele Menschen mit starkem Übergewicht haben Schwierigkeiten einzuschlafen, durchzuschlafen und ausgeruht aufzuwachen. Solche Schlafstörungen sind zusammen mit Reizbarkeit und Angstgefühlen tagsüber ein untrennbarer Teil Ihres Gesamtproblems mit dem Übergewicht, ein Teil der Insulin- oder Stoffwechselfalle.

Um dieses Problem zu verstehen und zu lernen, wie man es lösen kann, muß man ein wenig darüber Bescheid wissen, wie das Nervensystem funktioniert. Das Gehirn setzt sich aus Milliarden Nervenzellen zusammen, die als Neuronen bezeichnet werden. Wie wir schon gesehen haben, sind Neuronen durch Lücken, die Synapsen, voneinander getrennt. Um einen Nervenimpuls von einem Neuron zu einem anderen zu übertragen und Informationen durch das ganze Nervensystem mitzuteilen, müssen die Lücken irgendwie überbrückt werden. Dies geschieht durch chemische Substanzen, die als Neurotransmitter bekannt sind.

Heute kennen wir mindestens 40 Neurotransmitter, und es ist wahrscheinlich, daß es noch einige mehr zu entdecken gibt. Alle sind von Aminosäuren abgeleitet, den Bausteinen des Proteins. Es gibt 22 Aminosäuren. Acht davon können nicht vom Körper produziert werden und müssen mit der Kost aufgenommen werden. Sie werden als essentielle Aminosäuren bezeichnet, was bedeutet, daß wir sie unbedingt als Nahrung aufnehmen müssen. (Alle Aminosäuren sind lebensnotwendig. Da der Körper die anderen 14 selbst herstellen kann, heißen sie nichtessentiell, was nur bedeutet, daß sie nicht unbedingt in der Nahrung enthalten sein müssen.) Glücklicherweise ist es kein Problem, die essentiellen Aminosäuren zu bekommen, wenn man nicht nach einer besonders strengen Diät lebt, etwa einer strikt vegetarischen ohne jedes tierische Eiweiß.

Aminosäuren werden über den Blutkreislauf in alle Körperteile geschickt. Diejenigen, die uns im Zusammenhang mit Stimmungsproblemen interessieren, gehen zum Gehirn. Sie müssen die sogenannte Blut-Hirn-Schranke, eine Membran, die fast das ganze Gehirn und Rückenmark überzieht, durchdringen. Es ist eine äußerst wirksame Sperre, und vielen Substanzen wird der Durchgang verwehrt. Wir können die Menge der Aminosäuren, die die Blut-Hirn-Schranke passieren, um ins Gehirn zu gelangen, wo die Neurotransmitter erzeugt werden, nicht direkt messen, also müssen wir die Funktionen dieser Neurotransmitter betrachten. Wenn wir die Funktionen nicht finden können, dürfen wir annehmen, daß die Neurotransmitter nicht oder nicht in ausreichenden Mengen hergestellt werden.

Einer der wichtigen Neurotransmitter in Hinblick auf das Wohlbefinden ist Serotonin. Ein angemessener Spiegel dieser Substanz hilft uns, nachts zu schlafen, und hält uns tagsüber ruhig. Umgekehrt führen ungenügende Mengen an Serotonin im Gehirn zu Schlaflosigkeit, Unruhe und Depression. Tests haben gezeigt, daß übergewichtige Männer und Frauen einen unter dem normalen Wert liegenden Serotoninspiegel haben. Man würde gerade das Gegenteil erwarten, da die Aminosäure Tryptophan, die es erzeugt, in der Kost einer Person, die sehr viele Kalorien zu sich nimmt, in Hülle und Fülle verfügbar sein müßte. Aber das ist durchaus nicht der Fall. Statt dessen ist der Serotoninmangel nur ein weiterer Teil der Insulin- oder Stoffwechselfalle. Und einfache Zucker oder Kohlenhydrate sind die schlimmsten Übeltäter dabei, das »Gift Nummer eins«.

Wie wir gesehen haben, begünstigt Insulinresistenz die Bildung neuer Glukose, besonders bei fettleibigen Diabetikern, und um diese Glukose zu bekommen, wandelt die Leber Aminosäuren um (Gluko-neogenese). Auf diese Weise plündert die fettleibige Person ihren Vorrat an Aminosäuren, die benutzt werden sollten, um Serotonin und andere Neurotransmitter zu bilden.

Vor Jahren wurde häufig die Diagnose der reaktiven Hypoglykämie gestellt. Sie stützte sich auf die Vorstellung, daß Menschen, wenn sie Zucker verzehrten, ihren Insulinspiegel erhöhten und damit ihren Blutzuckerspiegel unter den Stand senkten, den sie vertragen konnten. Symptome wie Verwirrung und Reizbarkeit wurden dem Mangel am wichtigsten Brennstoff für das Gehirn zugeschrieben, der Glukose. Der Gedanke hatte zwar etwas für sich, doch als die Forscher versuchten, dies durch Messung des Blutzuckers zu dem Zeitpunkt nachzuweisen, an dem die Symptome bei den Patienten auftraten, erwies sich der Blutzucker in den meisten Fällen als normal. Insulin veranlaßt alle Aminosäuren mit Ausnahme von Tryptophan, die Blutbahn zu verlassen, um vor allem in die Leber und die Muskeln zu gehen. Es ist wahrscheinlich, daß solche Patienten an einem durch Kohlenhydrate ausgelösten gestörten Gleichgewicht der Neurotransmitter leiden, was sich auf unterschiedliche Weise zeigen kann, z. B. an Mattigkeit und Schläfrigkeit oder Unruhe und Aufgeregtheit. Wie auch immer der Mechanismus sein mag, scheint es in den meisten Fällen zu wirken, wenn man einfache Kohlenhydrate meidet und für genügend Eiweiß sorgt, um einen angemessenen Vorrat an Aminosäuren zu haben.

Entspannung durch Diurese

Insulinresistenz verursacht nicht nur einen Aminosäuren- und Neurotransmitterentzug, sondern beeinträchtigt die Stimmung auch in anderer Weise. Wie wir erklärt haben, kann ein hoher Insulinspiegel zur Zurückhaltung von Salz und Wasser führen. Das Ergebnis kann eine Wasserintoxikation sein, durch die sich der Gemütszustand verschlechtert. In manchen Fällen können Patienten sogar Wasser im Gehirn ansammeln, was zu einer Schwellung des Gehirns und in der Folge zu geistigen Anomalitäten führt, nämlich Reizbarkeit, Kopfschmerzen und der Unfähigkeit, klar zu denken.

Unser Programm aus Diät und körperlicher Betätigung kann viel dazu beitragen, die Ansammlung von Salz und Wasser im Gewebe abzubauen. Wenn der Insulinspiegel zu seinem normalen Stand zurückkehrt, verringert sich die Tendenz, Salz und Wasser zurückzuhalten. Um die Ausscheidung zurückgehaltenen Wassers zu verbessern, empfehlen wir eine als »Diurese im Liegen« bekannte Methode.

Das hört sich einfach an und ist auch ganz einfach. *Diurese* ist die Ausscheidung von Wasser aus dem Gewebe durch den Urin. Die Technik ist eine Entspannungsmethode, um angesammeltes Wasser loszuwerden, indem man ganz einfach ein bißchen ruht. Und so wird es gemacht:

Legen Sie sich auf ein Bett oder eine Couch, jedoch nicht völlig flach, sondern ein bißchen schräg. Stützen Sie den oberen Teil Ihres Körpers mit einigen Kissen in einem Winkel von 45 Grad ab. Entspannen Sie sich etwa 20 Minuten lang in dieser Lage. Sie werden feststellen, daß Sie erfrischt aufstehen und den Drang zum Wasserlassen spüren. Das kommt daher, daß die Flüssigkeit dem Gewebe Ihres Körpers entzogen wurde und Ihre Blase gefüllt hat. Die Technik beruht darauf, daß die Zirkulation zu den Nieren verbessert wird und die Nieren wirksamer arbeiten.

Dies ist eine brauchbare Technik, die Ihnen helfen wird, durch die frustrierenden Flauten zu kommen, wenn es so aussieht, als würde das Gewicht nicht so schnell zurückgehen, wie Sie möchten, obwohl Sie sich gewissenhaft an die Diät halten. Die Diurese im Liegen hilft, eine gewisse Menge Flüssigkeit loszuwerden, und das Abnehmen geht weiter. Und Sie genießen die zusätzliche Wohltat einer kurzen Ruhezeit, während Sie den Körper von der überschüssigen Flüssigkeit befreien, die Reizbarkeit und sogar Depression hervorrufen kann.

Entspannung durch Ketose

Während der ganzen Zeit, in der Sie diesem Programm folgen, werden Sie feststellen, daß die Ketose einen leichten Entspannungszustand erzeugt. Niemand weiß genau, wie das vor sich geht, aber es steht außer Frage, daß fast jeder Patient, der in die Ketose eintritt und in diesem Zustand bleibt, eine beruhigende Wirkung erlebt. Es ist die Sehnsucht, diese Art von Ruhe zu erleben, die Leute dazu bringt, Tranquilizer zu nehmen. Aber anders als das Einnehmen solcher

Mittel beruhigt Ketose, ohne Schläfrigkeit oder Trägheit zu verursachen.

Es ist durchaus möglich, daß die »religiöse Erfahrung« des Fastens den beruhigenden Wirkungen der Ketose, die durch Fasten erzeugt werden dürfte, zu verdanken ist.

Lebensmittelempfindlichkeiten

Manche Menschen stellen fest, daß sie ihre Laune weiter anheben können, indem sie Kaffee trinken. Das Koffein ist selbstverständlich ein mildes Anregungsmittel. In vernünftigen Mengen kann Koffein zum Abnehmen beitragen, da es genauso wie Amphetamine oder andere verschreibungspflichtige Medikamente Appetit unterdrückt. Wenn man Kaffee in kleinen Mengen trinkt, kann man ohne die an die Nerven gehenden nachteiligen Reaktionen der berüchtigten »Diätpillen« von den guten Seiten des Koffeins profitieren. Der Ausdruck, auf den es hier ankommt, ist »kleine Mengen«. Trinken Sie nicht mehr als zwei Tassen am Tag. Und wenn sogar diese Menge Sie zappelig macht, gehen Sie zu einer Tasse über. (Wenn eine heiße Tasse Kaffee ein Genuß für Sie ist, Sie aber das Koffein nicht vertragen, schalten Sie auf eine koffeinfreie Sorte um. Doch dann trinken Sie den Kaffee freilich nicht wegen seiner anregenden oder appetitzügelnden Wirkung.)

Wie es Menschen gibt, die schon auf die kleinste Menge Koffein negativ reagieren, leiden bestimmte Personen unter nachteiligen Wirkungen anderer Nahrungsmittel. Diese körperlichen Reaktionen können stark auf die Stimmung schlagen, besonders wenn man nicht weiß, was das Problem verursacht.

Einer der Hauptübeltäter ist Milch. Menschen mit einer Laktoseunverträglichkeit produzieren nicht genug von dem Enzym Laktase, das den Milchzucker in seine zwei Komponenten, die einfachen Zucker Glukose und Galaktose, spaltet. Die Laktose bleibt im Verdauungstrakt, beginnt zu gären und führt zu einer Reihe von gastrischen Symptomen. Die Symptome können Blähungen, Völlegefühl und Durchfall sein. Je weniger Laktase erzeugt wird, desto

schwerer können die Symptome sein. Da wir soviel davon hören, wie
»gut« Milch ist, kommen viele von uns nie auf den Gedanken, daß
das nicht für alle Menschen gilt. In Wirklichkeit bekommen viele
Menschen schon von einer so kleinen Menge wie einem Glas nachteilige Wirkungen zu spüren. Das gilt besonders für Schwarze, Asia-
ten und Menschen aus dem Mittelmeergebiet und dem Nahen Osten,
aber auch andere können damit zu tun bekommen, besonders im
Erwachsenenalter.

Während der Phase des Abnehmens in diesem Programm wird
Milch eingeschränkt. Wenn Sie in der Vergangenheit regelmäßig an
Magenverstimmungen gelitten haben, stellen Sie vielleicht fest, daß
Ihre Symptome zum erstenmal seit Jahren verschwinden. Während
der Erhaltungsphase möchten Sie vielleicht wieder anfangen, Milch
zu trinken (selbstverständlich Magermilch, weil Sie bestimmt nicht
zusätzlich Fett und Kalorien haben wollen). Falls Sie merken, daß die
Magenstörungen wieder auftreten, gibt es zwei Möglichkeiten.

Entweder Sie überlegen, ob Sie nicht Milch und vielleicht andere
Molkereiprodukte aus Ihrem Speiseplan streichen wollen und gleichzeitig Kalzium durch Kalziumkarbonattabletten zuführen, um einer
möglichen Entstehung von Osteoporose vorzubeugen. Oder Sie nehmen Laktasetabletten, die im Reformhaus erhältlich sind, nachdem
Sie Molkereiprodukte zu sich genommen haben.

Eine ähnliche Art von Unverträglichkeitssyndrom besteht bei
manchen Menschen gegen Speisen, die mit Sorbitol gesüßt sind,
einem Zuckerzusatz, der besonders bei Diabetikern beliebt ist, die
keine Bonbons vertragen. Zu den mit Sorbitol gesüßten Produkten
gehören Bonbons, Weingummis und andere Süßigkeiten.

Personen mit dieser Unverträglichkeit können Sorbitol nicht verar-
beiten. Wie bei der Laktose bleibt es im Verdauungstrakt und beginnt
zu gären. Die Folge ist eine ganze Reihe von Symptomen, darunter
Blähungen, Völlegefühl und Durchfall. Die Symptome können von
leicht bis schwer reichen, und Kinder wie Erwachsene können betroffen sein. Es ist schwierig, guter Stimmung zu sein, wenn man solche
Symptome hat.

Manche Leute müssen mit Sorbitol gesüßte Produkte vollkommen
meiden, andere dagegen können kleine Mengen solcher süßen Sa-

chen ohne nachteilige Reaktion essen. Während der ersten Phase dieses Programms wird die Kohlenhydratzufuhr sehr stark eingeschränkt, und solche Süßigkeiten werden gestrichen. Später können Sie auf Sorbitolprodukte zurückkommen. Falls Sie das tun, sollte Maßhalten die Regel sein.

Während künstlich gesüßtes Naschwerk ein Problem für manche Leute sein mag, kann bei anderen die Schokolade Schwierigkeiten, zum Beispiel Sodbrennen, verursachen. Schuld daran könnte eine mit dem Koffein verwandte Substanz sein, die in Schokolade enthalten ist, das Theobromin. Während des Abnehmens sollten Sie keine Schokolade essen, und vielleicht legen sich dann die Symptome des Sodbrennens, was für Sie ein weiterer guter Grund sein sollte, bei der Diät zu bleiben.

Die Beseitigung der Symptome von Lebensmittelunverträglichkeiten kann mit Sicherheit jedermanns Stimmung heben.

Linderung des prämenstruellen Syndroms

Patientinnen, die am prämenstruellen Syndrom leiden, berichten von Stimmungsflauten, Depression, Reizbarkeit, Unruhe und einer ganzen Reihe anderer Störungen des psychischen Zustands. Die Fachleute sind sich darin einig, daß die Ernährung eine wichtige Rolle beim Auftreten und der Schwere des Syndroms spielt.

Frauen mit prämenstruellem Syndrom haben oft ein unmäßiges Verlangen nach Kohlenhydraten. Die Kost, die Sie verzehren, während Sie dieses Programm befolgen, wird eine große Hilfe sein, wenn Sie an dem Syndrom leiden, da sie arm an Kohlenhydraten und reich an Protein ist. Die Beschränkung der Kohlenhydrate trägt dazu bei, das Verlangen nach ihnen zu zügeln, denn paradoxerweise möchte man um so mehr, je mehr man ißt. Reichlich Eiweiß verbessert den Neurotransmitterzustand, der im allgemeinen bei Frauen, die über Symptome des prämenstruellen Syndroms klagen, verändert ist.

Es besteht auch eine deutliche Neigung zur Salz- und Wasserspeicherung während des Syndroms. Unsere Diät wird auch dazu beitragen, Kurzatmigkeit, Völlegefühl, Reizbarkeit und das Gefühl, daß das Gehirn benebelt ist, was viele Opfer des prämenstruellen Syndroms berichten, zu beseitigen.

Die Nahrung konfrontiert uns mit einem interessanten und manchmal verwirrenden Paradox. Während wir bestimmte Speisen verlangen, um irgendein schwer bestimmbares Bedürfnis zu befriedigen, ruft der tatsächliche Verzehr dieser Speisen allzuoft die entgegengesetzte Wirkung hervor. Wie viele Male haben Sie sich nach einem Stück Torte oder Kuchen gesehnt, nur um festzustellen, wenn Sie es gegessen haben, daß Sie keineswegs zufrieden sind, sondern unruhig und gereizt? Dies gehört zur Insulin- oder Stoffwechselfalle. Wie oft haben Sie eine ganze Packung Eiscreme gegessen, wenn Sie nur kosten wollten, und dann nicht nur ein schlechtes Gewissen, sondern eine tiefe Depression erlebt? Auch das gehört zur gleichen Falle. Nehmen Sie zu diesen Gefühlen die körperlichen Beschwerden hinzu, die von bestimmten Lebensmittelunverträglichkeiten erzeugt werden. Wie könnten Sie da noch erwarten, bei guter Stimmung zu sein? Aber jetzt lernen Sie, wie Sie aus dieser Falle entkommen können, und nichts schafft soviel gute Laune wie Freiheit!

6
Ernährung für ein ganzes Leben

Bei der Wahl der Nahrungsmittel konzentrieren sich viele übergewichtige Menschen auf den Kaloriengehalt und vernachlässigen dabei andere Grundgedanken der Ernährung. Doch auch dann liegen sie oft falsch mit ihren Vorstellungen, welche Speisen »Dickmacher« sind. Wenn man die Gesamternährung bei einem auf Gewichtsabnahme zielenden Programm außer acht läßt, schadet man sich selbst – in Hinblick auf die Gesundheit *und* das Abnehmen. Immer wieder haben Untersuchungen gezeigt, daß Teilnehmer an einer Diät, die während der Abnahmephase etwas über Ernährung lernen, eine statistisch gesehen größere Chance haben, das erreichte geringere Gewicht in den folgenden Jahren zu halten. Freilich müssen Sie nicht unbedingt Experte in Ernährungsfragen werden; ein Grundwissen über die auf dem Markt verfügbaren Lebensmittel sowie über die richtige Auswahl und Zubereitung genügt praktisch, um auf dem rechten Weg zu bleiben.

Aber ich esse doch nach diesem Programm ohnehin so wenig, werden Sie vielleicht einwenden, warum muß ich dann noch etwas über Lebensmittel und Ernährung wissen? Die Antwort ist, daß Sie bald die Abnahmephase hinter sich haben und die verschiedensten Speisen essen werden. Indem Sie eine gesunde Wahl treffen, nehmen Sie die Nahrung zu sich, die mit der geringsten Wahrscheinlichkeit wieder auf das Gewicht schlägt.

Die Auswahl, die wir treffen, sollte nicht nur den Geschmack der Speisen einbeziehen, sondern auch ihre Rolle für Gesundheit und Wohlbefinden. Viele Menschen, die eine Diät machen, stellen fest, daß sich mit einem vermehrten Wissen über die Zusammensetzung der Nahrung hinsichtlich ihres Nährwerts auch der Geschmack verändert; wir können, sagen wir, eine Schale Eiscreme nicht mehr genießen, wenn wir wissen, daß ihr Fett- und Zuckergehalt uns schadet. Und wenn wir einige falsche Vorstellungen über Lebensmittel ausräumen, sehen wir dann auch, wie solche Mißverständnisse unser Gewicht beeinträchtigen.

Grundlagen der Ernährung

Wenn wir in den Supermarkt gehen, können wir unter Tausenden von verschiedenen Lebensmitteln wählen. In den vielerlei Fachgeschäften finden wir eine noch größere Auswahl. Schmeckt etwas Bestimmtes gut? Paßt es in den Speiseplan für heute abend? Wird es unseren Bekannten und der Familie munden? Liegt der Preis in den Grenzen unseres Haushaltsbudgets? Diese und andere Überlegungen beeinflussen unsere Entscheidungen. Und diese Auswahlfaktoren sind gewiß wichtig.

Doch bedenken Sie auch folgendes: Jedes Nahrungsmittel, das wir in den Einkaufswagen legen, landet in unserem Körper. Sollte seine Wirkung auf den Körper nicht ein noch wesentlicherer Faktor sein? Jedes Nahrungsmittel enthält Nährstoffe, die von unserem Körper auf unterschiedlichste Weise genutzt werden. Diese Nährstoffe, die Bestandteile der Lebensmittel, stellen das Material zur Verfügung, das Körpergewebe aufbaut, erneuert und erhält. Sie liefern die chemischen Substanzen, die wir brauchen, um die Körperfunktionen zu regulieren, und den Brennstoff, den wir für die Energie brauchen.

Die Kombinationen und Umwandlungen, nach denen alle diese Substanzen im Körper wirken, sind ungeheuer vielfältig, aber im Grunde sind es nur sechs Klassen von Nährstoffen: Eiweiß (Protein), Kohlenhydrate, Fett, Vitamine, Mineralstoffe und Wasser. Innerhalb dieser sechs groben Kategorien gibt es ungefähr 50 spezifische Nährstoffe. Jeder Nährstoff hat seine besondere Funktion und wirkt oft mit einem oder mehreren Nährstoffen zusammen.

Der Durchschnittsmensch braucht freilich nicht über alle einzelnen Funktionen Bescheid zu wissen. Nährstoffe treten im allgemeinen gemeinsam auf und wirken gemeinsam, und zehn davon werden im Körper besonders häufig gebraucht. Die zehn Leitnährstoffe sind Eiweiß, Kohlenhydrate, Fett, Vitamin A, Vitamin C, Thiamin, Riboflavin, Niacin, Kalzium und Eisen. Wenn Sie genügend von diesen zehn zu sich nehmen, bekommen Sie die anderen in Hülle und Fülle mitgeliefert.

Wasser

Zusätzlich zu den Leitnährstoffen trägt Wasser in ausreichender Menge dazu bei, die Gesundheit zu erhalten, und es spielt eine Hauptrolle bei der Gewichtskontrolle. Genaugenommen ist Wasser der wichtigste Nährstoff, denn wir könnten ohne es nicht leben. Auf einer öden Insel gestrandet, könnten wir es Tage und sogar Wochen ohne Nahrung aushalten, aber ohne Wasser würden wir in drei bis vier Tagen sterben.

Wasser macht die Hälfte bis drei Viertel des gesamten Körpergewichts aus. Bei übergewichtigen Menschen kann der Anteil noch höher liegen. Wasser wird zur Produktion von Gewebe gebraucht, es wirkt als Lösungsmittel und regelt die Körpertemperatur. Es transportiert die Nährstoffe zu den Zellen und schafft die Abfälle fort. Wasser ist der Hauptbestandteil des Blutes. Es hilft bei der Verdauung. Es wird für ein breites Spektrum chemischer Reaktionen in allen Teilen des Körpers gebraucht.

Wir verlieren täglich Wasser auf verschiedenen Wegen. Der größte Verlust geschieht durch die Herstellung von Urin, um die Körperabfälle wegzuspülen. Auch der Stuhl enthält eine große Menge Wasser. Ein Teil geht sichtbar und unsichtbar beim Schwitzen verloren, womit der Körper sich bemüht, eine gleichmäßige Temperatur aufrechtzuerhalten. All diese Flüssigkeit muß ersetzt werden.

Der bewährte Rat ist, täglich zwei Liter Wasser zu trinken. Wir halten das für die Mindestmenge, die für die Gesundheit benötigt wird, besonders während man dieses Programm befolgt. Die gesamte Flüssigkeitszufuhr kann natürlich außer klarem Wasser auch kalorienfreie Diätlimonaden, mit Kohlensäure versetztes Mineralwasser und Kaffee oder Tee beinhalten. Während der Abnahmephase der Diät werden Sie selbstverständlich keine Milch trinken, auch keine Gemüse- oder Obstsäfte, aber während der Stabilisierungs- und Erhaltungsphase werden diese Flüssigkeiten in Ihre Diät einbezogen und bei der Gesamtaufnahme für den Tag mitgerechnet.

Vielen Menschen, besonders Frauen, fällt es schwer, die Flüssigkeitszufuhr zu steigern. Damit hat unsere Erziehung etwas zu tun. Mädchen bekommen oft eingetrichtert, nicht so oft auf die Toilette zu gehen, und je weniger man trinkt, desto weniger hat man das Bedürfnis zu urinieren. Und weil öffentliche Damentoiletten recht dünn gesät sind, haben Mädchen und Frauen einen Grund mehr, sich bei Flüssigkeiten zurückzuhalten.

Die Frauen zahlen einen Preis für diese Programmierung. Die Häufigkeit von Infektionen der Harnwege ist bei Frauen erheblich größer als bei Männern, was der Bildung von Bakterien zuzuschreiben ist, zu der es kommt, wenn solche Krankheitserreger nicht ständig aus dem System gespült werden. Wer unter ständig wiederkehrenden Infektionen der Harnwege leidet, wird feststellen, daß er sie reduzieren und möglicherweise loswerden kann, indem er einfach seine tägliche Flüssigkeitsmenge erhöht.

Es mag paradox erscheinen, daß wir diejenigen, die dazu neigen, Flüssigkeiten zu speichern, dazu drängen, ihre Flüssigkeitszufuhr zu erhöhen. Aber es ist in Wirklichkeit kein Widerspruch: Die Flüssigkeitsansammlung im Gewebe hat nichts mit der Flüssigkeitsmenge zu tun, die man zu sich nimmt. Der Schuldige bei der mit Fettleibigkeit verbundenen Flüssigkeitsspeicherung ist das Insulin, das durch die Salzspeicherung wirkt. Die Stoffwechseldiät ist darauf angelegt, diesen Aspekt der Insulin- oder Stoffwechselfalle auszuschalten, indem sie die Salz und Wasser zurückhaltende Wirkung des Insulins herabsetzt. Die Ketose an sich wirkt ebenfalls als harntreibendes Mittel und trägt so zum Flüssigkeitsverlust bei.

Wasser kann das Abnehmen noch auf andere Weise erleichtern. Flüssigkeit hilft, den Appetit zu unterdrücken, und wenn man ein Glas Wasser oder Sprudel trinkt, kann man darauf verzichten, fetterzeugende Lebensmittel zu essen.

Wasser kann dazu beitragen, Verstopfung zu verhindern. Wenn der Körper keine ausreichende Flüssigkeitszufuhr hat, wird weniger Wasser mit dem Stuhl ausgeschieden. Wenn die Flüssigkeitsaufnahme zunimmt, nimmt der Stuhl an Volumen zu und wird weicher, was die Stuhlentleerung erleichtert (und Dickdarmkrebs vorbeugt).

Achten Sie also darauf, Ihre Flüssigkeitszufuhr erheblich zu steigern. Halten Sie die Menge, die Sie trinken, in Ihrem Diättagebuch fest. Prüfen Sie hin und wieder nach, um zu sehen, wie sich Ihre Verzehrgewohnheiten verbessert haben.

Arbeiten Sie am Schreibtisch? Halten Sie einen Krug oder eine Thermosflasche mit Wasser griffbereit, damit Sie den ganzen Tag über davon trinken können, oder stellen Sie Ihre Uhr auf ein stündliches Signal für den Griff zur Sprudelflasche ein. Setzen Sie sich zu Hause nie ohne ein großes Glas Wasser vor den Fernseher oder zum Lesen hin; das wird Ihnen auch helfen, den Versuchungen von Knabbersachen zu entgehen. Auf Fahrten mit dem Auto, auf Ausflüge an den Strand oder auf eine Wanderung im Wald nehmen Sie immer eine Wasserflasche mit. Um einen Teil des Programms zu erfüllen, müssen Sie alle ein bis zwei Stunden irgendeine Art von Flüssigkeit trinken. Prüfen Sie Ihren normalen Tagesablauf und denken Sie über andere Möglichkeiten nach, die Flüssigkeitsaufnahme zu steigern.

Am Anfang mag das Wassertrinken eine Last sein, aber nach einer Weile wird es einfach dazugehören, eine gute Gewohnheit, die Sie auch nicht aufgeben sollten, wenn Sie Ihr Gewichtsziel erreicht haben. Und Sie werden feststellen, daß Sie Ihr Gewicht viel leichter halten können, wenn Ihre Flüssigkeitszufuhr hoch ist.

Eiweiß oder Protein

Als erster unentbehrlicher Nährstoff fällt einem wahrscheinlich Eiweiß ein, wenn man über Ernährung nachdenkt. Wir brauchen Eiweiß, um Körpergewebe aufzubauen, zu erhalten und zu erneuern, um Hämoglobin im Blut herzustellen, damit es Sauerstoff zu den Zellen transportiert, um Antikörper zu bilden, die uns gegen fremde

Substanzen schützen, und um Enzyme und Hormone herzustellen, die Körperfunktionen steuern. Überschüssiges Eiweiß kann auch, wenn auch nicht sehr ergiebig, als Energiequelle genutzt werden. Während manche Nährstoffe für eine spätere Verwendung gespeichert werden können, muß Eiweiß mit der täglichen Kost zugeführt werden.

Das Eiweiß in unserer Nahrung versorgt uns mit den Aminosäuren – den Bausteinen des Proteins –, die unser Körper braucht. Wir können das Eiweiß erst verwerten, nachdem wir es in seine Elemente, die Aminosäuren, zerlegt haben, die wir dann neu zusammensetzen, um unser eigenes Protein zu bilden. Von den 22 Aminosäuren müssen nur acht mit der Nahrung zugeführt werden (essentielle Aminosäuren); die anderen können aus anderen Substanzen in unserem Körper hergestellt werden (nichtessentielle Aminosäuren).

Genügend Eiweiß zu bekommen ist eine der leichteren und angenehmeren Seiten am Bemühen um gesunde Ernährung. Eine Fülle von tierischen und pflanzlichen eiweißreichen Lebensmitteln steht uns zur Verfügung, und meistens schmecken sie auch gut. Genaugenommen verzehren die meisten von uns mehr, als wir brauchen. Ein Kritikpunkt am hohen Eiweißverzehr ist, daß es den Kalziumumsatz stören kann. Die Wissenschaftler verweisen auf andere Kulturen, in denen die Proteinaufnahme niedrig ist und die Kalziummenge, die für die Bildung gesunder Knochen gebraucht wird, viel niedriger liegt.

Wieviel Eiweiß ist ausreichend? Um die Bedürfnisse der Menschen in den westlichen Industrieländern zu befriedigen, empfehlen Wissenschaftler 45 Gramm am Tag. Einige Beispiele verdeutlichen, was das bedeutet: 100 Gramm Fleisch enthalten wenigstens 20 Gramm Eiweiß, ein Ei 6 Gramm, 100 Gramm Brathähnchen ohne Haut 30 Gramm, ein Viertelliterglas Milch 10 Gramm, eine ⅔-Tassen-Portion trockene Linsen fast 8 Gramm. Genaugenommen enthalten fast alle Nahrungsmittel wenigstens eine kleine Menge Eiweiß.

Während der Abnahmephase dieses Programms werden Sie bestimmte Speisen einschränken, aber Sie werden keine Schwierigkeiten haben, eine mehr als angemessene Menge an Eiweiß zu bekommen. Und selbstverständlich werden viele Nahrungsmittel, die jetzt gekürzt oder gestrichen werden, schrittweise in den späteren Phasen des Programms wieder eingeführt.

Vitamine

Wir brauchen 13 Vitamine, von denen jedes einzelne eine wesentliche Funktion in unserem Körper erfüllt. Die wissenschaftlich empfohlene tägliche Aufnahme bezeichnet die Menge, die benötigt wird, um dem Ausbruch bestimmter Mangelkrankheiten vorzubeugen. Ohne die empfohlene Aufnahme an Vitamin C zum Beispiel kann man Skorbut bekommen, eine Krankheit, die durch Zahlfleischbluten und andere Symptome gekennzeichnet ist. In einer ausgewogenen Kost finden sich weitaus mehr Vitamine als die Mindestmengen, die von den Wissenschaftlern empfohlen werden. Ein bißchen mehr über Vitamine zu wissen, wo in der Ernährung sie zu finden sind und was ihre Aufgabe ist, trägt dazu bei, durch eine gute Kost Gesundheit zu garantieren.

Es gibt zwei Grundtypen von Vitaminen. Fettlösliche Vitamine, die Vitamine A, D, E und K, werden im Fettgewebe des Körpers gespeichert. Wasserlösliche Vitamine, das Vitamin C und alle B-Vitamine, werden nicht gespeichert. Wenn der Körper eine überschüssige Menge an wasserlöslichen Vitaminen bekommt, werden die nicht benötigten Mengen mit dem Urin ausgeschieden. Da die fettlöslichen Vitamine gespeichert werden, können sie toxische Spiegel im Körper erreichen, wenn man mehr aufnimmt, als der Körper verwerten kann. Es ist jedoch unwahrscheinlich, daß jemand zuviel Vitamine verzehrt, es sei denn, er nimmt ergänzende Präparate.

Werfen wir einen kurzen Blick auf die notwendigen Vitamine. Die empfohlenen Mengen sind in der Tabelle 3 genauestens aufgeführt.

Vitamin A hilft beim Aufbau der Zellen im Körper, ist notwendig, um bei geringem Licht zu sehen, und verhindert bestimmte Augenkrankheiten. Wir erhalten diesen Nährstoff in Salaten und Gemüsen, vor allem in Karotten, Süßkartoffeln und grünen Blattgemüsen, sowie in manchen angereicherten Produkten wie Margarine und Multivitaminsäften.

Tabelle 3: Empfohlene tägliche Aufnahme an Energie, Protein sowie wichtigen Vitaminen und Mineralen

| | Alter | Gewicht | Größe | Energie | Protein | fettlösliche Vitamine | | |
| | | | | | | Vitamin A (bei Aktivität) | Vitamin D | Vitamin E (bei Aktivität) |
	(Jahre)	(kg)	(cm)	(kcal)	(g)	(I. E.)	(I. E.)	(mg)
Kleinkinder	0,0–0,5	6	60	kg × 117	kg × 2,2	1.400	400	4
	0,5–1,0	9	71	kg × 108	kg × 2,0	2.000	400	5
Kinder	1– 3	13	86	1.300	23	2.000	400	7
	4– 6	20	110	1.800	30	2.500	400	9
	7–10	30	135	2.400	36	3.300	400	10
Männer	11–14	44	158	2.800	44	5.000	400	12
	15–18	61	172	3.000	54	5.000	400	15
	19–22	67	172	3.000	54	5.000	400	15
	23–50	70	172	2.700	56	5.000		15
	51+	70	172	2.400	56	5.000		15
Frauen	11–14	44	155	2.400	44	4.000	400	12
	15–18	54	162	2.100	48	4.000	400	12
	19–22	58	162	2.100	46	4.000	400	12
	23–50	58	162	2.000	46	4.000		12
	51+	58	162	1.800	46	4.000		12
Schwangere				+300	+30	5.000	400	15
Stillende				+500	+20	6.000	400	15

Quelle: Food and Nutrition Board, National Academy of Sciences/National Research Council

| | wasserlösliche Vitamine | | | | | | | Minerale | | | | | |
	Ascorbinsäure Vitamin C (mg)	Folsäure (µg)	Niacin (mg)	Riboflavin (B₂) (mg)	Thiamin (B₁) (mg)	Pyridoxin (B₆) (mg)	Cyanocobalamin (B₁₂) (µg)	Kalzium (mg)	Phosphor (mg)	Jod (µg)	Eisen (mg)	Magnesium (mg)	Zink (mg)
Kleinkinder	35	50	5	0,4	0,3	0,3	0,3	360	240	35	10	60	3
	35	50	8	0,6	0,5	0,4	0,3	540	400	45	15	70	5
Kinder	40	100	9	0,8	0,7	0,6	1,0	800	800	60	15	150	10
	40	200	12	1,1	0,9	0,9	1,5	800	800	80	10	200	10
	40	300	16	1,2	1,2	1,2	2,0	800	800	110	10	250	10
Männer	45	400	18	1,5	1,4	1,6	3,0	1200	1200	130	18	350	15
	45	400	20	1,8	1,5	2,0	3,0	1200	1200	150	18	400	15
	45	400	20	1,8	1,5	2,0	3,0	800	800	140	10	350	15
	45	400	18	1,6	1,4	2,0	3,0	800	800	130	10	350	15
	45	400	16	1,5	1,2	2,0	3,0	800	800	110	10	350	15
Frauen	45	400	16	1,3	1,2	1,6	3,0	1200	1200	115	18	300	15
	45	400	14	1,4	1,1	2,0	3,0	1200	1200	115	18	300	15
	45	400	14	1,4	1,1	2,0	3,0	800	800	100	18	300	15
	45	400	13	1,2	1,0	2,0	3,0	800	800	100	18	300	15
	45	400	12	1,1	1,0	2,0	3,0	800	800	80	10	300	15
Schwangere	60	800	+ 2	+0,3	+0,3	2,5	4,0	1200	1200	125	18+	450	20
Stillende	80	600	+ 4	+0,5	+0,3	2,5	4,0	1200	1200	150	18	450	25

Vitamin D hilft, Kalzium aus dem Verdauungstrakt aufzunehmen und das Knochengewebe zu bilden. Fisch, Milch und Molkereiprodukte liefern, was wir brauchen.

Vitamin E schützt das Vitamin A und ungesättigte Fettsäuren vor der Oxidation. Zwar können Mängel zu sexuellen Störungen führen, doch wirken übermäßige Mengen nicht steigernd auf die Sexualität, wie behauptet worden ist. Auch sind Behauptungen von der schützenden Rolle des Vitamins E bei Herzkrankheit nicht nachgewiesen worden. Quellen für Vitamin E sind Pflanzenöle, grüne Blattgemüse, Vollkorngetreide und Weizenkeime.

Vitamin K ist unentbehrlich für die Blutgerinnung. Es wird in großen Mengen durch Bakterien im Verdauungstrakt erzeugt. Außerdem kommt es in Spinat, Kohl und Leber vor.

Vitamin C bildet die Substanzen, die die Zellen und den Körper zusammenhalten, es beschleunigt die Heilung von Wunden und steigert die Widerstandskraft gegen Infektionen. Vitamin C kommt in sehr vielen Früchten und Gemüsen vor und wird außerdem manchen Lebensmitteln und Getränken zugefügt.

Vitamin B_1 (Thiamin) trägt zur gesunden Funktion des Nervensystems und des Immunsystems bei, fördert einen normalen Appetit und hilft bei der Energieverwertung durch den Körper. Es findet sich in Nüssen, Vollkorn- oder angereicherten Getreideprodukten und magerem Schweinefleisch.

Vitamin B_2 (Riboflavin) fördert gesunde Haut und Augen und hilft bei der Energieausnutzung. Milch, Joghurt und Hüttenkäse sind ausgezeichnete Quellen.

Vitamin B_3 (Niacin oder Nicotinamid) fördert gesunde Haut, Nerven und Verdauung und spielt auch bei der Energieausnutzung eine Rolle. Natürliche Quellen für Niacin sind Hefe, Fleisch, Fisch, Geflügel, Erdnüsse und Vollkorn- oder angereicherte Getreideprodukte.

Vitamin B_6 (Pyridoxin) unterstützt die Regeneration der roten Blutkörperchen und hilft, die Aufnahme von Eiweiß, Fett und Kohlenhydraten zu regulieren. Von allen B-Vitaminen ist es das wichtigste für das Immunsystem. Es findet sich in verschiedenen Fleischsorten, Sojabohnen, Limabohnen, Bananen und Vollkornprodukten.

Vitamin B_{12} (Cyanocobalamin) unterstützt die Erhaltung des Nervengewebes und die normale Blutbildung. Nur tierische Nahrung liefert diesen Nährstoff. Quellen sind Fisch, Molkereiprodukte und Fleisch.

Folsäure (Folacin) unterstützt die Erhaltung des Nervengewebes und der Blutkörperchen. Sie kommt hauptsächlich in grünen Blattgemüsen, Nüssen und Hülsenfrüchten vor. Es gibt Hinweise darauf, daß Frauen, die empfängnisverhütende Pillen nehmen, mehr Folsäure brauchen als die empfohlene Mindestmenge.

Biotin, ein weiteres B-Vitamin, hat derzeit keine empfohlene Mindestmenge. Es trägt zur Regulierung des Kohlenhydratstoffwechsels bei. Probleme mit Mangelerscheinungen gibt es nicht. Es kommt in den meisten frischen Gemüsen und in Milch und Fleisch vor.

Pantothensäure ist ein weiteres Vitamin ohne empfohlene Mindestmenge. Dieser Nährstoff hilft beim allgemeinen Stoffwechsel. Er kommt in Vollkorngetreide und Hülsenfrüchten vor.

Nachdem Sie diese Kurzbeschreibungen der Vitamine gelesen haben, werden Sie jetzt vielleicht ein Diätprogramm in Frage stellen, das Ihnen vorschlägt, wichtige Quellen dieser Nährstoffe zu reduzieren oder wegzulassen. Glücklicherweise ist das kein Problem.

Erstens ist die Periode des Abnehmens, während der Sie die Aufnahme dieser Substanzen mit der Nahrung erheblich einschränken, begrenzt. In Wirklichkeit werden Sie aufgrund der Wirksamkeit dieser Diät viel schneller als mit vielen anderen Programmen wieder bei einer ausgewogenen Kost ankommen. Während der Stabilisierungs- und Erhaltungsphase des Programms werden Sie eine Kost zu sich nehmen, die reich ist an allen für ein Höchstmaß an Gesundheit notwendigen Nährstoffen.

Zweitens werden Sie, wenn Sie Ihre frühere und jetzige Kost überprüfen, vermutlich feststellen, daß Sie nicht diejenige große Vielfalt an Nahrungsmitteln gegessen haben, die eine optimale Aufnahme aller Nährstoffe garantiert hätte. Zahlreiche Erhebungen haben gezeigt, daß die Aufnahme von Vitamin A und C, Eisen und Kalzium bei vielen Menschen, besonders bei Frauen, alles andere als angemessen ist.

Drittens werden Sie viel über Nahrungsmittel erfahren und lernen, wie Sie sie von nun an vernünftig auswählen, wenn Sie diesem Programm folgen. Wenn Sie in die Stabilisierungs- und Erhaltungsphase kommen, wird Ihr Ernährungszustand optimal sein. Genaugenommen werden Sie besser ernährt sein als in Ihrem ganzen Leben als Erwachsener bisher.

Viertens empfehlen wir für die Phase des Abnehmens, daß Sie täglich Nährstoffergänzungen einnehmen. Wir geben Ihnen unsere spezifischen Empfehlungen etwas später in diesem Kapitel.

Fünftens ist der Körper in der Lage, die meisten der benötigten Vitamine selbst herzustellen. Eine Reihe von ihnen wird auch vom Körper gespeichert. Sie werden nur in kleinsten Mengen benötigt, und sie werden in chemischen Reaktionen wiederverwendet, so daß es keine schädlichen Auswirkungen hat, wenn sie für kurze Zeit in der Nahrung fehlen.

Mineralstoffe

Wissenschaftliche Empfehlungen von Tagesmengen sind für sechs Mineralstoffe festgelegt worden, nämlich für Kalzium, Phosphor, Jod, Eisen, Magnesium und Zink. Es gibt noch neun weitere Mineralstoffe, die in kleineren Mengen gebraucht werden und die von denselben Nahrungsmitteln geliefert werden, welche die sechs wichtigsten Mineralstoffe enthalten. Im allgemeinen werden Mineralstoffe für den Aufbau des Körpers und bestimmte Steuerfunktionen benötigt.

Kalzium ist während des ganzen Lebens für die Gesundheit der Knochen und Steuerfunktionen im Blutserum unentbehrlich. Molkereiprodukte liefern bei unserer gewohnten Ernährungsweise das meiste Kalzium. Andere wichtige Quellen sind Dosenlachs (wenn man die Gräten mitißt), Sardinen, manche Muschelarten und grüne Blattgemüse.

Die meisten Erwachsenen, besonders Frauen, nehmen bei weitem nicht die empfohlene Menge von 800 Milligramm zu sich, häufig weil sie Milch und andere Molkereiprodukte für »Dickmacher« halten. Es ist ziemlich schwierig, regelmäßig genügend Kalzium mit der Kost zu bekommen, um die Bedürfnisse des Körpers zu befriedigen. Über diese Bedürfnisse ist viel geschrieben worden, denn Kalzium beugt der Osteoporose vor, der Krankheit, bei der die Knochen schwach und spröde werden.

Untersuchungen haben ergeben, daß Frauen, die Kalzium in ausreichender Menge in den Knochen ablagern, bevor sie die Wechseljahre erreichen, viel seltener im Alter Osteoporose bekommen. Sie können am meisten für Ihren Knochenaufbau tun, wenn Sie mindestens 800 Milligramm Kalzium am Tag zu sich nehmen; viele Fachleute empfehlen heute sogar 1000 Milligramm. Zusätzlich zur Ernährung kann man noch mehr tun, um das Risiko der Osteoporose zu begrenzen, indem man regelmäßig entsprechende Übungen macht, etwa Laufen oder Schwimmen.

Während der Abnahmephase dieses Programms werden Molkereiprodukte wegen ihres Kohlenhydratgehalts weggelassen. In dieser Zeit empfehlen wir ein Kalziumpräparat. Wir gehen etwas später genauer auf die Menge ein.

Eisen bildet in Verbindung mit Eiweiß Hämoglobin, die rote Substanz in den roten Blutkörperchen, die den Sauerstoff zu allen Teilen des Körpers transportiert. Der Körper verbraucht ständig seinen Eisenvorrat, weshalb ein regelmäßiger Bedarf an diesem Nährstoff besteht. Dies gilt besonders für Frauen während der Menstruation, die möglicherweise Eisenergänzungen brauchen, um ihren Bedarf zu befriedigen. Nahrungsquellen für Eisen sind Rindfleisch und Getreideprodukte.

Phosphor bildet gemeinsam mit Kalzium Knochengewebe und unterstützt eine Reihe von Steuerfunktionen. Quellen sind Milch und andere Molkereiprodukte, Fleisch, Fisch, Geflügel, Eier, Vollkornprodukte und Hülsenfrüchte. Manche alkoholfreien Getränke und andere weiterverarbeitete Lebensmittel liefern ebenfalls viel Phosphor. Einige Wissenschaftler haben die Ansicht geäußert, daß wir zuviel Phosphor zu uns nehmen, was ein Ungleichgewicht zwischen Kalzium und Phosphor bewirke. Sie empfehlen, Limonade und chemisch behandelte Lebensmittel einzuschränken.

Jod trägt dazu bei, die Geschwindigkeit des Energieverbrauchs im Körper zu steuern und beugt der Kropfbildung vor. Nahrungsquellen sind alle Arten von Meeresfrüchten, jodiertes Salz und Gemüse, die auf jodhaltigen Böden gezogen werden. Das Risiko von Jodmangelerscheinungen besteht nicht, nicht einmal bei denen, die überhaupt kein Tafelsalz mehr verwenden. Zusätzlich zu den normalen Quellen für Jod, zum Beispiel Meeresfrüchten, gibt es dank der modernen Backmethoden und landwirtschaftlichen Techniken eine beträchtliche Menge des Nährstoffs in Brot und allen Formen der Milch.

Magnesium hilft beim Stoffwechsel und trägt zur Funktion der Nerven- und Muskelfasern bei. Die Quellen sind Hülsenfrüchte, Vollkornprodukte, Milch, Fleisch, Meeresfrüchte, Nüsse, Eier und grüne Blattgemüse.

Zink wird für das Wachstum, den Eiweißaufbau und die Produktion mehrerer Enzyme und des Insulins gebraucht. Es findet sich in Innereien, Eiern, Austern und anderen Meeresfrüchten, Sojabohnen, Erbsen, Spinat und Vollkornprodukten.

Kupfer ist an der Eisenspeicherung beteiligt und spielt bei der Bildung der roten Blutkörperchen eine Rolle. Es kommt in sehr vielen Nahrungsmitteln vor, so in Meeresfrüchten, Fleisch, Eiern, Hülsenfrüchten, Vollkornprodukten, Nüssen und Rosinen.

Fett

Von allen Bestandteilen der Nahrungsmittel ist Fett die konzentrierteste Energie- oder Kalorienquelle. Während Kohlenhydrate und Eiweiß 4 Kilokalorien mit jedem Gramm liefern, enthält Fett 9 Kilokalorien. Manche Forscher geben heute an, daß die tatsächliche Kalorienzahl beim Fett sogar noch höher liegen könnte, nämlich bei 11 Kilokalorien je Gramm. Jede vernünftige Diät, und ganz bestimmt eine, mit der man abnehmen soll, wird die Gesamtmenge an Fett einschränken. In der typischen Kost der westlichen Industriestaaten macht Fett 40 bis 42 Prozent der gesamten Kalorien aus. Die American Heart Association und die zuständigen amerikanischen Behörden haben schon längst empfohlen, daß Menschen aller Altersgruppen nicht mehr als 30 Prozent Fett verzehren sollten. Wir glauben, daß die Gesamtmenge des Fettes im Normalfall nicht mehr als 25 Prozent betragen sollte, wenn möglich, sollte sie sogar nur bei 20 Prozent liegen.

Seit langem hat man in denjenigen Ländern, in denen traditionell wenig Fett in der Ernährung verwendet wird, ein geringes Vorkommen von Herzkrankheit beobachtet. Es spricht sehr viel dafür, daß fettarme Kost eine schützende Rolle gegen die Entstehung von Krebs spielen kann. Und selbstverständlich unterstützt eine fettarme Diät die Erhaltung des erwünschten Gewichts.

In Dr. Atkins' *Diät-Revolution* bekommen die Leser den Ratschlag, daß sie unbegrenzte Mengen Fleisch und Fette jeder Art essen können. Die Wirksamkeit dieses Programms wurde mit der Förderung der Ketose durch eingeschränkte Kohlenhydratzufuhr erreicht. Aber wer sich an die fettreiche Diät hielt, stellte oft irgendwann fest, daß er einen beträchtlich gestiegenen Cholesterinspiegel hatte und damit einem erhöhten Risiko der Herzkrankheit ausgesetzt war. Wenn Sie das Programm dieses Buches befolgen, werden Sie einen bemerkenswerten Erfolg erleben, aber ohne gefährliche Begleiterscheinungen, und Sie werden eine fettarme, gesunde Lebensweise beginnen, die Ihnen für Ihr ganzes Leben nützen wird.

Wir sehen zwar im allgemeinen in Fett nur Negatives, doch ist eine gewisse Menge Fett in der Nahrung für Leben und Gesundheit unentbehrlich. Fett liefert essentielle Fettsäuren, nimmt die fettlöslichen Vitamine auf und ist ein unverzichtbares Element bei der Umsetzung der gesamten Nahrung. Im Körper ist es ein Bestandteil der Zellwände, es bettet lebenswichtige Organe ein, und es sorgt für Wärmeschutz. Menschen, die ihre Fettaufnahme auf 10 Prozent der gesamten Kalorien oder noch darunter reduzieren, können Symptome wie glanzloses Haar, stumpfe Fingernägel und graue Haut bekommen. Man sollte also zuviel und zu wenig vermeiden, wenn es um den Fettverzehr geht.

Sie finden Fett in tierischen wie in pflanzlichen Nahrungsmitteln und auch in allen Getreidearten. Fette können nach der Struktur ihrer Moleküle in gesättigte, einfach ungesättigte und mehrfach ungesättigte eingeteilt werden. Gesättigte Fette sind bei Zimmertemperatur fest (zum Beispiel Butter und Schmalz), während ungesättigte Fette flüssig sind (zum Beispiel Maisöl). Gesättigte Fette haben mit der Arteriosklerose zu tun, bei der die Arterien mit Cholesterin verstopft werden, und sie erhöhen unser Krebsrisiko. Nahrungsmittel, die einen hohen Gehalt an gesättigten Fetten haben, sind Rind-, Schweine- und Lammfleisch, Butter und Milchfett, Kokos- und Palmöl sowie viele handelsübliche Backfette in Fertigprodukten.

Mehrfach ungesättigte Fette finden sich in Pflanzenölen, so in Maiskeimöl, Distelöl, Sojaöl, Sonnenblumenöl, Leinöl und Sesamöl sowie in den meisten Margarinen. Einfach ungesättigte Öle machen den Hauptbestandteil von Oliven und Olivenöl, Erdnüssen und Erdnußöl, Cashewnüssen und Avocados aus. Die Forschung hat ergeben, daß der Ersatz von gesättigten Fetten durch mehrfach und einfach ungesättigte Fette den Cholesterinspiegel senken kann. Einfach ungesättigte Fette haben zusätzlich auch noch den Vorteil, daß sie nur das schädliche LDL-Cholesterin (Lipoprotein geringer Dichte) senken, das schützende HDL (Lipoprotein hoher Dichte) jedoch verschonen.

Die meisten Fachleute empfehlen heute, daß nicht mehr als ein Drittel des gesamten verzehrten Fettes gesättigt sein sollte, während der Rest aus mehrfach und einfach ungesättigtem Fett bestehen sollte, mit dem Hauptgewicht auf letzterem.

Der Körper braucht eine gewisse Menge Cholesterin, um die Hülle um Nerven und Teile der Zellmembran zu bilden, den Verdauungsvorgang zu fördern und Hormone zu produzieren, aber zuviel führt zu einem hohen Cholesterinspiegel im Blut und zur Verstopfung der Arterien. Cholesterin findet sich ausschließlich in Nahrungsmitteln tierischer Herkunft. In keiner pflanzlichen Nahrung kommt Cholesterin vor. Aber auch wenn man überhaupt kein Cholesterin mit der Kost zu sich nimmt, stellt der Körper welches her. Bei manchen Menschen produziert die Leber zuviel Cholesterin, und selbst wenn sie die strengste Diät befolgen, können sie dennoch einen gefährlich hohen Blutcholesterinspiegel haben. Bei den meisten Menschen jedoch kann eine veränderte Ernährungsweise allein den Cholesterinspiegel erheblich senken, und Sie werden feststellen, daß Ihr Wert sinken wird, wenn Sie dieses Programm befolgen.

Kohlenhydrate

Zucker und Stärken sind die zwei Haupttypen der Kohlenhydrate in der Ernährung. Die Moleküle dieser chemisch verwandten Substanzen unterscheiden sich an Komplexität und Größe, weshalb man sie als »komplexe Kohlenhydrate« (Stärken) und »einfache Zucker« bezeichnet. Für die Menschen, die schon eine Weile erfolglos gegen ein Gewichtsproblem ankämpfen, ist Zucker das Gift Nummer eins. Zucker löst die Freisetzung des Insulins aus, was zur Zurückhaltung von Salz und Wasser führt und die Aufspaltung der im Körper gespeicherten Fette hemmt. Er fördert Zahnkaries, besonders wenn er in klebriger Form gegessen wird und an den Zähnen haftenbleibt. Er erhöht den Triglyzeridspiegel im Blut und damit auch das Risiko der Herzkrankheit. Er verdrängt andere, gesündere Nahrungsmittel aus der Kost, und er enthält keinerlei Ballaststoffe.

Aber die einfachen Zuckerarten sind nicht die einzigen Schuldigen, wenn Sie versuchen, Ihr Gewicht zu kontrollieren. Der Körper spaltet komplexe Kohlenhydrate, die dann Zucker im Blut bilden. Während die Reaktion auf die Stärken vielleicht in bezug auf eine Gewichtszunahme, auf Salz- und Wasserspeicherung, Reizbarkeit und Depression nicht so dramatisch ist, müssen dennoch alle Kohlenhydrate am Anfang der Diät eingeschränkt werden.

Selbstverständlich werden Sie zur Gewichtserhaltung und für Ihre Gesundheit komplexe Kohlenhydrate in Form von Vollkornprodukten, Gemüsen und Obst in Ihren Speiseplan einbeziehen wollen. Aber es besteht wirklich kein guter Grund, einfache raffinierte Zuckerarten zu essen. Die komplexen Kohlenhydrate liefern notwendige Energie. Die Nahrungsmittel, die diese Kohlenhydrate enthalten, liefern auch wichtige Nährstoffe. Auch enthalten die komplexen Kohlenhydrate Ballaststoffe (Fasern), von denen wir heute wissen, wie wichtig sie für die Gesundheit sind.

Es gibt zwei Arten von Ballaststoffen: wasserlösliche und unlösliche. Lösliche Ballaststoffe senken nachweislich den Cholesterinspiegel, indem sie die Nebenprodukte des Cholesterins, die Gallensäuren, im Darm binden und aus dem Körper schaffen. Unlösliche Ballaststoffe beschleunigen den Durchgang der Nahrung durch den

Darm, verbessern dadurch die Gesundheit der Eingeweide und tragen dazu bei, die Entstehung von Dickdarmkrebs und möglicherweise auch anderer Krebsarten zu verhüten. Lösliche Fasern finden sich in Haferkleie, Reiskleie, Maismehl und getrockneten Bohnen und Erbsen. Unlösliche Fasern kommen in Weizen, Obst und Gemüse vor. Man sollte beide Arten in die Nahrung einbeziehen.

Für alle, die sich um die Erhaltung ihres Gewichts sorgen, spielt Haferkleie eine besonders wichtige Rolle. Weil sie so reich an löslichen Ballaststoffen ist, zieht sie Wasser an, wenn sie die Eingeweide passiert. Das Ergebnis ist ein gesättigtes, volles Gefühl. Wenn Sie etwas Haferkleie am Morgen in Form von Muffins (Kleiebrötchen) oder Müsli essen, bleiben Sie bis zum Mittagessen satt, ohne in Versuchung zu geraten, einen Berliner oder ein ähnlich fetthaltiges Gebäck in der Kaffeepause zu essen.

Während der Abnahmephase dieses Programms werden Sie auf nicht mehr als 40 Gramm Kohlenhydrate am Tag gesetzt. Damit kann Ihr Körper die Ketose beginnen; mehr Kohlenhydrate würden den Körper von der Ketose abhalten. Nachdem Sie das gewünschte Gewicht erreicht haben, werden Sie schrittweise Kohlenhydrate hinzufügen, bis Sie genau wissen, wieviel Sie verzehren können, ohne zuzunehmen. Bis dahin haben Sie die Feineinstellung Ihres Körpers erreicht und wissen über seine Arbeitsweise Bescheid.

Nährstoffergänzungen

Theoretisch kann man die wissenschaftlich empfohlenen Tagesmengen für alle Nährstoffe erhalten, indem man sich an eine ausgewogene Kost hält, die eine breite Vielfalt von Nahrungsmitteln berücksichtigt. Wir unterstreichen das Wort *theoretisch*, denn nur wenige Männer und Frauen ernähren sich regelmäßig, nämlich Tag für Tag, auf diese Weise. Reihenuntersuchungen bestätigen dies und zeigen eine unzureichende Aufnahme mehrerer Nährstoffe, darunter Vitamin A, Vitamin C, Eisen und Kalzium.

Außerdem mehren sich die Punkte, die dafür sprechen, daß man bei mehreren Nährstoffen durchaus über die empfohlenen Mengen hinausgehen sollte. Sehen wir uns einige Begründungen für eine Ergänzung an:

Wie wir festgestellt haben, ist Kalzium wichtig, um der Entstehung der Osteoporose vorzubeugen. Die Forschung weist jetzt darauf hin, daß die tägliche Aufnahme 1000 Milligramm (1 Gramm) betragen sollte, und dabei sind viele Frauen nicht einmal in der Lage, die bisher empfohlenen 800 Milligramm zu sich zu nehmen. Nur wenige Frauen möchten soviel Milch trinken oder so viele Sardinen essen.

Wir haben viel darüber gehört, daß man die Natriummenge in der Nahrung reduzieren soll, um hohen Blutdruck zu verhindern oder zu senken, doch spielt möglicherweise auch Kalzium dabei eine wichtige Rolle. Es scheint, daß ein ausgewogenes Verhältnis zwischen den zwei Mineralstoffen für einen optimalen Blutdruck notwendig ist; in anderen Worten, zu wenig Kalzium kann ebenso schädlich sein wie zuviel Natrium.

Kalzium kann auch zur Verhinderung von Dickdarmkrebs beitragen, indem es die dem Krebs vorausgehende schnelle Zellwucherung verlangsamt. Die Forscher glauben, daß 1 Gramm diese Wirkung hat. Aus diesen Gründen scheint die Kalziumergänzung für die meisten Menschen sinnvoll zu sein. Und da diese Diät die Molkereiprodukte einschränkt, ist die Kalziumergänzung auf jeden Fall für alle zu empfehlen, die dieses Programm befolgen.

In der Vergangenheit haben manche (so auch die Molkereibranche) solche ergänzenden Präparate in Frage gestellt und behauptet, daß man Kalzium am besten mit der Nahrung aufnehmen sollte. Nach einem Forschungsbericht im *New England Journal of Medicine* vom August 1987 hat sich jedoch gezeigt, daß der Körper das Kalzium aus Molkereiprodukten und das aus Präparaten gleich gut verwertet. Die Forscher verglichen sorgfältig die Kalziumabsorption aus Vollmilch mit der aus den verschiedenen Kalziumpräparaten auf dem Markt. Bei gesunden Frauen waren die Ergebnisse die gleichen, unabhängig von der Kalziumquelle.

Von den erhältlichen Präparaten ist Kalziumkarbonat das preiswerteste, und es bietet auch einen günstigen Prozentsatz Kalzium gegenüber den anderen Komponenten des Salzes an. Bei 1500 Milligramm Kalziumkarbonat in einer Tablette bekommen Sie 600 Milligramm

Kalzium. Zwei Tabletten eines solchen Präparats am Tag liefern Ihnen also bereits mehr, als Sie brauchen.

Eisen wird meist nicht ausreichend durch die Ernährung geliefert. Die Ernährung allein kann nicht die Mengen erreichen, die Frauen in den Jahren zwischen der Pubertät und dem Klimakterium brauchen. Auch wenn Sie Rindfleisch und andere stark eisenhaltige Nahrungsmittel während der Abnahmephase essen, tun Sie gut daran, an eine Eisenergänzung zu denken (18 Milligramm werden allgemein empfohlen).

Das gleiche gilt für andere Nährstoffe. Es gibt eine Reihe von Präparaten auf dem Markt, die für Ihre Bedürfnisse bestens geeignet sind. Wählen Sie einfach eines aus, das ein volles Spektrum sowohl an Vitaminen als auch an Mineralstoffen bietet und die wissenschaftlich empfohlenen Mengen jeweils zu mindestens 100 Prozent enthält. Es gibt keinen Grund, für diese Ergänzungen einen Superpreis zu zahlen; und »natürliche« Produkte sind nicht besser als andere.

Wenn Sie ein Multivitamin- und Mineralpräparat sowie eine Kalziumergänzung nehmen, können Sie sicher sein, alle in der Kost benötigten Nährstoffe außer Kalium zu erhalten. Die reichsten Nahrungsquellen für das letztgenannte Mineral sind Bananen und Apfelsinen. Aber während der Abnahmephase werden Sie diese und andere Früchte weglassen. Falls sich die Gewichtsmenge, die Sie abnehmen müssen, in Grenzen hält und Sie damit rechnen dürfen, diese Pfunde innerhalb von zwei Monaten zu verlieren, besteht kein Anlaß, sich wegen Kaliummangels Gedanken zu machen. Aber wenn Sie mit einer längeren Abnahmephase rechnen, schlagen wir vor, daß Sie Ihren Arzt bitten, Ihnen eine Kaliumergänzung zu verschreiben.

Machen Sie sich jedoch darauf gefaßt, daß Ihr Arzt das Programm in Frage stellt. Er könnte behaupten, daß eine einzige Banane oder Apfelsine Ihre Entschlossenheit abzunehmen nicht stören wird. In diesem Fall sollten Sie Ihrem Arzt vielleicht dieses Buch zeigen, damit er das Programm versteht und Sie in Ihrer Entschlossenheit unterstützt.

Auf einen letzten Nährstoff muß noch aufmerksam gemacht werden. Sie haben wahrscheinlich davon gehört, wie wichtig es ist, die Natriummenge in der Nahrung einzuschränken. Es gibt selbstverständlich gute Gründe für diesen Rat, da die für die westliche Welt typische Kost viel zuviel Natrium enthält und die übermäßigen Mengen für hohen Blutdruck mitverantwortlich sind. Aber während Sie sich in der Abnahmephase dieses Programms befinden, könnte Ihre Natriumaufnahme sogar zu gering werden, da Sie viele, wenn nicht die meisten Natriumquellen in der gewöhnlichen Ernährung ausschalten: Konserven, Imbißstubenessen, gesalzene Knabbersachen und Molkereiprodukte.

Die tatsächlichen Bedürfnisse variieren von Person zu Person und hängen von der Aktivität und der Hitze ab, der man ausgesetzt ist. Wenn die Natriumaufnahme zu gering wird, kann ein Zustand eintreten, der als orthostatische Hypotonie bezeichnet wird. Einfach ausgedrückt äußert sich das in Schwindelgefühl, wenn man die Lage ändert, zum Beispiel wenn man von einem Stuhl oder aus dem Bett aufsteht. Die Lösung für alle, die dieses Programm befolgen, ist, ihrer täglichen Kost wenigstens einen Teelöffel Salz hinzuzufügen, entweder beim Kochen oder aus dem Salzstreuer bei Tisch.

Wir können nicht eindringlich genug hervorheben, daß Sie sich in Wirklichkeit besser ernähren als zuvor, wenn Sie dieses Programm befolgen. Sie werden einige gute Grundnahrungsmittel zu sich nehmen. Ihr Kalorienbedarf wird sowohl durch die Speisen, die Sie essen, als auch durch die Fettsäuren, die Sie aus Ihrem Körper mobilisieren, gedeckt, und Ihr Nährstoffbedarf ist durch die empfohlenen Ergänzungen gewährleistet.

Auswahl der Nahrungsmittel

Zu viele Menschen wählen Lebensmittel nach den falschen Gesichtspunkten aus, indem sie essen, was gerade zu haben ist oder was ihnen im Augenblick gut schmeckt. Auf den Nährwert der Lebensmittel wird wenig geachtet. Es ist also gar nicht überraschend, daß die typische Kost der westlichen Länder für eine Reihe von Zivilisationsleiden und für Fettleibigkeit verantwortlich ist.

Andererseits haben nur wenige unter uns die Zeit oder den Wunsch, alles zu lernen, was über Ernährung bekannt ist, um vernünftige

Entscheidungen hinsichtlich unserer Kost zu treffen. Um die Auswahl der Lebensmittel für eine optimale Ernährung zu vereinfachen, haben Diätetiker und Ernährungswissenschaftler Anleitungen entwickelt, die auf Nahrungskategorien aufbauen. Hinter solchen Anleitungen steht die Idee, daß man alle täglich benötigten Nährstoffe bekommt, wenn man aus jeder Nahrungsgruppe eine vorgeschriebene Anzahl von Portionen ißt.

Das System der vier Nahrungsgruppen – Milch, Fleisch, Obst und Gemüse, Brot und Getreide – ist im großen und ganzen gut, doch lassen sich einige Verbesserungen des ursprünglichen Konzepts für alle anbringen, die ihr Gewicht kontrollieren möchten. Wir haben sie in der folgenden Aufstellung berücksichtigt. Wenn Sie sich heute die Zeit nehmen, etwas über unsere Nahrungsgruppen und ihre Anwendung zu erfahren, haben Sie in den kommenden Jahren mehr Sicherheit in bezug auf Gewichtskontrolle und richtige Ernährung.

Die Milchgruppe

Die Milchgruppe besteht nur aus flüssiger Milch und Joghurt. Diese liefern die Masse des Kalziums in der Kost und dazu eine Reihe anderer Nährstoffe. Ein Viertelliterglas Milch enthält etwa 13 Gramm Kohlenhydrate. Wie bereits erwähnt, nehmen viele Leute nicht regelmäßig soviel Milch und Joghurt zu sich, und während des Abnehmens werden diese Nahrungsmittel ohnehin gestrichen. Kalzium wird durch eine tägliche Ergänzung zugeführt. Weitere Nährstoffe, die in Milch und Joghurt vorkommen, werden durch andere Nahrungsmittel sowie ein Multivitamin- und Mineralpräparat geliefert.

Während die traditionellen Nahrungsgruppensysteme im allgemeinen Käse in die Milchgruppe einschließen, meinen wir, daß bei Personen, die diät leben, Käse in die Eiweißgruppe gehört, da Eiweiß sein eigentlicher Beitrag ist und als Ersatz für Fleisch gesehen werden kann. Eiscreme wird in manchen Handbüchern ebenfalls der Milchgruppe zugeschlagen, aber da sie so reich an Zucker und Fett ist und im Verhältnis zur Kalorienzahl wenig Nährwert beisteuert, haben wir es zusammen mit anderen gefrorenen Desserts anderswo unterge-bracht.

Im Anschluß an die Abnahmephase dieses Programms möchten Sie Milch und Joghurt vielleicht wieder in Ihre Kost aufnehmen. Erwachsene brauchen die Nährstoffe, die in zwei Portionen (zweimal ein Viertelliter Milch oder Joghurt) enthalten sind. Milch und Joghurt sollten fettfrei oder fettarm sein.

Die Eiweißgruppe

Die Eiweißgruppe wurde ursprünglich als Fleischgruppe bezeichnet – ein irreführender Name, weil so viele andere Nahrungsmittel eben-falls Proteine als Hauptkomponente liefern. 100 Gramm eines belie-bigen Nahrungsmittels aus dieser Gruppe enthalten ungefähr 25 Gramm Eiweiß.

In die Eiweißgruppe gehören sämtliche Fleischsorten, Eier, Geflü-gel, Fisch und Muscheln, Käse sowie getrocknete Bohnen und Erb-sen. Während wir empfehlen, in dieser Gruppe auf Abwechslung zu achten, ist es am besten, wenn Sie Ihre Auswahl nach der Menge an Fett richten, das diese Nahrungsmittel ebenfalls enthalten, und dabei im Sinn behalten, daß es Ihr Ziel ist, den Fettanteil an allen verzehrten Kalorien bei 20 Prozent zu halten. Zum Beispiel enthalten gleich große Portionen von Hähnchenbrust und Ente dieselbe Eiweißmenge, aber der Fettgehalt ist bei der Ente sehr viel höher. Schinken ist wesentlich fettärmer als Salami oder Corned beef. Und fast alle Käse-sorten sind sehr fettreich. Für durchgedrehtes Rindfleisch wählen Sie ein mageres Stück und bitten den Fleischer, alles sichtbare Fett abzu-schneiden, bevor er es in die Maschine gibt. (Machen Sie sich mit der Zusammensetzung der gebräuchlichen Nahrungsmittel, wie sie in der Tabelle im Anhang des Buches zusammengestellt sind, vertraut.)

Überlegen Sie auch genau, auf welche Weise Sie kochen wollen. Backen, Grillen, Dünsten und Kochen sind dem Braten mit zusätzli-chem Fett vorzuziehen. Zum Braten verwenden Sie ein Minimum an Pflanzenöl und eine beschichtete Pfanne. Schneiden Sie vor und nach dem Kochen möglichst viel sichtbares Fett weg.

Machen Sie sich mit Portionsgrößen vertraut. Leisten Sie sich eine gute Küchenwaage, um Fleischportionen und andere Speisen vor und nach dem Kochen zu wiegen. Ein gutes Viertelpfund Fleisch schrumpft beim Zubereiten normalerweise auf rund 100 Gramm zusammen.

Der Verzehr von Eiern ist wegen ihres Cholesteringehalts umstritten. Ein großes Ei (eine Portion) enthält ungefähr 260 Milligramm Cholesterin – die ganze Tagesration für alle, die ihren Blutcholesterinspiegel senken wollen. Wenn Sie einen normalen Cholesterinspiegel haben, können Sie problemlos Eier essen und in vernünftigen Bereichen bleiben, auch wenn Sie noch anderes Cholesterin zu sich nehmen. Wer seine Cholesterinaufnahme einschränkt, kann zu einem Ei-Ersatz greifen. Oder es können, da nur der Dotter Cholesterin enthält, zwei Eiweiß anstelle eines ganzen Eis genommen werden, sowohl in Rezepten als auch bei diesem Abnahmeprogramm.

Wenn Sie die Gewohnheit haben, Käse zu essen, ohne im Grunde darauf zu achten, wieviel Sie zu sich nehmen, nehmen Sie sich ein paar Minuten Zeit, um 30 Gramm auf Ihrer Waage auszuwiegen. Denken Sie daran, daß Käse oft 50 Prozent Fett hat und daß die 30-Gramm-Portion Cheddar 9,9 Gramm Fett enthält. Vergleichen Sie das mit der gleichen Menge Hummer, die 0,5 Gramm hat, oder mit gekochtem magerem Hackfleisch, das ungefähr ein Gramm hat. Käse sollte also ganz klar auf die mit »gelegentlich« überschriebene Liste gesetzt werden.

Besonders am Anfang des Abnehmens sollten Sie öfter mal Fisch und Geflügel essen. Wenn Sie sich nach Abwechslung sehnen, nehmen Sie etwas mageres Rindfleisch und andere magere Fleischsorten dazu. Erst viel später essen Sie wieder Käse, vorzugsweise fettarme oder mit Magermilch hergestellte Sorten.

Nach dem Abnehmen möchten Sie vielleicht das Eiweißangebot um getrocknete Hülsenfrüchte (Bohnen und Erbsen) erweitern. Während des Abnehmens müssen Sie diese Speisen meiden, weil sie eine erhebliche Menge an Kohlenhydraten enthalten. Aber sie sind auch phantastische Eiweißquellen, und sie liefern obendrein die wasserlöslichen Fasern, die dazu beitragen, den Cholesterinspiegel im Blut zu senken.

Die Gemüsegruppe

Wir alle wissen, daß Gemüse reich an wertvollen Vitaminen und Mineralstoffen ist. Um den größten Nutzen davon zu haben, sollte man eine möglichst breite Palette an grünen, gelben, orangefarbenen und roten Gemüsen wählen. Eine Portion ist ½ Tasse gekochtes Gemüse oder Gemüsesaft oder 1 Tasse rohes Gemüse.

Wegen ihres hohen Gehalts an Kohlenhydraten stehen stärkereiche Gemüse wie Mais, Erbsen und Kartoffeln bei der Stärkegruppe. Sie sind während des Abnehmens ganz gestrichen, aber wenn Sie in die Stabilisierungs- und Erhaltungsphase kommen, können Sie sie in Maßen wieder genießen.

Machen Sie den Besuch in der Obst- und Gemüseabteilung Ihres Supermarkts zu einer Entdeckungsreise. Probieren Sie Gemüse, die Sie noch nie gekostet haben oder die Sie lange nicht gegessen haben. Sprechen Sie mit dem Abteilungsleiter über exotische Sorten, die neu für Sie sind, und fragen Sie nach, wie man sie zubereitet. Eine ganze Welt an Genuß und guter Ernährung wartet auf Sie.

Die Obstgruppe

Früchte jeder Art sind hervorragende Vitaminquellen, besonders für Vitamin C. Aber eine Portion Obst – ½ Tasse frisches Obst oder Obstsaft oder ¼ Tasse Dörrobst – enthält etwa 15 Gramm Kohlenhydrate und 60 Kilokalorien. Konserviertes Obst und fertiger Saft enthalten oft auch zusätzlichen Zucker. Sie müssen während des Abnehmens streng beschränkt werden, um die Ketose in Gang zu halten. Machen Sie sich damit vertraut, woraus eine Portion Obst besteht (sehen Sie in der Tabelle im Anhang nach).

Wir wissen, daß es schwerfällt, die Vorstellung zu verstehen und zu akzeptieren, daß wir Nahrungsmittel, die wir als wertvoll kennen, meiden sollen, aber vergessen Sie nicht, daß Sie Obst nur für eine begrenzte Zeit meiden und es bald wieder genießen werden.

Die Stärkegruppe

Wie beim Obst enthält jede Nahrungsmittelportion in dieser Gruppe ungefähr 15 Gramm Kohlenhydrate und muß während des Abnehmens strikt eingeschränkt werden. Eine Portion ist als ½ Tasse ungekochte Getreideprodukte oder Pasta oder 30 Gramm einer beliebigen Brotsorte definiert (die Tabelle im Anhang enthält nähere Angaben). Andere Nahrungsmittel in dieser Gruppe sind die stärkereichen Gemüse Mais, Limabohnen, Kartoffeln, Kürbis und Erbsen. Getrocknete Bohnen und Erbsen gehören ebenfalls dazu, obwohl sie außerdem, wie oben erwähnt, auch zur Eiweißgruppe gezählt werden.

Die Empfehlung, alle diese Dinge während des Abnehmens zu meiden, mag verwirrend für Sie sein. Einerseits haben wir lange gehört, daß Stärke »dick macht«. In neuerer Zeit haben Gesundheitsexperten eine Kost befürwortet, die reich an komplexen Kohlenhydraten ist, und behauptet, daß sie überhaupt nicht dick macht, wenn man sie nicht mit Fett begießt. Jetzt kommen wir daher und sagen, daß Sie diese Nahrungsmittel zunächst meiden sollen, später aber wieder genießen können.

Wir wollen versuchen, die Verwirrung zu beseitigen. Ja, eine Kost, die an komplexen Kohlenhydraten reich ist, wird von einer breiten Mehrheit medizinischer Autoritäten als die gesündeste angesehen. Sie wird sogar Hochleistungssportlern empfohlen. Und die Kartoffel ist ein gesundes Essen, wenn man die Butter oder saure Sahne wegläßt. Die stärkereichen Nahrungsmittel haben auch nicht übermäßig viele Kalorien.

Doch dieses Diätprogramm beruht ganz und gar nicht auf der Kalorienzahl. Ihr besonderer Stoffwechsel reagiert zur Zeit schlecht auf jede Art von Kohlenhydraten in der Kost. Kohlenhydrate, einfache wie komplexe, steuern Sie in die Stoffwechselfalle. Und Sie brauchen die Vorteile des Ketosezustands. Das ist der Grund, warum wir *alle* kohlenhydratreichen Speisen während des Abnehmens eisern einschränken.

Nachdem Sie Ihr gewünschtes Gewicht erreicht haben, werden Sie beginnen, den Stand zu stabilisieren und die Mengen und Arten der Speisen herauszufinden, die Sie essen können, ohne zu- oder abzunehmen. Danach halten Sie Ihr Gewicht über viele Jahre, wie wir hoffen, und freuen sich dabei an einer wirklich großen Auswahl von Speisen, zu denen dann auch solche mit komplexen Kohlenhydraten gehören.

Kohlenhydrate sind der perfekte Brennstoff, der Energie für Leistung liefert. Der Hochleistungssportler braucht eine kohlenhydratreiche Kost, aber anders als bei Ihnen besteht der Körper des Sportlers zu einem hohen Prozentsatz aus magerem Muskelgewebe; das ist die Energieverbrennungsmaschine. Bei Ihnen lösen kohlenhydratreiche Speisen die Insulinreaktion aus, die für Ihre Gewichtszunahme und Ihre Unfähigkeit, dieses Gewicht loszuwerden, verantwortlich ist. Wenn Sie dieses Programm in Angriff nehmen, werden Sie beginnen, sich regelmäßig und mit zunehmender Ausdauer körperlich zu betätigen. Sie werden anfangen, die Funktion Ihres Stoffwechsels zu verändern. In dem Maß, in dem die Dauer Ihrer körperlichen Betätigung und der Gewichtsanteil Ihres mageren Muskelgewebes zunimmt, steigen Ihr Bedarf an Kohlenhydraten *und* Ihre Fähigkeit, sie umzusetzen.

Wenn Sie keine körperlichen Übungen machen, bleiben Sie weiterhin ein potentielles Opfer der negativen Folgen von Kohlenhydraten. Wenn Sie sich maßvoll betätigen, können Sie schließlich wieder eine maßvolle Menge an Kohlenhydraten essen. Aber wenn Sie Schritt für Schritt Ihr sportliches Pensum steigern, werden Sie eine kohlenhydratreiche Kost brauchen, und Sie werden die gesundheitlichen Vorzüge von Kohlenhydraten genießen, nämlich als Lieferanten der wichtigen Ballaststoffe.

Bis es soweit ist, braucht Ihr Körper dennoch die Zufuhr von Ballaststoffen. Deshalb bitten wir Sie dringend, die beschränkte Stärkezuteilung überlegt auszuwählen und sich von ihrem Gehalt an löslichen und unlöslichen Faserstoffen zu Vollkornbroten und Müslizutaten wie Haferkleie, Reiskleie, Maismehl und Hafergrütze leiten zu lassen. Man kann zusätzlich Guargummi auf den Speisezettel setzen, der in Amerika in Form von Kapseln und Pulver erhältlich ist. Dabei handelt es sich um eine natürliche, wasserlösliche, gelierende Faser, die aus den Samen der Guarpflanze, einer Hülsenfrucht, gewonnen wird. Als Getränk (aus dem in Wasser eingerührten Pulver) oder in Form von

Kapseln verzehrt, quillt die Guargummifaser im Magen auf, was einem ein sattes Gefühl gibt und die Entleerung des Magens verlangsamt. Glücklicherweise enthält Guargummi keine Kalorien, kein Fett, kein Eiweiß und keine verwertbaren Kohlenhydrate.

Die Fettgruppe

Die meisten Posten der Fettgruppe sind uns allen bekannt genug: Butter, Öl, Schmalz und Margarine. Aber es gibt eine Reihe versteckter Fette in der Kost, die man bedenken sollte, während man abnimmt und in den Jahren danach, wenn man sein Gewicht halten will. Eine mittelgroße kalifornische Avocado liefert mehr als 300 Kilokalorien und 30 Gramm Fett, dazu 12 Gramm Kohlenhydrate. Auch in den Jahren, in denen Sie Ihr Gewicht halten möchten, sollten Sie mit dieser fettreichen Frucht sparsam umgehen. Je nach Sorte und Größe bringen es Oliven auf rund 20 Kilokalorien und 2 Gramm Fett pro Stück.

Der größte Übeltäter in der Kost des Durchschnittsnaschers ist die anscheinend unschuldige Nuß. Wir haben gelernt, daß Nüsse »gesund« und gut für die Ernährung sind. In Wirklichkeit hat eine Handvoll von 12 bis 15 Mandeln 90 Kilokalorien und über 8 Gramm Fett. Ein einziger Eßlöffel Erdnußbutter bringt es auf 86 Kilokalorien und über 7 Gramm Fett. Wenn Sie für ein Gericht Pinienkerne verwenden, können Sie 95 Kilokalorien und über 9 Gramm Fett bei nur zwei Eßlöffeln rechnen.

Sobald Ihnen die Fettquellen und die zugehörigen Kalorien bekannt sind, können Sie anfangen, sie zu meiden und, wenn Sie dennoch Fett verzehren, die weniger nachteiligen Arten auszuwählen. Wir haben alle davon gehört, daß man die gesättigten Fette einschränken soll. Sie sollen aber nicht nur tierische Fette meiden, sondern auch die Nährstoffetiketten lesen, um das »unheilige Trio« der Pflanzenöle zu entdecken: Palmöl, Palmkernöl und Kokosöl. Diese drei enthalten Fett, das sogar noch gesättigter ist als Schweineschmalz.

Wählen Sie möglichst fettreduzierte Produkte aus. Die übliche Mayonnaise zum Beispiel enthält 11 Gramm Fett und 100 Kilokalorien pro Eßlöffel. Sie können das auf 4 Gramm Fett und etwa 36 Kilokalorien drücken, wenn Sie zu einer fettarmen Marke übergehen.

Lernen Sie, die Nährstoffetiketten zu lesen, mit denen die meisten abgepackten und verarbeiteten Nahrungsmittel versehen sind, besonders auch solche, die irgendeinen Anspruch auf Gesundheit oder Nährwert wie »fettarm« oder »kalorienvermindert« geltend machen. Beginnen Sie mit der Liste der Zutaten. Die Inhaltsstoffe sollen nach ihrem Anteil in absteigender Reihenfolge aufgeführt sein. Dann betrachten Sie die Nährwerttabelle, um die Kalorienzahl und Gramm Fett, Kohlenhydrate und Eiweiß pro 100 Gramm oder pro Portion festzustellen. Bedenken Sie, daß Ihre Vorstellung von einer Portion sich nicht mit dem decken muß, was der Hersteller so bezeichnet. Vielleicht verzehren Sie normalerweise zwei oder dreimal soviel, wie der Hersteller angibt.

In der Durchschnittsfamilie bleiben sich die Artikel, die auf den Einkaufszettel geschrieben werden, Woche für Woche ziemlich gleich. Um sich mit dem Nährwert wenigstens der Nahrungsmittel, die regelmäßig in Ihren Haushalt kommen, vertraut zu machen, nehmen Sie sich für Ihre nächsten drei Gänge ins Lebensmittelgeschäft 20 Minuten mehr Zeit. Diese Zeit verwenden Sie dafür, die Etiketten genau zu studieren. Solange Sie sich in der Abnahmephase dieses Programms befinden, ist Ihre Auswahl an Nahrungsmitteln natürlich begrenzt. Wenn Sie nicht für die ganze Familie einkaufen, können Sie diesen Lernprozeß bis zur Stabilisierungsphase aufschieben. Andernfalls könnten Sie vielleicht anfangen, einige Änderungen in der Kost Ihrer Familie vorzunehmen, um die Gesundheit aller zu garantieren.

Nachdem Sie gehört haben, daß Pute fett- und kalorienarm ist, wählen Sie vielleicht automatisch ein Produkt auf Putengrundlage, etwa Putensalami oder Putenschinken, anstatt Schweineschinken, wenn Sie Brotbelag einkaufen. Aber ein Blick auf die Etiketten oder auf unsere Liste im Anhang wird Ihnen zeigen, daß normaler Schinken, besonders eine fettarme Sorte, tatsächlich weniger Fett und Kalorien hat als Putenprodukte. Der Grund dafür ist, daß statt des fettarmen Brustfleischs häufiger die Putenschenkel und andere Nebenprodukte, die fettreich sind, verwendet werden.

Vielleicht nehmen Sie an, daß alle Brot- und Backwaren in bezug auf Fett und Kalorien ungefähr gleich sind, aber das trifft ganz und gar nicht zu. Manche sind mit mehr Backfett zubereitet als andere. Außerdem verwenden manche Hersteller die gesättigten Palm- und Kokosöle oder Schmalz.

Ob Sie Milch, Käse oder Joghurt kaufen, wählen Sie stets fettfreie Sorten. Wenn Ihre Familie immer Vollmilch getrunken hat, können Sie sie an fettfreie Milch (Magermilch) gewöhnen, indem Sie zunächst zu 1,5prozentiger fettarmer Milch und dann erst zu Magermilch übergehen. Dank der vielen Sendungen und Artikel über Cholesterin und Herzkrankheit werden immer mehr Molkereiprodukte angeboten, die weniger Fett enthalten. Aus manchen Produkten ist das Cholesterin völlig beseitigt worden, indem man tierisches Fett durch Pflanzenöle ersetzt hat.

Die Sprache der Nährwertetiketten

Wer gelernt hat, die Nährwertetiketten zu lesen, kann nicht so leicht getäuscht werden. Allerdings können die Behauptungen auf der Packung auch verwirrend sein, wenn nicht geradezu irreführend. Zum Glück hat die Regierung eingegriffen, um es dem Verbraucher leichter zu machen, indem sie klare Definitionen dafür vorschreibt, was die Behauptungen wirklich bedeuten.

Angereicherte Nahrungsmittel haben zugesetzte Vitamine, Mineralstoffe und Proteine, die über das hinausgehen, was im natürlichen Produkt enthalten ist.

Biologisch hat immer noch keine gesetzliche Bedeutung, und die Hersteller können den Begriff nach Lust und Laune verwenden. Es genügt wohl zu sagen, daß nahezu *alle* Nahrungsmittel biologisch sind, weil sie sich aus natürlich vorkommenden oder organischen Verbindungen zusammensetzen. Der Begriff ist oft nur ein Reklametrick. Geschützt sind hingegen Bezeichnungen wie »Demeter«, »Bioland« oder »kontrolliert biologisch-dynamischer Anbau«.

Diätetisch ist ein gesetzlich festgelegter Begriff zur Bezeichnung von Nahrungsmitteln, die einem bestimmten Ernährungszweck dienen und sich von vergleichbaren Lebensmitteln durch ihre Zusammensetzung oder Eigenschaften deutlich unterscheiden. Sie müssen mit genauen Inhaltsangaben (Nährstoffanalysen) gekennzeichnet sein.

Fettarm kann bei verschiedenen Produkten verschiedenes bedeuten. Bei Milch ist die Bezeichnung festgelegt und bedeutet 1,5 Prozent Fett.

Kalorienarm bedeutet, daß das Nahrungsmittel von Natur aus wenig Kalorien enthält. 100 Gramm eines so bezeichneten verzehrfertigen Nahrungsmittels dürfen maximal 50 Kilokalorien enthalten, Getränke nur 20 Kilokalorien.

Kalorienvermindert bedeutet, daß die Nahrung mindestens 40 Prozent weniger Kalorien als das reguläre Produkt haben muß, bei Brot-, Back- und Teigwaren sind es 30 Prozent.

Leicht hat keine genau festgelegte Bedeutung. Lassen Sie sich nicht einreden, daß ein so bezeichnetes Produkt wirklich weniger Fett oder Kalorien enthält. Lesen Sie die Nährstoffanalyse, um zu sehen, wie hoch der Fett- oder Kaloriengehalt wirklich ist.

Natriumarm darf ein Nahrungsmittel genannt werden, wenn es einen geringeren »Salzgehalt« hat als vergleichbare Produkte und weniger als 120 Milligramm Natrium pro 100 Gramm enthält. *Streng natriumarm* heißt es, wenn weniger als 40 Milligramm Natrium auf 100 Gramm entfallen.

Natürlich kann alles oder nichts heißen. Es hat auf Lebensmitteln keine Bedeutung und ist einfach ein anpreisendes Wort. Erst im Zusammenhang mit anderen Begriffen hat es eine bestimmte festgelegte Bedeutung.

Natürliche Aromastoffe bedeutet, daß der Geschmack von dem bezeichneten Produkt selbst oder natürlichen Zusatzstoffen stammt und nicht auf irgendwelchen künstlichen Aromastoffen, Konservierungsstoffen und anderen Zusätzen beruht.

Natürlich gesüßt hat keine festgelegte Bedeutung. Normaler Zucker (Saccharose oder Sucrose) ist ein »natürlicher« Süßstoff, weil er aus einer pflanzlichen Quelle kommt und nicht aus der chemischen Fabrik. Manche Hersteller verwenden den Begriff, um auf andere natürlich vorkommende Süßstoffe hinzuweisen.

Ohne Konservierungsstoff bedeutet genau, was es sagt. Aber das ist nicht unbedingt gut. Viele Konservierungsstoffe, die heute bei der Nahrungsmittelherstellung verwendet werden, sind völlig ungefährlich. In vielen Fällen verzehre ich lieber ein paar Konservierungsstoffe, als daß ich eine bakterielle Vergiftung durch verdorbene Waren riskiere.

Reich an mehrfach ungesättigten Fettsäuren ist ein verschwommener Ausdruck, der kein bestimmtes Verhältnis von mehrfach ungesättigten zu gesättigten Fettsäuren angibt. Allgemein gesagt enthalten die so ausgezeichneten Produkte andere Pflanzenöle als Kokos-, Palm- oder Palmkernöl.

Salzarm ist ein ungenauer oder irreführender Begriff. Zum Beispiel kann ein Produkt wie Sojasoße salzarm sein und dennoch viel Natrium enthalten. Genauer ist der Begriff *natriumarm*.

Die Begriffe, die den Cholesteringehalt angeben, sind noch ungenau und bedürfen der gesetzlichen Regelung. Eine solche Regelung könnte sich an den folgenden, in Amerika eingeführten Begriffen orientieren:

Ohne Cholesterin bedeutet genau das. Das Nahrungsmittel enthält überhaupt kein Cholesterin. Freilich wird damit nichts über den Fettgehalt ausgesagt.

Cholesterinfrei bedeutet, daß das Produkt weniger als 2 Milligramm Cholesterin pro Portion enthält.

Cholesterinarm bedeutet, daß das Nahrungsmittel weniger als 20 Milligramm Cholesterin enthält.

Cholesterinreduziert besagt, daß das Nahrungsmittel 75 Prozent weniger Cholesterin enthält als ein vergleichbares Produkt.

Sobald Sie mit den Produkten vertraut sind, die für Sie und Ihre Familie hinsichtlich der Kalorien und überhaupt der Gesundheit am besten sind, wissen Sie automatisch und ohne das Etikett zu lesen, nach welchen Marken Sie greifen sollen.

Der Supermarkt kann ein »Ernährungs-Workshop« sein, in dem man alles über Lebensmittel lernt. Wie bei allen Lernerfahrungen ist es hilfreich, Notizen zu machen. Halten Sie in Ihrem Diättagebuch im einzelnen fest, was Sie lernen. Wenn Sie aufschreiben, welche von vier Marken Sie als die beste ermittelt haben, spart Ihnen das in Zukunft Zeit. Solche Notizen sind auch wichtig, wenn man die Erfolge des Programms überprüft. Diejenigen, die den größten Erfolg beim Abnehmen und der Erhaltung des neuen Gewichts haben, sind meist auch diejenigen, die hervorragende Tagebücher führen.

Leitlinien für gute Ernährung

Wir können uns kein Gebiet der wissenschaftlichen Forschung vorstellen, das unmittelbarer als die Ernährung jeden Mann, jede Frau und jedes Kind angeht. Zwar trifft es gewiß zu, daß die Insulin- oder Stoffwechselfalle verhindert, daß Sie abnehmen, sobald sich die Pfunde angesammelt haben, doch war die anfängliche Zunahme häufig eine Folge schlechter Ernährungsgewohnheiten. Diese Gewohnheiten zu korrigieren ist ein wesentlicher Schritt zu einer Gewichtskontrolle hin, die für Ihr ganzes Leben Bestand hat. Wenn Sie Kinder haben, die heute unvernünftig ernährt werden, ist ihr Risiko größer, später Probleme mit der Gewichtskontrolle zu bekommen, aber auch mit degenerativen Krankheiten wie Herzkrankheit und Krebs. Jeder in der Familie wird von besseren Eßgewohnheiten profitieren.

Viele Jahre lang wurden Menschen, die mehr als ein beiläufiges Interesse an der Ernährung hatten, als »Gesundheitsfanatiker« bezeichnet. Nur wenige medizinische Autoritäten oder praktizierende Ärzte zeigten größeres Interesse daran, Ernährungsberatung in die medizinische Fürsorge einzubeziehen. Heute jedoch haben die meisten Regierungen Erklärungen herausgegeben, die sich mit der Bedeutung einer guten Ernährung für das Erreichen und die Erhaltung einer optimalen Gesundheit befassen, und sie haben spezifische Empfehlungen zur Verfügung gestellt.

Von diesen Empfehlungen greifen wir sieben heraus:

1. *Essen Sie abwechslungsreiche Kost.* Dies ist die beste Methode, um zu garantieren, daß die Kost alle notwendigen Nährstoffe enthält.

2. *Erhalten Sie ein wünschenswertes Gewicht.* Die Ärzteschaft ist sich einig, daß Übergewicht mit einem erhöhten Krankheitsrisiko verbunden ist.

3. *Vermeiden Sie zuviel Fett, gesättigtes Fett und Cholesterin.* Während spezifische Empfehlungen der verschiedenen Organisationen voneinander abweichen, stimmen alle Experten darin überein, daß wir zuviel Fett und Cholesterin essen, und drängen auf Abstriche.

4. *Essen Sie Nahrungsmittel mit angemessenem Stärke- und Faseranteil.* Während Sie diese Nahrungsmittel während der Abnahmephase einschränken, befolgen Sie diese Empfehlung während der Stabilisierung und Erhaltung.

5. *Vermeiden Sie zuviel Zucker.* Dieser Rat an alle gilt besonders für diejenigen, die in der Stoffwechselfalle gefangen sind. Der Idealfall wäre überhaupt kein einfacher oder raffinierter Zucker.

6. *Vermeiden Sie zuviel Natrium.* Dies gilt besonders für Personen mit hohem Blutdruck. Wer sich in der Abnahmephase unseres Programms befindet, muß allerdings dem Essen vielleicht sogar ein bißchen zufügen, wie wir bereits erklärt haben. Wer sich bereits in der Phase der Stabilisierung und Erhaltung befindet, sollte Salz und andere natriumhaltige Lebensmittel einschränken, weil zu große Mengen zur Wasserspeicherung führen können.

7. *Wenn Sie alkoholische Getränke trinken, tun Sie es maßvoll.* Während des Abnehmens ist Alkohol in jeder Form absolut verboten. Maßhalten gilt für die Zeit der Stabilisierung und Erhaltung.

Garantiert das Befolgen dieser Richtlinien Ihnen Gesundheit? Nein, aber die Einhaltung verbessert mit Sicherheit Ihre Chancen, gesund zu bleiben und Ihr reduziertes Gewicht in den kommenden Jahren zu behalten.

7
Die Stoffwechseldiät – Abnahmephase

Nun sind Sie soweit, Genaueres über die Stoffwechseldiät zu erfahren. Sie bedeutet eine radikale Abkehr von den Diätprogrammen, von denen Sie bisher gehört haben, die Sie vielleicht schon ausprobiert haben und mit denen Sie immer wieder Schiffbruch erlitten. Wenn Sie sehr viel abnehmen müssen, wird die typische ausgewogene Diät, unabhängig von der vorgeschenen Kalorienzahl, einfach nicht richtig funktionieren. Sie wissen das, weil Sie es immer wieder versucht haben, jedoch ohne bleibenden Erfolg.

Das Abnahmeprogramm, für das wir eintreten, soll nicht etwa für Ihr ganzes weiteres Leben Ihre Eßgewohnheiten bestimmen. Es ist eine erprobte, wirksame Methode, die Ihnen, verbunden mit dem in Kapitel 8 empfohlenen Trainingsprogramm, helfen wird, Pfunde und Zentimeter gefahrlos und in möglichst kurzer Zeit zu reduzieren.

Noch bevor Sie mit dem Programm beginnen, sollten Sie das Kapitel über die unterstützenden Maßnahmen lesen. Sie lernen, sich zu motivieren, die Klippen zu überwinden und ganz allgemein auf Erfolg zu schalten. Wie Sie in Kapitel 4 erfahren haben, ist den meisten stark übergewichtigen Männern und Frauen die Kontrolle über das endokrine (hormonelle) Gleichgewicht ihres Körpers aus der Hand geraten. Das von der Bauchspeicheldrüse im Übermaß erzeugte Insulin hat dazu geführt, daß Natrium und Wasser im Körper bleiben, daß die Zucker nicht richtig umgesetzt werden und daß der Körper nicht in der Lage ist, die gespeicherten Fettsäuren zu verwerten. Innerhalb kurzer Zeit verhilft diese Diät dem Körper wieder zur normalen endokrinen (hormonellen) Steuerung. Die Insulinproduktion wird stark herabgesetzt, und der Körper verwertet das produzierte Insulin wirksamer. Wasser und Natrium werden ausgeschieden anstatt gespeichert, und der Körper beginnt, seine Fettdepots abzubauen und das Fett als Energiequelle zu nutzen.

Die Gewichtsabnahme, die Sie in der ersten Woche oder den ersten beiden Wochen erleben, wird wegen der großen Wassermenge, die Sie verlieren, enorm sein. Offen gesagt, das bringen auch viele andere Diätprogramme fertig. Geraten Sie deshalb nicht zu sehr aus dem Häuschen. Aber freuen Sie sich über den Gewichtsverlust, der unweigerlich auch weiterhin darauf folgt. Frauen können damit rechnen, jede Woche bis zu drei Pfund zu verlieren. Männer nehmen bis zu vier Pfund wöchentlich ab. Das Tempo, mit dem Sie abnehmen, hängt davon ab, wie stark übergewichtig Sie sind, von Ihrem Alter und von anderen individuellen Unterschieden.

Der wichtigste Aspekt Ihres Erfolgs mit der Stoffwechseldiät ist, daß Sie *Fett* verlieren. Das ist nicht der Fall bei den meisten anderen Diätplänen, bei denen Sie auch mageres Muskelgewebe abbauen. Das ist so bedeutsam, daß es verdient, hier wiederholt und unterstrichen zu werden.

Wie wir erklärt haben, ist nur Muskelgewebe in der Lage, Kalorien zu verbrennen, Nahrung zur Energiegewinnung zu nutzen. Fett dagegen *ist* Nahrung – es kann keine Kalorien verbrennen. Männer können bezeichnenderweise ungestraft mehr Kalorien zu sich nehmen als Frauen, weil sie eine größere Stoffwechsel-»Maschine« aufgrund ihrer größeren Muskelmasse haben. Folglich werden Sie soviel mageres Muskelgewebe behalten wollen wie möglich, damit Sie jetzt und in Zukunft besonders wirkungsvoll Kalorien verbrennen können.

Mageres Muskelgewebe sorgt auch für eine attraktivere Figur, bei Männern wie bei Frauen. Muskeln geben uns Form. Wenn wir Fettgewebe durch mageres Gewebe ersetzen, verlieren wir nicht nur Pfunde, sondern auch Zentimeter. Sie können Ihre Fortschritte sowohl mit der Waage als auch mit einem Metermaß messen.

Nehmen Sie heute Maß, bevor Sie mit dem Programm beginnen. Messen Sie Taille, Hüften, Oberschenkel, Brust und Arme. Sie werden bald einen deutlichen Unterschied sehen. Eines der am häufigsten genannten Glücksgefühle der Menschen, die mit diesem Programm erfolgreich abgenommen haben, war, sich in neuen Kleidern zu sehen.

Aber es spricht noch ein wichtigerer Grund für eine Diät, die das magere Muskelgewebe erhält. Wie wir bereits erwähnten, haben mehrere bekannte Diätprogramme in der Vergangenheit zu einem schnellen Verlust enormer Gewichtsmengen geführt. Aber gleichzeitig ging viel mageres Muskelgewebe verloren, und dieser Muskelabbau blieb nicht auf Arme oder Beine beschränkt. Auch der Herzmuskel ging zurück, und das führte zu Herzrhythmusstörungen, die manchmal tödlich waren. Wenn jemand verhungert, ist die tatsächliche Todesursache entweder Herzversagen oder eine tödliche Störung des Herzrhythmus (Arrhythmie), die auf einen Verlust an Herzmuskelgewebe oder Lungenentzündung aufgrund geschwächter Atemmuskulatur zurückzuführen ist. Die berühmteste Diät dieser Art war die Last-Chance-Diät, die eine Flüssigeiweißernährung empfahl. Tatsächlich starben sechzig Frauen, die das Programm befolgten.

Mediziner, die sich mit dem Abnehmen bei stark übergewichtigen Patienten befaßten, begannen die proteinschonenden Diätpläne zu entwickeln, die einen raschen Gewichtsverlust ohne wesentlichen Verlust an Muskelgewebe erzielen. Die Stoffwechseldiät hat diese medizinisch erprobten Methoden, die kalorienarme Kost einsetzen, auf den neuesten Stand der Wissenschaft gebracht. Der bemerkenswerteste Unterschied ist, daß man schon nach drei Tagen bei diesem Programm so gut wie keinen Hunger mehr verspürt. Das ist keine müßige Spekulation, sondern eine Beobachtung, die sich auf jahrelange klinische Erfahrung stützt.

In den kommenden Wochen werden Sie nur zwischen 650 und 1000 Kilokalorien täglich zu sich nehmen. Sie werden Wasser und Fett in den ersten beiden Wochen und jede Menge Fett in den Wochen danach verlieren. Dennoch werden Sie sich nicht hungrig fühlen. Der Grund dafür ist, daß Sie zwar nur ungefähr 650 bis 1000 Kilokalorien täglich *essen*, Ihr Körper aber jeden Tag etwa 2000 Kilokalorien *verbraucht*. Die zusätzlichen 1000 bis 4000 Kilokalorien kommen direkt von den Fettsäuren, die in der Form von Fettgewebe in Ihrem Körper gespeichert sind. Die Fettsäuren werden ins Blut freigesetzt, wo sie zur Hauptbrennstoffquelle Ihres Körpers werden. Währenddessen essen Sie die richtigen Mengen an Eiweiß und Fett, damit eine optimale Ernährung gewährleistet ist und Sie sich außerdem vollkommen gesättigt fühlen.

Schon drei Tage nach Beginn der Stoffwechseldiät geht die Insulinmenge, die Ihr Körper erzeugt, drastisch zurück, während die Menge an Glukagon erheblich zunimmt. Der Körper produziert Ketone, die das Hungergefühl zügeln. Anstelle von Glukose oder Blutzucker kann Ihr Körper auch diese Ketone als Energie für das Gehirn verwerten, so daß noch mehr kostbares Protein gespart werden kann.

Zu den Vorzügen dieses Programms gehört, daß Sie direkt beobachten können, wie Ihr Körper sich anpaßt, indem Sie den Grad der Ketose messen. (Die Verwendung der Teststreifen ist in Kapitel 4 beschrieben.) Der Teststreifen nimmt normalerweise innerhalb von drei Diättagen einen Rotton an und zeigt Ihnen so, daß Sie in das Stadium einer leichten Ketose eingetreten sind. Bei der Stoffwechseldiät bleibt die Ketose schwach und entwickelt sich nie zu der ernsten Gefährdung, vor der ich in der *8-Wochen-Cholesterinkur* und meinen anderen Büchern gewarnt habe.

Wie bereits erwähnt, ist Zucker das Gift Nummer eins für übergewichtige Menschen. Auch nur die geringste Menge an einfachen Zuckern in der Kost verursacht einen gesteigerten Insulinfluß. Komplexe Kohlenhydrate in Form von Brot, Müsli, Obst und Gemüse sind zwar gewiß gesund, doch kann der Körper der übergewichtigen Person nicht immer zwischen den komplexen und den einfachen Zuckern unterscheiden. Bis das hormonelle Gleichgewicht des Körpers wiederhergestellt ist, bewirken einfache Zucker (Kristallzucker) ebenso wie komplexe Kohlenhydrate (etwa Teigwaren, Haferflocken und Obst) denselben heimtückischen Zyklus aus Freisetzung von Insulin, Insulinresistenz, Natrium- und Wasserspeicherung, Fettspeicherung, Gewichtszunahme und Depression. Für eine gewisse Zeit ist es notwendig, die Menge *aller* Kohlenhydrate, die in den Körper gelangen, strikt einzuschränken. Wir müssen dem Körper eine Ruhepause gönnen, damit er schließlich wieder zwischen nahrhaften Kohlenhydraten und aufblähenden Zuckern unterscheiden kann.

Die Diät, die wir vorschlagen, mag zunächst einmal radikal erscheinen, doch fragen Sie sich selbst, ob Sie nicht eine vorübergehende Entbehrung in Kauf nehmen möchten, wenn man Ihnen die tatsächliche Garantie gibt, daß Sie erstens wirkungsvoller als jemals zuvor Fett verlieren, daß dies zweitens ohne Hunger geschieht und daß Sie drittens in der Lage sein werden, Ihr geringeres Gewicht für Ihr weiteres Leben zu behalten. Genau das hat die Stoffwechseldiät zu bieten.

Die Diät ist in drei Abschnitte eingeteilt: Abnehmen, Stabilisieren und Erhalten. Wie lange der erste Abschnitt für Sie dauert, hängt davon ab, wieviel Sie abnehmen möchten. Wenn Sie mehr als 50 Pfund abnehmen möchten, werden Sie zwischen acht und zwölf Pfund an Wasser und Fett in den ersten zwei Wochen verlieren. Danach nehmen Sie, wie wir bereits gesagt haben, bis zu drei Pfund wöchentlich ab, wenn Sie eine Frau sind, und bis zu vier Pfund, wenn Sie ein Mann sind, bis Sie Ihr Ziel erreicht haben. Sie sehen also, daß die Stoffwechseldiät Sie innerhalb einer annehmbaren Zeitspanne auf Ihr Idealgewicht bringt. Sie kommen dann in die Stabilisierungsphase, in der Sie lernen, Ihr Gewicht konstant zu halten, während Sie sich von einer abwechslungsreichen Kost ernähren. Zum Schluß werden Sie die Methoden der Gewichtserhaltung lernen, die Ihnen für Ihr ganzes Leben ein optimales Gewicht und optimale Gesundheit garantieren.

Die Diät selbst ist erstaunlich einfach. Sie brauchen keine Kalorien zu zählen, keine komplizierten Tabellen zu studieren und sich nicht ausschließlich auf bestimmte Nahrungsmittel zu verlassen. Die ganze Diät ist wissenschaftlich darauf abgestimmt worden, daß sie Sie mit allen Nährstoffen versorgt, die Ihr Körper braucht, und das zugleich in einer Weise, die Sie daran gewöhnt, in Zukunft eine kluge Auswahl unter den Lebensmitteln zu treffen.

Für die Dauer der Gewichtsabnahme bitten wir Sie, die Aufnahme von Kohlenhydraten auf insgesamt 20 bis 35 Gramm täglich zu beschränken. Das bedeutet, daß Sie für eine begrenzte Zeit ziemlich viele Speisen, die Sie gewohnt sind und die unter anderen Umständen ausgezeichnete, nahrhafte Speisen sind, weglassen müssen.

Bei der Stoffwechseldiät ist das, was Sie nicht essen, viel wichtiger als das, was Sie essen. Mit anderen Worten, mehr als 40 Gramm

Kohlenhydrate gleich welcher Art werden eine Überproduktion von Insulin auslösen und Sie wieder in den Teufelskreis des Zunehmens bringen, den Sie so gut kennen. Lohnt es sich da nicht, eine Weile ohne Brot und Nudeln auszukommen und Obst und stärkereiches Gemüse einzuschränken, wenn Sie wissen, daß dieser Diätplan Ihre Gewichtsprobleme ein für allemal beseitigen wird?

Wir empfehlen, daß Sie die zugeteilten Kalorien auf drei Mahlzeiten aufteilen. Das wird dazu beitragen, allmählich gesunde Eßgewohnheiten einzuführen. Wenn Sie aus irgendwelchen Gründen keine drei Mahlzeiten zu sich nehmen können, dann verteilen Sie alles auf zwei Mahlzeiten, vielleicht mit einer Kleinigkeit dazwischen. Aber versuchen Sie auf jeden Fall zu frühstücken, auch wenn Sie das bisher nicht getan haben.

Wir möchten gern, daß Sie die gesunde Gewohnheit annehmen, über den Tag verteilt viel Flüssigkeit zu trinken. Flüssigkeiten tragen dazu bei, anstelle der Kleinigkeiten, die Sie früher zwischendurch gegessen haben, Ihr Bedürfnis nach oraler Befriedigung zu stillen. Gleichzeitig spülen sie Ausscheidungsstoffe in den Urin aus. Wasser ist immer noch das beste Getränk, aber vielleicht möchten Sie auch Diätlimonaden, Eistee, Kräutertees, koffeinfreien Kaffee und Mineralwasser trinken, um auf wenigstens acht Viertellitergläser täglich zu kommen. Die meisten Diätlimonaden enthalten zwar keine Kohlenhydrate und keine Kalorien, könnten Sie jedoch an andere süße Sachen erinnern. Gehen Sie nach Möglichkeit von künstlich gesüßten Limonaden zu stillem Wasser oder Selters über, vielleicht mit einer Zitronen- oder Orangenscheibe schmackhaft gemacht.

Probieren Sie als besonders eleganten Drink Mineralwasser auf Eis in einem großen Weinkelch aus. Und hier ist ein ganz spezieller Trick des Barkeepers: Drehen Sie eine Orangenschale über einem brennenden Streichholz, damit ein paar Tropfen Orangenöl in das Getränk fallen. Das Öl flackert und zischt kurz auf und hinterläßt einen angenehmen brenzligen Orangengeschmack. Da während der Abnahmephase kein Alkohol erlaubt ist, kann dies ein netter Ersatz für einen geselligen Cocktail werden. Bis Sie abgenommen und das Gewichthalten fest im Griff haben, müssen Sie Alkohol meiden. Er stört die Herstellung des hormonellen Gleichgewichts, und seine 7 Kilokalorien je Gramm sind leere Kalorien. (Siehe Tabelle im Anhang zum Kaloriengehalt verschiedener alkoholischer Getränke.) Der Trend geht heute eindeutig weg vom starken Alkoholkonsum. Machen Sie die Mode mit!

Mit der Zeit werden Sie es genießen, gesunde Mengen an Wasser zu trinken. Journalisten sagen oft, daß ihre Schreibmaschinen nur mit ständiger Kaffeezufuhr »laufen«; mit anderen Worten, sie sind es einfach gewöhnt, immer Kaffee zu trinken, wenn sie an der Schreibmaschine sitzen. Da das Koffein auf die Nerven wirkt und vielleicht zu Gesundheitsproblemen beiträgt, könnte der Kaffeebecher auch mit anderen Flüssigkeiten gefüllt werden, um die angenehme Gewohnheit zu befriedigen, immer etwas zu trinken zu haben.

Wir haben etwas zum Knabbern oder Naschen ins Programm aufgenommen, aber da Zucker das Gift Nummer eins ist, werden Sie Feinzucker ganz weglassen wollen. Um ein gelegentliches Naschbedürfnis zu befriedigen, schlagen wir zuckerfreie Gelatine vor. Haben Sie immer etwas davon bei sich, und heben Sie sie fertig zubereitet im Kühlschrank auf. Das ist einmal etwas, wovon Sie nach Herzenslust naschen dürfen. Probieren Sie zur Abwechslung verschiedene Geschmacksrichtungen und Farben aus, und essen Sie Obst oder grüne Blattgemüse dazu, wenn es der Speiseplan erlaubt. (In Kapitel 12 finden Sie einige Rezeptvorschläge.) Viele Patienten sagen, daß das Gelatinedessert die Rettung ist und sie in den ersten Wochen der Stoffwechseldiät bei der Stange hält. Allein zu wissen, daß es da im Kühlschrank steht, ist schon tröstlich. Auch nach der Abnahmeperiode essen Patienten gern diesen »stoffwechselpositiven« Nachtisch.

Kopfsalat, Sellerie und grüne Blattgemüse wie Spinat und Kohl können innerhalb dieses Programms ebenfalls in großen Mengen gegessen werden. Sie dürfen jeden Tag einen ganzen Kopf Salat oder etwas Entsprechendes essen. Gemüse trägt nur wenige Kalorien zu Ihrem gesamten Ernährungsplan bei, liefert aber viele Ballaststoffe und sorgt für ein Sättigungsgefühl. Grüne Blattgemüse sind eindeutig »stoffwechselpositive« Nahrungsmittel.

Da Brot während der Abnahmeperiode nicht erlaubt ist, kommt Salat als Rettung. Wenn Sie Verlangen nach einem Sandwich haben, wickeln Sie etwas Fleisch mit ein paar Zwiebelringen und einem

Spritzer Pfeffersoße in zwei große Blätter Kopfsalat, anstatt Brot als
Unterlage zu verwenden. Soßen und Gewürze, die einem Sandwich
Pfiff geben, ohne zu sehr auf die Kohlenhydrate zu schlagen, sind
Senf, Meerrettich und manche Salatsoßen. (Die Zusammensetzung
einiger Dressings ist in der Tabelle im Anhang angegeben.)

Dem Gehalt an Kohlenhydraten gilt die wichtigste Überlegung,
wenn wir »stoffwechselpositive« von »stoffwechselnegativen« Speisen unterscheiden. Um es Ihnen einfacher zu machen, haben wir
Speisen in den verschiedenen Nahrungsgruppen zusammengestellt,
unter denen Sie wählen sollten. Werfen Sie einen Blick auf die folgenden Listen. Danach sprechen wir über die täglichen Speisepläne.

Die folgenden Listen sind nur als Überblick für Sie gedacht, damit
Sie sehen, bei welchen Speisen Sie vorsichtig sein sollen, auf welche
Sie ganz verzichten sollen und welche Sie während der Abnahmephase des Programms nach Belieben essen dürfen. Nehmen Sie sich
bitte die Tabellen im Anhang des Buches vor, wenn Sie mehr über den
Nährwert bestimmter Nahrungsmittel wissen wollen, nämlich wieviel Kohlenhydrate, Fett und Eiweiß sie liefern.

Speisen aus der Stärke- und Brotliste sind als wichtigste Lieferanten
von Kohlenhydraten während der Abnahmeperiode fast ganz zu
meiden. Sie können den genauen Kohlenhydratgehalt den Listen im
Anhang entnehmen. Sie dürfen ab und zu eine Obstportion durch
eine Brotportion ersetzen, wie es auf den Seiten 131 ff. genauer beschrieben wird, um die Kalorienzufuhr Ihrem persönlichen Geschmack anzupassen. Beherzigen Sie jedoch den Rat, daß die tägliche
Kohlenhydrataufnahme ungeachtet der gesamten Kalorienzufuhr
40 Gramm nie überschreiten sollte.

Während des Abnehmens essen Sie mehr eiweißreiche Speisen,
als Sie normalerweise in einer ausgewogenen Kost erwarten würden.
Erstens nähren diese Speisen – ohne Kohlenhydrate. Zweitens, und
das ist das Wichtigste, bilden sie einen Schutz gegen den Eiweiß-
verlust aus Muskelgewebe, der normalerweise mit einer schnellen
Gewichtsabnahme einhergeht, besonders beim Fasten. Die Zeit,
während der Sie große Mengen von Speisen wie Fleisch, Fisch und
Meeresfrüchte sowie Geflügel essen, ist begrenzt. Wir werden später
auf die spezifischen Mengen eingehen, die Sie in den Phasen des

Abnehmens, der Stabilisierung und der Erhaltung täglich essen werden.

Im Durchschnitt sind von 100 Gramm gekochtem Rindfleisch 28 Gramm Eiweiß. Bei der gleichen Menge Hähnchenbrust sind es fast 35 Gramm; noch etwas mehr als bei den entsprechenden Portionen von Fisch und anderen Meerestieren. Über den Daumen gepeilt, können Sie pro 100 Gramm eiweißreicher Speisen mit 25 Gramm Eiweiß rechnen. Die täglich empfohlene Eiweißmenge (Protein), wie der Tabelle 3 (Seite 82 f.) zu entnehmen ist, beträgt 45 bis 46 Gramm für erwachsene Männer und Frauen. Um dieses Ziel zu erreichen, brauchen Sie 180 bis 230 Gramm eiweißreiche Nahrung jeden Tag. Und während Sie abnehmen, ist Ihr Bedarf noch höher.

Die Stärke- und Brotliste

Während der Abnahmephase der Stoffwechseldiät sind alle auf dieser Liste stehenden Speisen verboten oder eingeschränkt. Wenn Sie diese Speisen meiden, fällt es Ihnen leichter, die Ketose zu erhalten. Wenn Sie genug abgenommen haben und in die Stabilisierungsphase kommen, werden Sie allmählich viele von den genannten Dingen wieder in Ihre Kost aufnehmen können. Ballaststoffreiche komplexe Kohlenhydrate werden ein wesentlicher gesunder Bestandteil der Erhaltungsdiät sein. (Schlagen Sie die Zusammensetzung dieser Speisen und die durchschnittlichen Portionsgrößen im Anhang nach.)

Getreide, Teigwaren
Bulgur
Getreidearten, gekocht (Reis,
Weizen, Hafergrütze)
Getreidearten, eßfertig (Kleie,
Flocken, geröstet, gemahlen)
Nudeln
Reis (weiß, braun)
Weizenkeime

Getrocknete Hülsenfrüchte
Bohnen (Kidneybohnen, Pinto-
bohnen, weiße Bohnen)
Linsen
Erbsen (gelbe, grüne)

Stärkereiches Gemüse
Bananen
Erbsen
Limabohnen
Kartoffeln
Mais
Süßkartoffeln

Backwaren
Baguettes
Brote (weiß, Roggen, Vollkorn,
Hafermehl)
Croûtons
Kekse
Teilchen

Kräckers, Snacks
Brezeln
Brötchen
geröstetes Toastbrot
Knäckebrot
Kräckers jeder Art
Muffins
Pitabrot
Popcorn

Salzstangen
Tacos
Tortillas

Andere stärkereiche Speisen
chinesische Nudeln
Kartoffeln
Maisbrot
Pfannkuchen
Pommes frites
Soßen
Waffeln

Die Eiweißliste

Hier finden Sie Speisen, die Ihr mageres Muskelgewebe erhalten, während Sie abnehmen. Während der Abnahmephase suchen Sie Speisen auf der Eiweißliste, die Ihnen 80 Gramm Eiweiß liefern. Während der Stabilisierungs- und Erhaltungsphase nehmen Sie noch etwas mehr Eiweiß zu sich, gehen aber nicht über 100 Gramm täglich hinaus. (Schlagen Sie den Eiweißgehalt dieser Speisen und die durchschnittlichen Portionsgrößen im Anhang nach.)

Fisch
Fisch (alle Arten, frisch und tiefgekühlt)
Hering (ohne Soße)
Sardinen
Schalentiere (Krabben, Hummer, Kammuscheln, Garnelen, Venusmuscheln, Austern)
Thunfisch (in Wasser konserviert)

Fleisch
Kalb (die magersten Stücke nehmen)
Rind (die magersten Stücke nehmen und alles sichtbare Fett abschneiden)
Schinken (Sorten, die maximal 5 Prozent Fett haben)
Schwein (Lende)

Geflügel
Hähnchen
Pute

Käse
Hüttenkäse (fettarm)
verschiedene Käsesorten (aus Magermilch oder fettarm)

Eier
ganze Eier (wenn nicht der Cholesterinspiegel dagegen spricht)
Ei-Ersatzstoffe
Eiweiß

Die Gemüseliste

Wenn Sie nicht schon Gemüsefan sind, dann sollten Sie jetzt einer werden. Die hier aufgezählten Gemüse sind die Sorten mit den wenigsten Kohlenhydraten. Wählen Sie während der gesamten Perioden des Abnehmens, der Stabilisierung und der Erhaltung aus der ganzen Vielfalt des Angebots aus. Eine Portion gekochtes Gemüse oder Gemüsesaft ist ½ Tasse; eine Portion rohes Gemüse ist 1 Tasse.

Artischocken	Kohlrabi
Auberginen	Kürbis
Blumenkohl	Lauch
Bohnen (grüne, Wachs-	Paprika (gelb, grün, rot)
bohnen)	Rosenkohl
Bohnensprossen	rote Bete
Brokkoli	Rüben
Champignons	Spargel
Erbsenschoten	Spinat
grüne Blattgemüse	Tomaten
Karotten	Wasserkastanie
Kohl (Grünkohl, Rotkohl,	Zucchini
Sauerkraut)	Zwiebeln

Die Obstliste

Früchte enthalten zwar Kohlenhydrate, sind jedoch für die Ernährung besonders wertvoll. Gewöhnen Sie sich daran, die ganze Vielfalt zu genießen, halten Sie aber während der Abnahmeperiode den Verzehr in Grenzen, und setzen Sie sie in der Stabilisierungs- und Erhaltungsperiode voll in Ihren Speiseplan. Die meisten Früchte enthalten ungefähr 15 Gramm Kohlenhydrate pro Portion. Im folgenden jeweils in Klammern die einer Portion entsprechende Menge.

Frisches und tiefgekühltes Obst sowie ungesüßte Obstkonserven

Ananas . . . . (¾ Tasse Würfel; ⅓ Tasse Konserve)
Apfel . . . . (1 Stück)
Apfelmus . . . . (½ Tasse)
Aprikosen . . . . (4 Stück)
Bananen . . . . (½)
Birnen . . . . (1 kleine; ½ Tasse Konserve)
Brombeeren . . . . (¾ Tasse)
Dattelpflaumen . . . . (2 Stück)
Erdbeeren . . . . (1 ¼ Tassen)
Feigen . . . . (2 Stück)
Früchtecocktail . . . . (½ Tasse)
Granatäpfel . . . . (½)
Grapefruit . . . . (½ mittelgroße)
Heidelbeeren . . . . (¾ Tasse)
Himbeeren . . . . (½ Tasse)
Honigmelone . . . . (⅛, je nach Größe)
Kantalupe . . . . (⅓ Tasse)
Kirschen . . . . (12 Stück frisch; ½ Tasse Konserve)
Kiwi . . . . (1 große)
Mandarinen . . . . (2 Stück)

Mangos .... (½ kleine)
Nektarinen .... (1 mittelgroße)
Orangen .... (1 mittelgroße)
Papayas .... (1 Tasse Würfel)
Pfirsiche .... (1 mittelgroßer; ¾ Tasse
                             Konserve)
Pflaumen .... (2 Stück)
Wassermelone .... (1 ¼ Tasse Würfel)
Weintrauben .... (ca. 15 Stück)

Dörrobst
Äpfel .... (4 Ringe)
Aprikosen .... (7 Hälften)
Datteln .... (2 ½ mittelgroße)
Dörrpflaumen .... (3 mittelgroße)
Feigen .... (1 ½ Stück)
Rosinen .... (2 Eßlöffel)

Obstsaft
Ananassaft .... (½ Tasse)
Apfelsaft .... (½ Tasse)
Grapefruitsaft .... (½ Tasse)
Orangensaft .... (½ Tasse)
Pflaumensaft .... (⅓ Tasse)
Preiselbeersaft .... (⅓ Tasse)
Traubensaft .... (⅓ Tasse)

Die Milchliste

Milch und Joghurt sind während der Abnahmephase verboten, da sie viele Kohlenhydrate enthalten. (Käse gehört zur Eiweißgruppe.) In der Stabilisierungs- und Erhaltungsphase sind Milch und Joghurt erlaubt und werden sogar empfohlen.

fettfreie Milch	fettfreier Joghurt
fettarme Milch	fettarmer Joghurt
Vollmilch	Joghurt aus Vollmilch

Die Fettliste

Fette und Öle enthalten zwar keine Kohlenhydrate, sind aber eine konzentrierte Kalorienquelle. Zuviel Fett trägt entscheidend zur Entstehung vieler ernährungsbedingter Krankheiten bei. Während des Abnehmens sollte der Verzehr äußerst sparsam und während der Stabilisierung und Erhaltung stark herabgesetzt sein. Sie bekommen durch andere Speisen noch genügend Fett.

Fette	**Öle**
Avocado	Distelöl
Butter	Erdnußöl
Eisbein	Maisöl
Margarine	Olivenöl
Mayonnaise	andere pflanzliche Öle
Sahne	
Schmalz	**Nüsse und Kerne**
Schweinebauch	alle Nüsse (Mandeln, Cashew,
Speck	Pekan, Erdnüsse, Walnüsse
	und andere)
Salatdressings	alle Samen (Sonnenblumen,
Öldressings	Sesam, Kürbis und andere)
Sahnedressings	

Speisen zur freien Wahl

Obwohl diese Speisen, wenn überhaupt, sehr wenig Kohlenhydrate enthalten, muß der Begriff »frei« vernünftig betrachtet werden. Wenn es während der Abnahme, Stabilisierung und Erhaltung Grenzen gibt, werden sie an anderer Stelle in diesem Kapitel behandelt.

Getränke	**Salate**
Bouillon (Huhn, Rind,	Endivie
Gemüse)	Feldsalat
Diätlimonaden	Kopfsalat
Kaffee, Tee (koffeinfrei)	Lattich
Kakao (entölt und un-	Spinat
gesüßt)	
Mineralwasser	**Gewürze**
Tonic (ohne Zucker)	Extrakte (Vanille und andere)
Trinksäfte (künstlich gesüßt)	Gewürze und Kräuter
	(Basilikum, Zimt,
	gemahlener Chili, Pfeffer und
Gemüse	andere)
Champignons	Suppenwürzen (Knoblauch-
Chinakohl	pulver, Zwiebelpulver,
Frühlingszwiebeln	Mischungen)
Gurken	
Kohl	
Paprika	**Süßstoffe**
Radieschen	NutraSweet
Sellerie	Saccharin (nicht übermäßig
Zucchini	viel)
Nachtisch	
zuckerfreie Gelatine	

Speisepläne für die Abnahmephase

Nachdem Sie einen Blick auf diese Listen geworfen haben, wollen wir uns ansehen, wie wir diese Nahrungsmittel zu täglichen Mahlzeiten für die Abnahmephase der Stoffwechseldiät zusammensetzen. Später werden wir über die Anwendung der Speiselisten während der Perioden der Stabilisierung und der Erhaltung sprechen. Wir machen hier nur Vorschläge, denn dies ist Ihr Programm, und Sie sollten Ihre Auswahl an Ihren Geschmack anpassen, sich dabei jedoch an den Gesamtplan der Nahrungsgruppen und Mengen halten.

Um Ihnen einen allgemeinen Überblick über das Programm zu geben, sehen Sie hier, was Sie an einem Tag essen dürfen: insgesamt 200 Gramm bei Frauen und 280 Gramm bei Männern an eiweißreicher Nahrung wie Fisch, Geflügel oder mageres Fleisch, dazu 1 Ei oder 60 Gramm fettarmen Hüttenkäse. Jeden Tag essen Sie ½ Tasse Gemüse, das nicht auf der Liste der stärkereichen Speisen aufgeführt ist. Sie bekommen auch eine Portion Obst pro Tag oder, wenn Sie das lieber mögen, eine Portion Saft. An manchen Tagen möchten Sie statt Ihrer Obstportion vielleicht lieber eine Scheibe Brot oder eine ½ Tasse Müsli (nicht mit Milch zubereitet). Sie dürfen nach Belieben eine ganze Reihe von Salaten essen, etwa Kopfsalat und Spinat. Einige freie Gemüse, so Radieschen, Champignons und Frühlingszwiebeln, können verwendet werden, um Ihren täglichen zwei Salaten mehr Farbe und Geschmack zu geben. Die tägliche Gesamtmenge an Gemüse und Salat entspricht ungefähr einem kleinen Kopfsalat. Milch und Joghurt fallen in der Abnahmephase der Stoffwechseldiät völlig weg. Um das für die Erhaltung gesunder Knochen und die Vorbeugung der Osteoporose notwendige Kalzium zu bekommen, empfehlen wir eine tägliche Ergänzung von 1000 mg (1 Gramm) Kalzium. Es ist besonders wichtig, Kalziumtabletten während der Abnahmephase zu nehmen, wenn man keine Molkereiprodukte verzehrt, doch ist es ratsam, damit auch später fortzufahren.

Das Programm der Abnahmephase enthält kein zusätzliches Fett oder Öl. Wir empfehlen eindringlich, nur magere Fleischsorten zu essen und alles sichtbare Fett von den Fleischportionen wegzuschneiden. Außerdem meinen wir, daß Sie in den ersten Wochen der Abnahmephase ohne Fleisch besser fahren und sich ganz auf Fisch und Geflügel verlassen sollten. Wir empfehlen Ihnen dringend, sich an Kochmethoden zu halten, die wenig zusätzliches Fett notwendig machen. Genießen Sie Ihr Essen gebacken, gegrillt, gedünstet, pochiert und gekocht anstatt gebraten oder sautiert. Wenn Sie die Bratpfanne verwenden wollen, nehmen Sie eine beschichtete Pfanne und einen oder zwei Eßlöffel Bouillon, damit nichts anbäckt.

Sind Sie auf Nachtisch versessen? Wie wir schon erwähnt haben, kann zuckerfreie Gelatine die Rettung sein; sie hat vielen geholfen, dem Programm treu zu bleiben. Ein anderer Rat ist, die Obstportion als Dessert aufzuheben.

Da die Stoffwechseldiät die gesamte Nahrungsmenge, die Sie täglich zu sich nehmen, stark einschränkt, wenn auch ohne Hungergefühl, ist es schwieriger, alle Vitamine, Mineralstoffe und Spurenelemente zu erhalten, die Ihr Körper braucht. Wie wir in Kapitel 6 besprochen haben, empfehlen wir eine tägliche Multivitamin- und Mineralergänzung. Da Ihr Körper während der Abnahmephase große Mengen an Wasser und Natrium ausscheiden wird, sollten Sie Ihrer Kost genügend Natrium zufügen, um einem möglichen Natriummangel vorzubeugen. Probieren Sie es mit insgesamt einem Teelöffel Salz pro Tag beim Kochen oder Abschmecken. Da kaliumreiche Nahrungsmittel in der Abnahmephase wegfallen, könnten auch Kaliumergänzungen angebracht sein. Dies trifft besonders auf Patienten mit hohem Blutdruck zu, die ständig harntreibende Mittel einnehmen. Fragen Sie auf jeden Fall hierzu Ihren Hausarzt.

Für Frauen liegt der gesamte Kaloriengehalt des Speiseplans jeden Tag bei etwa 650 Kilokalorien. Für Männer ist die Gesamtzahl ungefähr 850 Kilokalorien. Männer brauchen etwas mehr Eiweiß und einige zusätzliche Kalorien, weil ihre Muskelmasse und folglich ihre Stoffwechselmaschinen größer sind als die von Frauen. Denken Sie daran, daß Sie zusätzlich zu den Kalorien, die Ihnen Ihr Essen liefert, Ihre eigenen gespeicherten Vorräte an Fettsäuren verzehren, um Ihren Energiebedarf zu decken. Damit kommen also noch 1000–1400 Kilokalorien täglich dazu. Sie werden völlig gesättigt und niemals hungrig sein, besonders nachdem die Ketonproduktion begonnen hat.

Wir haben Speisepläne für zwei volle Wochen mit drei Mahlzeiten und einer Zwischenmahlzeit für jeden Tag angegeben. Die mit einem Sternchen bezeichneten Gerichte finden Sie im Rezeptabschnitt in Kapitel 12. Wenn Sie die 14 Speisepläne durchhaben, können Sie sie während der Abnahmephase einfach wiederholen, oder Sie ziehen es vor, den einen oder anderen Bestandteil einer Mahlzeit auszutauschen. Es gibt genügend Speisevorschläge, um Sie über Monate bei Laune zu halten.

Jeden Tag messen Sie Ihren Fortschritt, indem Sie die Farbveränderung am KetoStix überprüfen. Jede Woche messen Sie die Verbesserung in Zentimetern und Pfunden auf Ihrer Badezimmerwaage. Nichts fördert Erfolg so sehr wie Erfolg; die zwei, drei oder vier Pfund weniger pro Woche werden Sie ermutigen weiterzumachen. Während der Abnahmephase dieses Programms empfehlen wir, sich einmal pro Woche zu wiegen. Das überrascht Sie vielleicht, aber wir haben gute Gründe für diesen Rat. Wir können zuverlässig eine wöchentliche Abnahme von bis zu drei Pfund bei Frauen und bis zu vier Pfund bei Männern voraussagen. Die individuelle Abnahme variiert natürlich. Aber die tägliche Abnahme variiert bei jedem Menschen beträchtlich. An einem Tag könnten Sie eine erhebliche Abnahme sehen, während ein anderer Tag so gut wie keinen Fortschritt zeigt. Das kann frustrierend wirken. Deshalb schlagen wir vor, daß Sie der Versuchung widerstehen, sich täglich zu wiegen, und an der wöchentlichen Kontrolle festhalten.

Bevor Sie das Programm beginnen, bitten wir Sie eindringlich, einen Vertrag mit sich selbst abzuschließen, daß Sie bis zum Ende durchhalten werden. Geben Sie sich nicht mit 20 Pfund weniger zufrieden, wenn Sie eigentlich 35 Pfund abnehmen wollten und sollten. Wie wir schon sagten, haben diejenigen, die auf halbem Weg von dem Programm abspringen, keine Chance, ihr Idealgewicht zu erreichen, und kaum eine Chance, das, was sie abgenommen haben, nicht wieder zuzunehmen. Wer bei der Stange bleibt, kann sein Ziel erreichen und sein Idealgewicht halten.

Beginnen Sie jetzt mit der Planung. Lesen Sie die Listen und die Speisepläne durch. Entscheiden Sie, was Sie morgen früh zum Frühstück essen wollen, was zum Mittag- und Abendessen, denken Sie noch einige Mahlzeiten voraus, und dann stellen Sie Ihren Einkaufszettel zusammen. Kaufen Sie unterwegs auch einen Vorrat an Keto-Stix und Ihre Kalzium-, Vitamin- und Mineralergänzungen. Gehen Sie die Checkliste für die Abnahmephase durch.

Checkliste für die Abnahmephase

○ tägliche Gesamtmenge an Kalorien: 650–1000 für Frauen; 850 – 1000 für Männer
○ tägliche Gesamtmenge an Kohlenhydraten: 20 bis 35 Gramm (höchstens 40 Gramm) komplexe Kohlenhydrate; keine einfachen Zucker
○ tägliche Gesamtmenge an Eiweiß: 55 bis 75 Gramm aus 200–280 Gramm Fisch, Geflügel (ohne Haut) oder magerem Fleisch (von Fett befreit), dazu 1 Ei oder 60 Gramm fettarmen Hüttenkäse
○ ½ Tasse Gemüse jeden Tag von der Gemüseliste (nicht die stärke-reichen Gemüse von der Stärke- und Brotliste)
○ 1 Portion Obst oder Fruchtsaft jeden Tag von der Obstliste *oder* 1 Scheibe Brot oder ½ Tasse Müsli (ohne Milch)
○ keine Milch, kein Joghurt
○ kein zusätzliches Fett (ohne Fett kochen)
○ kein Alkohol
○ 8–10 Viertellitergläser Flüssigkeit täglich, am besten Wasser
○ Kalziumergänzung (1000 mg)
○ Multivitamin- und Mineralstofftablette (100 Prozent des empfohlenen Tagesbedarfs)
○ 1 Teelöffel Salz beim Kochen oder zum Abschmecken
○ ein leichtes Schlafmittel, falls es Schlafstörungen gibt
○ den Zweiwochenplan der Mahlzeiten (S. 136 ff.) befolgen, dabei Zutaten variieren
○ Ketose mit KetoStix überwachen
○ wöchentliches Wiegen

Wenn Sie die Speisepläne durchsehen, stellen Sie sich vor, daß Sie die Speisekarte eines teuren, weltberühmten Kurbades betrachten. Die Menüs und die Rezepte in Kapitel 12 ähneln in der Tat den Speisen, die an solchen exklusiven Orten serviert werden. Sie bekommen das allerbeste, was mit Geld zu haben ist. Und Sie verdienen es!

Persönliche Anpassung der Speisepläne

Die folgenden Speisepläne wurden so zugeschnitten, daß sie 650 bis 850 Kilokalorien mit weniger als 40 Gramm Kohlenhydraten täglich enthalten. Für Frauen ist dies die wirksamste Methode, schnell, doch gefahrlos abzunehmen. Da Männer einen höheren Kalorienbedarf haben, dürfen sie täglich 100 bis 200 Kilokalorien mehr zu sich nehmen. Wir haben in Klammern angemerkt, wie Männer Nahrungsmittel hinzufügen können, um auf 850 Kilokalorien zu kommen. Manche Männer möchten vielleicht sogar bis auf 1000 Kilokalorien gehen. In den meisten Fällen sollten Frauen 850 Kilokalorien nicht überschreiten, weil eine höhere Kalorienaufnahme sich nachteilig auswirken würde. Aber es kann besondere Fälle geben, bei denen der Hausarzt dem Patienten vorschreibt, bis auf 1000 Kilokalorien zu gehen. Auch das scheint zunächst furchtbar wenig zu sein, aber vergessen Sie nicht, daß Sie innerhalb weniger Tage nach Beginn des Programms praktisch keinen Hunger mehr spüren werden. Außerdem haben Fastenkliniken über Jahre sicher und wirkungsvoll noch kalorienärmere Diätpläne angewendet, nämlich mit 400 oder 500 Kilokalorien. Unter Aufsicht und mit Zustimmung Ihres Arztes dürften Sie keine Probleme haben, den 650- oder 850-Kilokalorien-Plan zu befolgen. Es bleibt Ihrem Arzt überlassen, ob eine Vorschrift mit mehr Kalorien besser zu Ihren speziellen Bedürfnissen paßt.

Obwohl der 650- oder 850-Kilokalorien-Plan den Vorteil des schnelleren Abnehmens und der besseren Hungerzügelung hat, kann ein Patient den Ketosezustand auch erhalten, wenn er zusätzliche Kalorien zu sich nimmt, *solange die Grenze von 40 Gramm Kohlenhydraten nicht überschritten wird.* Sie erreichen das, indem Sie Nahrungsmittel dazunehmen, die Kalorien und Nährstoffe liefern, aber die Menge der Kohlenhydrate nicht nennenswert erhöhen. Wenn Sie weitere Nahrungsmittel auswählen, um den Speiseplan entsprechend anzupassen, ziehen Sie die Tabellen über die Zusammensetzung der gängigen Speisen und Getränke im Anhang zu Rate.

Wollen Sie als Frau täglich 200 Kilokalorien mehr zu sich nehmen, können Sie sich einfach an die Speisepläne für Männer halten. Bei den Plänen für Männer wird einfach die Portionsgröße der eiweißreichen Nahrungsmittel erhöht und auf diese Weise die Kalorienzahl heraufgesetzt, nicht jedoch die Kohlenhydrate. Sie können aber auch eine andere eiweißreiche Speise dazunehmen, die Kalorien ergänzt, wenig gesättigte Fettsäuren enthält und keine Kohlenhydrate hinzufügt.

Vielleicht hat Ihr Arzt geraten, daß Sie als aktiver Mann einem 1000-Kilokalorien-Plan folgen sollten. Nehmen Sie in diesem Fall den 650-Kilokalorien-Speiseplan, fügen Sie die 200 Kilokalorien zu, wie auf dem Plan angegeben, und nehmen Sie dann noch einmal 150 Kilokalorien dazu. Sie können 30 Gramm fettarmen Käse (100 Kilokalorien) und einen halben Eßlöffel Margarine (50 Kilokalorien) dazunehmen. Wenn Sie auf die Margarine verzichten wollen und lieber 45 Gramm Käse hätten, um so besser. An einem anderen Tag haben Sie vielleicht Appetit auf ein Käseomelett. Wenn Sie die folgenden Zutaten zu dem 650-Kilokalorien-Speiseplan dazunehmen, bekommen Sie die 1000 Kilokalorien und Ihr Omelett: 1 Ei, zusätzlich zu dem Ei auf dem Plan (80 Kilokalorien), 50 Gramm Käse (170 Kilokalorien) und 1 Eßlöffel Margarine, in dem das Omelett gebraten wird (100 Kilokalorien). In den Nahrungsmitteln auf der Eiweißliste und der Fettliste finden Sie zusätzliche Kalorien, Eiweiß und Fett, aber keine Kohlenhydrate. Dürfen Sie einige kohlenhydrathaltige Speisen dazunehmen? An sich ja, aber es ist ein bißchen heikel, weil Sie unter der 40-Gramm-Grenze pro Tag bleiben müssen, oder aber Sie unterbrechen die Ketose. Wenn Sie solche Nahrungsmittel verwenden, um die tägliche Kalorienmenge zu erhöhen, testen Sie auf jeden Fall häufig Ihren Urin mit KetoStix, um sicher zu sein, daß Sie sich noch in einem milden Ketosestadium befinden. Nehmen Sie nie Dinge hinzu, die mehr als fünf bis zehn zusätzliche Gramm Kohlenhydrate beisteuern. Hier sind einige Beispiele von Nahrungsmitteln, um die Sie vielleicht gelegentlich Ihren Speiseplan bereichern möchten. Nehmen Sie aber nie mehr als eine dieser kohlenhydrathaltigen Speisen an einem bestimmten Tag dazu.

Mandeln (30 Gramm), 186 Kilokalorien, 5,5 Gramm Kohlenhydrate
Milch (fettarm, ½ Tasse), 55 Kilokalorien, 5,8 Gramm Kohlenhydrate
Rosinen (1 Eßlöffel), 30 Kilokalorien, 7,5 Gramm Kohlenhydrate
Orange (½), 30 Kilokalorien, 7,5 Gramm Kohlenhydrate

Oder Sie kommen auf die Idee, die Obst- und Gemüseportionen in Ihrem Speiseplan zu vergrößern. Denken Sie nur stets daran, daß eine Portion Obst oder Fruchtsaft im Durchschnitt 60 Kilokalorien und 15 Gramm Kohlenhydrate beisteuert und eine Portion gekochtes Gemüse 25 Kilokalorien und 5 Gramm Kohlenhydrate liefert. Eine Portion stärkereiches Gemüse wie Mais und Kürbis beschert Ihnen 80 Kilokalorien und 15 Gramm Kohlenhydrate.

Es wäre mühselig für Sie, wenn Sie versuchen wollten, selbst den Speiseplan für einen ganzen Tag aufzustellen. Außerdem könnte Ihnen ein Fehler unterlaufen, der Ihre Ketose unterbricht. Deshalb haben wir die passenden Mahlzeiten für Sie zusammengestellt. Beginnen Sie also unabhängig von der Gesamtkalorienzahl, für die Sie und Ihr Arzt sich entscheiden, mit den 650-Kilokalorien-Speiseplänen, und fügen Sie soviel Kalorien hinzu, daß Sie auf Ihre persönliche Gesamtzahl kommen. Wenn Sie keine Zeit haben, sich darüber Gedanken zu machen oder die Tabelle im Anhang zu Rate zu ziehen, haben wir eine einfache Regel für Sie, damit Sie die Gewißheit haben, keine Kohlenhydrate und nicht zu viele Kalorien hinzuzufügen. Halten Sie sich einfach an die folgenden Nahrungsmittel, wenn Sie den 650 Kilokalorien etwas hinzufügen, und Sie können nichts falsch machen.

30 Gramm fettarme, eiweißreiche Nahrung (etwa Geflügel und Fisch), zubereitet, 60 Kilokalorien
30 Gramm mageres rotes Fleisch, zubereitet, 75 Kilokalorien
 1 Ei, 80 Kilokalorien
 1 Eßlöffel Fett oder Öl, 100 Kilokalorien
30 Gramm Hartkäse, 100 bis 110 Kilokalorien

Wenn Sie bestimmte Dinge ändern und hinzufügen, um Ihre vorgeschriebene tägliche Kalorienmenge zu erreichen, bedenken Sie drei
wesentliche Punkte. Erstens: Dies *ist* eine Diät, und Sie sollten nicht
erwarten oder versuchen, Ihre früheren Eßgewohnheiten beizubehalten. Zweitens: Die Abnahmephase des Gesamtprogramms geht vor-
über, und wie viele vor Ihnen werden Sie es schaffen durchzuhalten.
Drittens: Jetzt ist der richtige Augenblick, Ihre Eßgewohnheiten um-
zustellen, achten Sie also auf möglichst große Abwechslung, und
beziehen Sie auch Dinge ein, die Ihnen neu sind. Ein wenig von
diesem und ein wenig von jenem wird Ihnen in der Zukunft sehr viel
mehr helfen, als wenn Sie alle zusätzlichen Kalorien aus einer einzigen Quelle beziehen.

Wenn Sie irgend etwas an dieser Diät nicht verstehen, sprechen Sie
mit Ihrem Arzt. Auch wenn Sie eine Frage für nebensächlich halten,
stellen Sie sie. Sie könnten Ihren Arzt sogar bitten, Ihnen einen
anerkannten Ernährungsberater zu empfehlen, mit dem Sie die Fein-
heiten der Diät und die Nahrungsauswahl besprechen können.

Es steht außer Frage, daß die Berechnungen einer bestimmten Nahrungsauswahl und Portionsgröße anfangs ein wenig Mühe machen
werden. Und Sie werden in den ersten Tagen bis zum Eintritt in das
Ketosestadium Hunger spüren. Aber wenn Sie dann sehen, wie die
Pfunde und Zentimeter abfallen, wissen Sie, daß das Programm die
ganze Mühe, die Sie investieren, wert ist.

Andere Methoden der kohlenhydratarmen
Ernährung

Wir glauben, ein Umlernen bei den Eßgewohnheiten ist ein wichtiger
Teil dieses Abnahme- und Gewichtserhaltungsprogramms. Ernäh-
rungsumerziehung ist das A und O des Erfolgs beim Abnehmen, und
der Schlüssel zu einer klugen Auswahl unter den Speisen ist die
Verwendung von Nahrungsmitteln in ihrem natürlichen Zustand. In
Kliniken durchgeführte Programme beruhen oft auf Trinkmischun-
gen und verbieten während der Abnahmeperiode feste Nahrung, und

deshalb bringen sie den Patienten nicht bei, natürliche Nahrungsmittel in der richtigen Weise zu verwenden.

Ein weiterer wichtiger Grund, feste Speisen zu essen, ist, daß man die Befriedigung des Kauens hat. Eine Reihe von Untersuchungen hat gezeigt, daß Fastende, die flüssige Zubereitungen verwenden, das Kauen vermissen und deshalb oft die Lust am Fasten verlieren, während diejenigen, die feste Nahrung zu sich nehmen, eher geneigt sind, dem Programm zu folgen.

Dennoch könnte es vorkommen, daß Sie es sich aus zeitlichen Gründen oder aus Bequemlichkeit einmal einfach machen möchten und lieber ein Päckchen Pulver mit Wasser anrühren, um Ihre Mahlzeit zu trinken. Eine Trinkmischung kann praktisch sein, wenn Sie Ihr Essen zur Arbeit mitnehmen wollen, wenn Sie auf Reisen sind oder wenn die Zeit, die Ihnen zur Zubereitung oder zum Verzehr einer Mahlzeit zur Verfügung steht, begrenzt ist. Unter solchen Umständen kann eine flüssige Zubereitung Sie davor bewahren, sich durch bequeme Fast-Food von der Diät weglocken zu lassen.

Eine solche Trinkmischung ist in Amerika unter dem Namen TwinFast auf dem Markt. (Ähnliche Flüssigdiätprodukte sind auch in Deutschland erhältlich.) Sie wird mit hochwertigen Proteinen aus Milch und Eiweiß hergestellt und enthält die täglich empfohlenen Mengen an Protein, Vitaminen und Mineralstoffen. Ein solches Produkt ist eine hervorragende Ergänzung zur Stoffwechseldiät während aller drei Phasen des Programms. Doch wie wir bereits erläutert haben, halten wir es nicht für den besten Weg, ausschließlich irgendeine Flüssigkeit zu verwenden, auch wenn sie eine geeignete Zusammensetzung hat. Falls Sie sich aus irgendwelchen Gründen dafür entscheiden, beraten Sie sich mit Ihrem Arzt und bedienen Sie sich einer solchen Methode nur unter strenger medizinischer Überwachung.

Speiseplan – 1. Tag

Gedanke für den Tag: Auch eine Reise von tausend Meilen beginnt mit einem Schritt.

Frühstück
koffeinfreier Kaffee *oder* Kräutertee
1 pochiertes Ei *oder* Ei-Ersatz
1 Tasse Rindsbouillon
¼ Tasse Früchtecocktail (ohne Zucker) *oder* ½ geschälte Orange

Mittagessen
Eistee *oder* Mineralwasser mit einer Scheibe Zitrone
Hähnchenbrust Mexicali* (110 Gramm für Frauen; 140 Gramm für Männer)
Salat mit kalorienarmer Vinaigrette*
Schachbrett-Gelatine*

Snack (nachmittags oder abends)
1 Mandarine *oder* 7–8 Weintrauben

Abendessen
koffeinfreier Kaffee *oder* Tee
Indisches Fisch-Curry* (140 Gramm für Frauen; 170 Gramm für Männer)
Spargel chinesische Art*
Salat mit Dill-Vinaigrette*
1 Tasse Gemüsebouillon
Gelatine
weitere Flüssigkeit nach Geschmack, um das tägliche Minimum von 8 Portionen (je ¼ Liter) zu erfüllen

* Siehe Rezeptteil (Kapitel 12)

Speiseplan – 2. Tag

Gedanke für den Tag: Denken Sie sich einen besonderen Genuß aus – vielleicht ein Schaumbad – als Belohnung für die Sorge um Ihr Wohlbefinden.

Frühstück
koffeinfreier Kaffee *oder* Kräutertee
1 weichgekochtes Ei *oder* Ei-Ersatz
1 Tasse Hühnerbrühe
1 Pfirsich *oder* 2 halbe Pfirsiche aus der Dose

Mittagessen
eisgekühlter Kaffee *oder* Diätlimonade
Salatsandwich mit Lachs* (110 Gramm für Frauen; 140 Gramm für
    Männer)
Salat mit kalorienarmer Vinaigrette*
Gelatine

Snack (nachmittags oder abends)
1 ¼ Tasse Wassermelonenwürfel

Abendessen
koffeinfreier Kaffee *oder* Tee
Chinesische Fischsteaks* (140 Gramm für Frauen; 170 Gramm für
    Männer)
Bohnen mit Basilikum*
Salat mit Petersilie-Vinaigrette*
1 Tasse Rindsbouillon
Gelatine und Obst*
weitere Flüssigkeit nach Geschmack, um das tägliche Minimum von
    8 Portionen zu erfüllen

* Siehe Rezeptteil (Kapitel 12)

Speiseplan – 3. Tag

Gedanke für den Tag: Rufen Sie eine Freundin oder einen Freund an, um Ihre Begeisterung mit jemandem zu teilen, daß Sie die Antwort auf Ihre Diätprobleme gefunden haben.

Frühstück
koffeinfreier Kaffee *oder* Tee
1 übergossenes Ei *oder* Ei-Ersatz
1 Tasse Gemüsebouillon
¾ Tasse frische Ananas

Mittagessen
Mineralwasser mit einer Zitronenscheibe
Hähnchen-Cocktail* (110 Gramm für Frauen; 140 Gramm für
    Männer)
Gelatine am Stiel*

Snack (nachmittags oder abends)
1 Banane

Abendessen
koffeinfreier Kaffee *oder* Tee
Hähnchen Florentiner Art* (140 Gramm für Frauen; 170 Gramm für
    Männer)
rote Bete*
Salat mit Curry-Vinaigrette*
1 Tasse Hühnerbrühe
Gelatine und Obst*
weitere Flüssigkeit nach Geschmack, um das tägliche Minimum von
    8 Portionen zu erfüllen

* Siehe Rezeptteil (Kapitel 12)

Speiseplan – 4. Tag

Gedanke für den Tag: Wenn Sie in das Stadium der Ketose kommen, spüren Sie keinen Hunger mehr. Ihr Kopf ist frei, und Sie können an viele andere Dinge als Essen denken!

Frühstück
koffeinfreier Kaffee *oder* Kräutertee
1 hartgekochtes Ei *oder* Ei-Ersatz
1 Tasse Hühnerbrühe
¾ Tasse Heidelbeeren

Mittagessen
Diätlimonade
Puten-Chili* (110 Gramm für Frauen; 140 Gramm für Männer)
Gelatine-Plätzchen*

Snack (nachmittags oder abends)
Dörrapfel (4 Ringe)

Abendessen
koffeinfreier Kaffee *oder* Tee
Lachs im Sud* (140 Gramm für Frauen; 170 Gramm für Männer)
Karotten*
Salat mit Vinaigrette Mexiko*
1 Tasse Hühnerbrühe
Gelatine und Obst*
weitere Flüssigkeit nach Geschmack, um das tägliche Minimum von
   8 Portionen zu erfüllen

* Siehe Rezeptteil (Kapitel 12)

Speiseplan – 5. Tag

Gedanke für den Tag: Sehen Sie in den Spiegel und lächeln Sie den Menschen an, den Sie sehen; schenken Sie sich alle Liebe und Anerkennung, über die Sie verfügen.

Frühstück
koffeinfreier Kaffee *oder* Kräutertee
1 Rührei *oder* Ei-Ersatz
1 Tasse Gemüsebouillon
½ Tasse Früchtecocktail aus der Dose (ohne Zucker)

Mittagessen
Mineralwasser mit einem Spritzer Limonensaft
Sautierte Hähnchenbrust* (110 Gramm für Frauen; 140 Gramm für
    Männer)
Schachbrett-Gelatine*

Snack (nachmittags oder abends)
½ Tasse Apfelsaft

Abendessen
koffeinfreier Kaffee *oder* Tee
Hähnchen chinesische Art* (140 Gramm für Frauen; 170 Gramm für
    Männer)
Salat mit Curry-Vinaigrette*
1 Tasse Hühnerbrühe
Gelatine und Obst*
weitere Flüssigkeit nach Geschmack, um das tägliche Minimum von
    8 Portionen zu erfüllen

* Siehe Rezeptteil (Kapitel 12)

Speiseplan – 6. Tag

Gedanke für den Tag: Erinnern Sie sich an schöne Augenblicke in Ihrem Leben, die *nichts* mit Essen zu tun haben; denken Sie daran, was Sie in diesen Zeiten glücklich gemacht hat.

Frühstück
koffeinfreier Kaffee *oder* Kräutertee
1 Spiegelei *oder* Ei-Ersatz
1 Tasse Hühnerbrühe
⅓ Tasse Preiselbeersaft

Mittagessen
Diätlimonade
Geflügel-Burger* (110 Gramm für Frauen; 140 Gramm für Männer)
Gelatine-Plätzchen*

Snack (nachmittags oder abends)
1 Banane

Abendessen
koffeinfreier Kaffee *oder* Tee
Kreolisches Filet New Orleans* (140 Gramm für Frauen; 170 Gramm
    für Männer)
Kohl*
Salat mit kalorienarmer Vinaigrette*
1 Tasse Hühnerbrühe
Gelatine und Obst*
weitere Flüssigkeit nach Geschmack, um das tägliche Minimum von
    8 Portionen zu erfüllen

* Siehe Rezeptteil (Kapitel 12)

Speiseplan – 7. Tag

Gedanke für den Tag: Gewichtskontrolle ist ein *Vermögen* an Gesundheit und Glück wert. Sie werden *reich!*

Frühstück
koffeinfreier Kaffee *oder* Tee
1 übergossenes Ei *oder* Ei-Ersatz
1 Tasse Rindsbouillon
1 Tasse Honigmelonenwürfel

Mittagessen
Mineralwasser mit einer Zitronenscheibe
Garnelensalat mit kalorienarmer Vinaigrette* (110 Gramm für
    Frauen; 140 Gramm für Männer)
Gelatine und Obst*

Snack (nachmittags oder abends)
Dörraprikose (7 Hälften)

Abendessen
koffeinfreier Kaffee *oder* Tee
Geflügelhackbraten* (140 Gramm für Frauen; 170 Gramm für
    Männer)
Blumenkohl und Brokkoliröschen*
Salat mit Petersilie-Vinaigrette*
1 Tasse Gemüsebouillon
Gelatinesalat*
weitere Flüssigkeit nach Geschmack, um das tägliche Minimum von
    8 Portionen zu erfüllen

* Siehe Rezeptteil (Kapitel 12)

Speiseplan – 8. Tag

Gedanke für den Tag: Viele, viele Menschen leben aus dem einen oder anderen Grund diät; Sie befinden sich in guter Gesellschaft.

Frühstück
koffeinfreier Kaffee *oder* Tee
1 gefülltes Ei *oder* Ei-Ersatz
1 Tasse Hühnerbrühe
1 Tasse Papayawürfel

Mittagessen
Diätlimonade
Geflügelhackbraten* (Rest vom vorigen Abendessen) (110 Gramm für Frauen; 140 Gramm für Männer)
Gelatinesalat* (Rest vom vorigen Abendessen)

Snack (nachmittags oder abends)
Weintrauben (15 kleine)

Abendessen
koffeinfreier Kaffee *oder* Tee
Hähnchen à l'Orange* (140 Gramm für Frauen; 170 Gramm für Männer)
Rote-Bete- und Karottenstreifen*
Salat mit Dill-Vinaigrette*
1 Tasse Rindsbouillon
Gelatine und Obst*
weitere Flüssigkeit nach Geschmack, um das tägliche Minimum von 8 Portionen zu erfüllen

* Siehe Rezeptteil (Kapitel 12)

Speiseplan – 9. Tag

Gedanke für den Tag: Sie sind gut in die zweite Woche hineingekommen. Herzlichen Glückwunsch! Es kann nur leichter werden.

Frühstück
koffeinfreier Kaffee *oder* Tee
1 pochiertes Ei *oder* Ei-Ersatz
1 Tasse Gemüsebouillon
¾ Tasse Mandarinenschnitze

Mittagessen
Mineralwasser mit einer Orangenscheibe
Italienischer Geflügel-Burger* (110 Gramm für Frauen; 140 Gramm
    für Männer)
Gelatine-Plätzchen*

Snack (nachmittags oder abends)
1 kleine Birne

Abendessen
koffeinfreier Kaffee *oder* Tee
Bunte Meeresfrüchte-Suppe* (140 Gramm für Frauen; 170 Gramm
    für Männer)
Artischocke*
Salat mit kalorienarmer Vinaigrette*
1 Tasse Rindsbouillon
Gelatine am Stiel*
weitere Flüssigkeit nach Geschmack, um das tägliche Minimum von
    8 Portionen zu erfüllen

* Siehe Rezeptteil (Kapitel 12)

Speiseplan – 10. Tag

Gedanke für den Tag: Fassen Sie den festen Entschluß, bis zum Erfolg weiterzumachen, komme, was da wolle. Kein Stück Kuchen, keine Leckerei ist es wert, jetzt alles hinzuwerfen.

Frühstück
koffeinfreier Kaffee *oder* Tee
1 weichgekochtes Ei *oder* Ei-Ersatz
1 Tasse Rindsbouillon
1 ¼ Tasse Wassermelonenwürfel

Mittagessen
Diätlimonade
Salatsandwich mit Lachs* (110 Gramm für Frauen; 140 Gramm für Männer)
Schachbrett-Gelatine*

Snack (nachmittags oder abends)
1 kleiner Apfel

Abendessen
koffeinfreier Kaffee *oder* Tee
Putenschnitzel* (140 Gramm für Frauen; 170 Gramm für Männer)
Rosenkohl und Karottenscheiben*
Salat mit Dill-Vinaigrette*
1 Tasse Hühnerbrühe
Gelatine
weitere Flüssigkeit nach Geschmack, um das tägliche Minimum von 8 Portionen zu erfüllen

* Siehe Rezeptteil (Kapitel 12)

Speiseplan – 11. Tag

Gedanke für den Tag: Sehen Sie jetzt Ihre Diät wie ein Hobby an – seien Sie erfinderisch bei Ihren Salaten und Gelatinedesserts.

Frühstück
koffeinfreier Kaffee *oder* Tee
1 hartgekochtes Ei *oder* Ei-Ersatz
1 Tasse Gemüsebouillon
½ Tasse Apfelsaft

Mittagessen
Mineralwasser mit einem Spritzer Limonensaft
Putenschnitzel* (kalt, Rest vom vorigen Abendessen) (110 Gramm für Frauen; 140 Gramm für Männer)
Gelatinesalat*

Snack (nachmittags oder abends)
¾ Tasse Heidelbeeren

Abendessen
koffeinfreier Kaffee *oder* Tee
Dicke Lachssuppe* (140 Gramm für Frauen; 170 Gramm für Männer)
Salat mit Petersilie-Vinaigrette*
1 Tasse Hühnerbrühe
Gelatine und Obst*
weitere Flüssigkeit nach Geschmack, um das tägliche Minimum von 8 Portionen zu erfüllen

* Siehe Rezeptteil (Kapitel 12)

Speiseplan – 12. Tag

Gedanke für den Tag: Erinnern Sie sich an die Zeit, als Sie noch schlank waren, und an die Dinge, die Ihnen damals Freude machten. Bald werden sie Ihnen wieder Freude machen.

Frühstück
koffeinfreier Kaffee *oder* Tee
1 Spiegelei *oder* Ei-Ersatz
1 Tasse Hühnerbrühe
½ Tasse Früchtecocktail (ohne Zucker)

Mittagessen
Diätlimonade
Salatsandwich mit Thunfisch* (110 Gramm für Frauen; 140 Gramm für Männer)
Gelatine-Plätzchen*

Snack (nachmittags oder abends)
½ Tasse Kirschen

Abendessen
koffeinfreier Kaffee *oder* Tee
Chinesischer Ingwerfisch* (140 Gramm für Frauen; 170 Gramm für Männer)
Karotten- und Grüne-Bohnen-Streifen*
Salat mit kalorienarmer Vinaigrette*
1 Tasse Rindsbouillon
Gelatine und Obst*
weitere Flüssigkeit nach Geschmack, um das tägliche Minimum von 8 Portionen zu erfüllen

* Siehe Rezeptteil (Kapitel 12)

Speiseplan – 13. Tag

Gedanke für den Tag: Manchmal kann Ihr bester Freund Ihr schlimmster Feind sein, indem er Sie zu einer Leckerei überredet – »nur dieses eine Mal«. Bleiben Sie standhaft.

Frühstück
koffeinfreier Kaffee oder Tee
1 übergossenes Ei oder Ei-Ersatz
1 Tasse Rindsbouillon
½ Tasse Pfirsiche aus der Dose

Mittagessen
Mineralwasser mit einer Zitronenscheibe
Kaltes Krabbenfleisch (110 Gramm für Frauen; 140 Gramm für Männer)
Gelatinesalat*

Snack (nachmittags oder abends)
1 Tasse Himbeeren (auch wenn keine Saison ist; Sie verdienen eine besondere Belohnung!)

Abendessen
koffeinfreier Kaffee oder Tee
Kammuscheln im Backofen* (140 Gramm für Frauen; 170 Gramm für Männer)
Bohnen mit Basilikum*
Salat mit Curry-Vinaigrette*
1 Tasse Hühnerbrühe
Gelatine und Obst*
weitere Flüssigkeit nach Geschmack, um das tägliche Minimum von 8 Portionen zu erfüllen

* Siehe Rezeptteil (Kapitel 12)

Speiseplan – 14. Tag

Gedanke für den Tag: Sie haben zwei ganze Wochen durchgehalten, und Ihr Gewichtsverlust zeigt es. Herzlichen Glückwunsch!

Frühstück
koffeinfreier Kaffee *oder* Tee
1 Rührei *oder* Ei-Ersatz
1 Tasse Hühnerbrühe
1 Tasse Honigmelonenwürfel

Mittagessen
Diätlimonade
Chinesischer Geflügel-Burger* (110 Gramm für Frauen; 140 Gramm für Männer)
Kopfsalat
Gelatine und Obst*

Snack (nachmittags oder abends)
Dörrpflaumen (drei mittelgroße)

Abendessen
koffeinfreier Kaffee *oder* Tee
Filet en Brochette* (140 Gramm für Frauen; 170 Gramm für Männer)
Salat mit Dill-Vinaigrette*
1 Tasse Rindsbouillon
Schachbrett-Gelatine*
weitere Flüssigkeit nach Geschmack, um das tägliche Minimum von 8 Portionen zu erfüllen

* Siehe Rezeptteil (Kapitel 12)

Speiseplan – 15. Tag und folgende

Gedanke für den Tag: Behalten Sie Ihre positive Einstellung bei, damit Ihr Diätprogramm reibungslos weiterläuft. Lesen Sie regelmäßig in dem Kapitel über hilfreiche Strategien nach.

Frühstück
koffeinfreier Kaffee *oder* Tee
1 Ei *oder* Ei-Ersatz, Zubereitung nach Wunsch
1 Tasse Bouillon (Rind, Huhn oder Gemüse)

Mittagessen
Diätlimonade oder Mineralwasser
1 eiweißreiches Hauptgericht Ihrer Wahl (auch Reste vom Vortag)
    (110 Gramm für Frauen; 140 Gramm für Männer)
Obst- oder Gelatinesalat

Snack (nachmittags oder abends)
1 Portion frisches, konserviertes oder gedörrtes Obst Ihrer Wahl

Abendessen
koffeinfreier Kaffee *oder* Tee
1 eiweißreiches Hauptgericht Ihrer Wahl (Schwerpunkt Fleisch und
    Geflügel; rotes Fleisch einmal pro Woche) (140 Gramm für Frauen;
    170 Gramm für Männer)
1 Portion Gemüse Ihrer Wahl
Salat mit Vinaigrette-Dressing Ihrer Wahl
1 Tasse Bouillon (Rind, Huhn oder Gemüse)
Gelatinedessert
weitere Flüssigkeit nach Geschmack, um das tägliche Minimum von
    8 Portionen zu erfüllen

8
Das Stoffwechsel-Fitneßtraining

Überspringen Sie dieses Kapitel NICHT. Lesen Sie die folgen-
den Seiten, auch wenn Sie nicht die Absicht haben, gleich
mit sportlichen Übungen zu beginnen.

Für viele Menschen ist der Gedanke an sportliche Übungen so gräß-
lich, daß sie nicht einmal darüber lesen möchten. Sie haben in dieser
Richtung seit vielen Jahren nichts mehr getan und haben es auch
nicht mehr vor. Das letzte, was ein typisch übergewichtiger Mensch
sich vorstellen würde, wäre ein Konditionstraining à la Jane Fonda.

Nur Mut! Wir werden es Ihnen leichtmachen. Genaugenommen
wird es sogar leichter sein, vom Stoffwechsel-Fitneßtraining zu profitieren, je mehr Sie außer Form sind.

Körperliche Betätigung ist ein wesentlicher Bestandteil der Stoffwechseldiät. Ohne sie werden Sie den vollen Erfolg, den wir versprochen haben, nicht erreichen. Aber die Übungen, die Sie brauchen,
sind nicht von der Art, wie sie jeder kennt. Sie müssen weder mit
Jogging anfangen noch teure Geräte anschaffen, noch anstrengende
Gymnastik treiben. Wir wollen Ihnen zeigen, wie Sie die Fähigkeit
des Körpers steigern, Fett zu verbrennen, Gewicht zu verlieren und
merklich gesünder und glücklicher zu werden – mit nur 15 Minuten
täglich.

Das Übungsprogramm, das wir empfehlen, ist besonders für Personen geeignet, die übergewichtig sind und seit Jahren nicht mehr oder
überhaupt noch nie Sport getrieben haben. Das beste daran ist, daß es
wirklich Spaß machen kann und nicht langweilig zu sein braucht.

Aufgrund unserer jahrelangen Erfahrung vertrauen wir darauf, daß auch Sie schließlich Freude daran haben werden.

Doch bevor wir uns auf Einzelheiten einlassen, möchten wir erklären, warum körperliche Betätigung so wichtig für jeden ist, der abnehmen will. Wir haben es bereits mehrfach angedeutet und wollen es jetzt noch einmal genau begründen. Die Übungen haben nämlich noch andere Vorteile, als nur Kalorien zu verbrennen.

Ihr Körper verfügt über Fettgewebe und mageres Muskelgewebe, aber *nur das magere Muskelgewebe ist in der Lage, Kalorien zu verbrennen.* Der eigentliche energieverbrennende Motor des Körpers ist das magere Muskelgewebe. Das Fettgewebe ist nur eine Speicherform der vom Körper gehorteten Energie. Gewichtsverminderung allein durch eine Diät kann zu starken Verlusten an magerer Körpermasse (kostbarem Eiweiß) führen. Ein Mensch, der erhebliche Mengen mageren Gewebes verliert, ist nicht mehr in der Lage, soviel Kalorien zu verbrennen wie vorher. Und wenn der Körper wieder Gewicht zulegt, ersetzt er nicht das verlorene Muskelgewebe, sondern fügt mit jedem neuen Pfund zur Hälfte fettes und zur Hälfte mageres Gewebe hinzu. Deshalb ist es so wichtig, das kostbare Eiweiß zu erhalten.

Außerdem können große Verluste an Muskelgewebe gefährlich sein, denn man verliert nicht nur an den Muskeln der Arme und Beine, sondern auch an lebenswichtigen Muskeln der Organe, besonders des Herzens. Wenn der Herzmuskel abnimmt, wird die Funktionsfähigkeit des Herzens beeinträchtigt. Aus diesem Grund können eine radikale Schnelldiät und ausgedehntes Fasten tödlich sein.

Sie wollen also auf keinen Fall mageres Gewebe verlieren. Sie wollen Fett verlieren. Deshalb reicht es nicht aus, einfach die Pfunde zu wiegen, um die Sie abnehmen. Bei einer Schnelldiät oder beim Fasten geht ein Teil der Gewichtsabnahme zu Lasten des mageren Muskelgewebes. *Diät in Verbindung mit körperlichen Übungen verringert den Verlust kostbaren Eiweißes und erhöht die Verbrennung von Fett.*

Vielleicht waren Sie irgendwann einmal eine relativ schlanke Person, betätigten sich aber kaum körperlich. Das Muskelgewebe, das Sie hatten, begann zu schwinden und wurde von Fettgewebe ersetzt.

Da Sie dann weniger mageres und mehr fettes Gewebe hatten, konnten Sie nicht mehr so viele Kalorien täglich verbrennen.

Eine Zeitlang hielten Sie noch Ihr Gewicht; während Ihr Muskelgewebe aus Mangel an Bewegung verkümmerte, setzten Sie Fett an, aber Ihr Gesamtgewicht blieb gleich. Langsam, aber sicher nahm dann das Fett zu. Auch wenn Sie nicht mehr als vorher aßen, nahmen Sie zu, und das zusätzliche Gewicht brachte mehr Fettgewebe. Während dieser Zeit kam natürlich der Punkt, an dem Ihr Stoffwechselsystem sich zum Schlechteren umstellte und Sie nicht mehr auf die blutzuckersenkenden Wirkungen des Insulins ansprachen; auf diese Weise konnten Sie immer besser Fett speichern, anstatt es zu verbrennen.

Aber, werden Sie vielleicht einwenden, Sie sind immer aktiv gewesen, sei es bei der Arbeit oder im Haushalt. Ob Sie nun eine sitzende Tätigkeit am Schreibtisch haben oder eine Arbeit verrichten, die mit körperlicher Aktivität verbunden ist – Arbeit ist selten so wirkungsvoll wie Training, was das Verbrennen von Kalorien, einen gesteigerten Stoffwechsel und den Aufbau mageren Gewebes angeht. Auch wenn Sie noch so sehr beteuern, daß Sie am Ende des Tages restlos erschöpft sind, haben Sie sich vermutlich nicht in einer Weise verausgabt, die in Hinblick auf die Verbrennung von Fett wertvoll wäre. Aerobic-Übungen werden als eine Betätigung definiert, die die Herzfrequenz erheblich nach oben treibt und sie eine Weile auf dieser Höhe hält. (Wir werden das gleich gründlicher erläutern.) Nur Übungen dieser Art erreichen die Ziele, von denen wir hier gesprochen haben.

Sport und Gesundheit

Bis vor einiger Zeit glaubten Ernährungswissenschaftler und andere Gesundheitsexperten, der Nutzen einer sportlichen Betätigung beim Abnehmen läge darin, daß die in den Körper kommenden Kalorien verbrannt würden oder daß gespeichertes Fett verbrannt würde. Sie berechneten, wieviel von welcher Übung nötig wäre, um eine bestimmte Kalorienmenge zu verbrennen. Sie behaupteten, Sie müßten 3500 Kilokalorien verbrennen, um ein Pfund abzunehmen, von wel-

cher Seite Sie es auch betrachteten. Wie entmutigend ist es, wenn
man erfährt, daß man selbst bei einer Stunde äußerst anstrengender
Tätigkeit, etwa bei einem Tennisspiel auf Turnierebene ohne Pause
mit vollem Einsatz, nur 750 Kilokalorien verbrennen würde. Fast fünf
Stunden dieser schweißtreibenden Anstrengung würde jemand brauchen, um gerade mal ein Pfund Fett zu verbrennen! Und die meisten
übergewichtigen Männer und Frauen würden sich eher auf den Kopf
stellen, als sich auf diese Art körperlicher Anstrengung einzulassen.

Aber hier kommt die gute Nachricht. Wir wissen heute, daß die
Vorteile des Trainings nicht enden, wenn Sie mit dem Üben aufhören. Es werden nämlich nicht nur im Moment Kalorien verbrannt,
sondern Ihr Körper verbrennt noch Stunden später zusätzliche Kalorien. Nach einigen Monaten mit einem regelmäßigen Übungsprogramm macht der Stoffwechsel des Körpers einen bedeutsamen
Wandel durch und verbrennt den ganzen Tag über zusätzliche Kalorien. Und das Training baut natürlich auch jenes magere Gewebe auf,
das wiederum Ihren Körper zu einer leistungsfähigeren Energieverbrennungsmaschine macht.

Während Sie Fett durch Muskeln ersetzen, wird Ihr Körper schöner
und schlanker. Die Kleidergrößen gehen nach unten, und der Kauf
von neuen, engeren Kleidungsstücken wird eine der Belohnungen für
treues Festhalten an diesem Programm. Wann hat es Ihnen zum
letztenmal Spaß gemacht, Kleider zu kaufen?

Und die Übungen bringen Ihrer Gesundheit weitere Vorteile. Drei
unabhängige Untersuchungen haben nun den eindeutigen Beweis
erbracht, daß regelmäßige Aerobic-Übungen in der Tat die Gesundheit des Herzens verbessern. Diese Forschungen wurden an Tieren
vorgenommen, nicht an Menschen, weil die Wissenschaftler die Herzen selbst untersuchen wollten.

Eine Untersuchung an der Universität von Kalifornien in San
Diego arbeitete mit Schweinen, deren Herz und Kreislaufsystem dem
unsrigen ähnlich ist. Dr. Colin M. Bloor blockierte künstlich eine
Koronararterie, die das Herz mit Blut versorgt. Neun der 18 Schweine
in der Untersuchung wurden dann fünf Monate lang hart auf einem
Laufband trainiert; die anderen neun trainierten nicht. Bei der Autop-
sie zeigten die Herzen der trainierten Schweine eine doppelt so starke

Entwicklung kollateraler Gefäße (Gefäße zusätzlich zu der Hauptko-
ronararterie).

Daraus ergaben sich wichtige Folgerungen. Wenn eine Arterie
blockiert ist, kann kein Blut durchfließen. Kollateralgefäße bilden
eine natürliche Umgehung um die Blockierung und stellen den notwendigen Blutfluß her. Ein gutes System kollateraler Gefäße kann
einen Herzinfarkt verhindern und die Wahrscheinlichkeit des Todes
im Fall eines Herzinfarktes verringern. Die Bildung von Umgehungs-
gefäßen kann auch eine Bypass-Operation überflüssig machen. Viele
Jahre lang haben die Fürsprecher eines regelmäßigen Trainings die
Ausbildung eines Kollateralkreislaufs als einen Hauptvorteil ange-
führt. Jetzt haben wir den Beweis.

Eine andere Studie zeigte, daß körperliche Übungen einen gewissen Schutz vor dem Sekundenherztod bieten können. Diese Untersuchung wurde von Dr. George E. Billman an der Medizinischen
Abteilung der Universität von Oklahoma in Oklahoma City durchgeführt. Sein Team verwendete Hunde, die zuvor einen Herzinfarkt
gehabt hatten. Einige wurden einem Training unterzogen, andere
nicht. Nach nur sechs Wochen Training wurden alle Hunde auf
einem Laufband getestet. Keiner der trainierten Hunde zeigte Herzrhythmusstörungen oder andere Zeichen eines geschwächten oder
schlecht funktionierenden Herzens, während bei sieben der acht
nicht trainierten Hunde solche Anzeichen auftraten.

Dr. James Scheuer, Direktor der Kardiologie am Montefiori-Hospi-
tal in New York, nahm sich in einer Untersuchung an Ratten der
Frage eines möglichen Schadens des Trainings bei hohem Blutdruck
an. Zehn Ratten bekamen ein regelmäßiges Schwimmprogramm verordnet, während zehn andere ruhiggestellt wurden. Alle hatten hohen Blutdruck. Bei allen Schwimmern normalisierte sich die Herz-
funktion.

Beweise für die Vorteile körperlicher Betätigung gibt es inzwischen
auch durch Untersuchungen an Menschen. Eine Studie, über die das
Journal of the American Medical Association berichtete, sagt den
Menschen, die sich regelmäßig sportlich betätigen, ein geringeres
Risiko der koronaren Herzkrankheit voraus. Dr. Ralph S. Paffenbar-
ger und sein Team untersuchten fast 17 000 ehemalige Harvard-

Studenten und stellten fest, daß das Risiko der Herzkrankheit direkt damit zusammenhing, ob die Männer immer noch und regelmäßig trainierten. Auch diejenigen, die während des Studiums Sportler gewesen waren, aber nach dem Examen aufgehört hatten zu trainieren, waren gefährdet. Geschützt waren dagegen diejenigen, die aktiv trainierten. Dr. Paffenbarger zieht aus seinen Forschungen wichtige Schlußfolgerungen. Er sagt, daß man für jede mit Übungen verbrachte Stunde eine zusätzliche Stunde Lebenszeit erwarten darf. Statistisch gesprochen kann jeder, der trainiert, ein bis vier Jahre länger leben. Können Sie bei solchen Statistiken ehrlicherweise sagen, Sie hätten keine Zeit für körperliche Betätigung?

Bedenken Sie auch, daß zwar die meisten Untersuchungen, die Gesundheit und Training betreffen, mit Männern durchgeführt wurden, daß Frauen jedoch den gleichen Nutzen davon haben. Es kommt für sie sogar ein weiterer wesentlicher Vorteil dazu. Es ist klinisch nachgewiesen worden, daß regelmäßiges Training geeigneter Art das Risiko der Osteoporose verringert, der knochenentmineralisierenden Krankheit, von der wir in den letzten Jahren immer häufiger hören. Aus zwei Gründen schützt das Training vor der Osteoporose. Erstens geht bei denjenigen, die entsprechende Übungen machen, weniger Kalzium aus dem Knochengewebe verloren. Dabei kann das Training so etwas Einfaches sein wie regelmäßiges Gehen. Zweitens wird Kalzium bei den Menschen, die sich körperlich betätigen, besser in die Knochen aufgenommen.

Viele übergewichtige Männer und Frauen leiden unter einem gewissen Grad von Depression. Wie wir an einer anderen Stelle in diesem Buch gesehen haben, haben Hormone viel mit solchen psychischen Zuständen zu tun. Sportliches Training kann dazu beitragen, dieser Depressionen Herr zu werden. Es besteht ein direkter chemischer Zusammenhang zwischen Training und Stimmung. Wenn Sie trainieren, setzt der Körper eine Beta-Endorphin genannte Substanz frei, die eine beruhigende, entspannende Wirkung hat. Je mehr man trainiert, desto mehr Beta-Endorphin wird in das Blut freigesetzt und desto entspannter und zufriedener wird man. Wenn sich dieser Vorteil mit den günstigen Auswirkungen der Stoffwechseldiät selbst auf die Stimmung verbindet, darf man damit rechnen, diese Depressionsgefühle ganz loszuwerden und sie durch Gefühle der Zufriedenheit zu ersetzen.

Aber, werden Sie vielleicht fragen, bekomme ich nicht noch mehr Hunger, wenn ich mich sportlich betätige? In Wirklichkeit ist genau das Gegenteil der Fall. Körperliche Übungen verringern eher den Appetit. Deshalb empfehlen wir allen, die ein Abnahmeprogramm durchführen, am Abend statt am frühen Morgen zu trainieren. Das Training senkt den Blutzucker durch einen Mechanismus, der nicht vom Insulin abhängig ist, und senkt somit den Bedarf an Insulin, wodurch der Appetit in einem gewissen Maß unterdrückt wird. (Und wenn Sie für die Übungen aus dem Haus gehen, entfernen Sie sich auch von den Versuchungen des Kühlschranks.)

Das Trainingsprogramm

Wir empfehlen eine leichte regelmäßige Übung. Intensives Training sollte während des Abnehmens vermieden werden, weil man dabei eher Glukose als Fett verbrennt. Der Anteil des Fettes als wichtiger Energiequelle ist am höchsten bei einer relativ leichten bis gemäßigten Übungsintensität. In trainiertem Zustand wird der Energiebedarf während der Übungen zunehmend durch das Verbrennen von Fett gedeckt. So sind die Muskeln in der Lage, das Glykogen (die Reserve an tierischer Stärke) für längere Übungsperioden aufzusparen.

Die Übung, die am besten geeignet ist, zusammen mit der Stoffwechseldiät zum Abnehmen beizutragen und erneutes Zunehmen für immer zu verhindern, ist nichts weiter als Gehen – in der richtigen Form, in der man optimale Ergebnisse erreicht.

Einige unter Ihnen sind vielleicht seit Jahren nicht mehr weiter als bis zur nächsten Straßenecke zu Fuß gegangen. Wenn Sie fürchten, selbst dieses Maß an Betätigung gehe über Ihre Kräfte, irren Sie sich gewaltig. In Wirklichkeit wird es leichter sein, die nötige Aktivität zu bekommen, die den Stoffwechsel in die richtige Richtung umlenkt, wenn Sie völlig außer Form sind.

Das bedarf einer Erläuterung. Viele übergewichtige Personen entwickeln erstaunliches Geschick darin, mit wenig oder ganz ohne

Aktivität auszukommen. Sie richten sich, bewußt oder unbewußt, so ein, daß sie Bewegung meiden oder ganz darauf verzichten. Beim Fernsehen haben sie die Fernbedienung in der Hand, eine Limonade in der Nähe, Snacks zum Zugreifen und das Telefon in Reichweite. Ein ganzer Abend kann Stunde um Stunde ohne Bewegung vorbeigehen. Wenn solche Menschen nur von der Couch aufstehen und durchs Zimmer gehen, genügt das schon, um ihr Herz schnell schlagen zu lassen. Und genau das möchten wir bewirken. Wie wir sehen werden, ist eine Anhebung der Herzfrequenz das Ziel. Wenn Sie also völlig außer Form sind, wird es erstaunlich einfach sein, dieses Ziel zu erreichen.

Andere unter Ihnen, am ehesten diejenigen, die besser in Form sind, mögen bezweifeln, daß Gehen allein genügend Betätigung biete, um die gewünschte Wirkung zu erzielen. Muß Training denn nicht anstrengend sein? Wie wir Ihnen bald zeigen werden, kann Gehen das Herz auch der sportlichsten Person heftig zum Schlagen bringen.

Aber wird Gehen nicht langweilig? Wie kann man hoffen, es lange durchzuhalten? Wir haben genug Tricks in petto, die Sie für ein paar Jahre bei der Stange halten werden.

Jede Art von Übung soll Ihre Herzfrequenz steigern. Nur wenn sie kräftig über den Ruhezustand ansteigt, wird Ihr Stoffwechseltempo anfangen, sich zu verändern, und Sie werden allmählich den enormen Segen sportlicher Betätigung ernten. Deshalb ist es wichtig, daß Sie verstehen, was sich da eigentlich abspielt.

Das Herz schlägt in einem Tempo, das ausreicht, um den ganzen Körper und das Herz selbst mit sauerstoffreichem Blut zu versorgen. Wenn Sie still dasitzen, brauchen Sie weniger Blut, das durch die Arterien fließt, als wenn Sie verschiedenen Tätigkeiten nachgehen. Die durchschnittliche Pulszahl im Ruhezustand beträgt bei erwachsenen Männern etwa 72 und bei Frauen etwa 80. Kinder haben eine weitaus höhere Frequenz, oft ungefähr 100 Pulsschläge in der Minute. Ein durchtrainierter Sportler kann eine Pulszahl von nur 50 im Ruhezustand haben. Um Ihre eigene Herzfrequenz im Ruhezustand zu ermitteln, legen Sie einfach den Zeigefinger auf die Arterie neben dem Adamsapfel. Jetzt zählen Sie die Schläge zehn Sekunden lang, multiplizieren diese Zahl mit sechs, und Sie haben Ihre Herzfrequenz in Schlägen pro Minute.

Wenn Sie sich nicht regelmäßig körperlich betätigt haben, brauchen Sie nicht überrascht zu sein, wenn Ihre Herzfrequenz in Ruhe höher als der Durchschnitt ist. Das kommt daher, daß das Herz unfähig geworden ist, genug Blut zu pumpen, um den Bedarf des Körpers zu befriedigen. Ein starkes, gesundes Herz kann problemlos genügend Blut pumpen, muß sich nur ein paarmal zusammenziehen, um das Blut durch die Arterien zu treiben. Ein durchtrainiertes Herz in guter Form kann während der Übung oder anderen Betätigungen mit nur wenigen zusätzlichen Schlägen etwas mehr Blut pumpen. Aber das aus der Form geratene Herz muß viele Male mehr schlagen. Aus diesem Grund steigt die Herzfrequenz erheblich, wenn eine Person, die nicht regelmäßig trainiert hat, irgendeine Betätigung aufnimmt.

Und das bringt uns zur Zielfrequenz – der Herzfrequenz, die Sie während Ihrer Laufübung erreichen sollen. Jeder von uns hat eine maximale Herzfrequenz, die absolute Obergrenze der Leistungsfähigkeit unseres Herzens. Sie können Ihre Grenze ermitteln, indem Sie Ihr Alter von der Zahl 220 abziehen. Es spielt keine Rolle, ob Sie ein Mann oder eine Frau sind, ob Sie Übergewicht oder das Idealgewicht haben, in Form sind oder nicht. Wenn Sie, sagen wir, 40 Jahre alt sind, beträgt Ihre maximale Herzfrequenz 220 − 40 oder 180 Schläge in der Minute. Aber Ihr Herz ist nicht in der Lage, dieses Tempo über längere Zeit auszuhalten. Was Sie erreichen möchten, ist die Trainingsherzfrequenz. Die Trainingsfrequenz beträgt 80 Prozent der maximalen Frequenz. Bei einer 40 Jahre alten Person ist die Trainingsfrequenz also:

$$220 - 40 = 180 \times 0{,}80 = 144 \text{ Herzschläge in der Minute}$$

Ihr Ziel bei der körperlichen Betätigung ist es, die Herzfrequenz auf die Trainingsfrequenz anzuheben. Sie müssen dieses Ziel jedoch in Etappen erreichen. Zu Anfang strengen Sie sich so an, daß Sie 60 Prozent statt 80 Prozent des Maximums erreichen. Bei unserer 40 Jahre alten Person wäre das:

$$220 - 40 = 180 \times 0{,}60 = 108 \text{ Herzschläge in der Minute}$$

In dem Maße, in dem Sie Ihre Herzfreqenz auf Trainingshöhe bringen, fangen Sie an, Ihren Stoffwechsel zu verändern, Fettvorräte besser zu verbrennen und die Leistungsfähigkeit Ihres Herzens, Blut zu pumpen, zu verbessern. Schon bei einer geringen Formverbesserung wird Ihre Herzfrequenz in Ruhezustand sinken, und Sie werden sich fast sofort wohler fühlen. Deshalb sollten Sie es gar nicht weiter aufschieben. Sie brauchen keine besonderen Geräte, keine besondere Kleidung oder Umgebung. Sie brauchen nur zu beschließen, daß Sie Ihr Stoffwechsel-Fitneßtraining heute beginnen wollen.

Die Verbesserung, die Sie erleben werden, wird einfach umwerfend sein. Deshalb möchten wir, daß Sie genaue Aufzeichnungen über Ihr Gehen machen. Verwenden Sie eine Tabelle wie die hier gezeigte. Jeden Tag schreiben Sie Ihre Herzfrequenz in Ruhe und beim Trainieren auf, außerdem wie lange Sie gehen und einige Bemerkungen über Ihre Empfindungen dabei.

Wie lange sollten Sie gehen? Wir sind fest davon überzeugt, daß tägliche Betätigung über eine kurze Zeit um vieles besser ist als eine längere und intensivere Betätigung, die nur hin und wieder durchgeführt wird. Wir schlagen vor, daß Sie 15 Minuten am Tag gehen und zwar an jedem Tag. Die beste Zeit dafür ist der Abend.

Prüfen Sie Ihren Puls im Ruhezustand. Dann beginnen Sie, zügig zu gehen. Wie schnell ist schnell genug? Sie sollten so schnell gehen, daß Sie nicht im Vorbeigehen Schaufenster betrachten können. Ihre Gedanken sollten sich voll auf das Gehen konzentrieren. Während Sie gehen, sollten Sie bemerken, wie Ihr Atem heftiger wird. Vermutlich merken Sie auch eine feine Schweißschicht auf der Stirn. Aber übertreiben Sie nicht. Sie sollten in der Lage sein, sich im Gehen ohne Anstrengung zu unterhalten oder ein Lied zu singen, ohne nach Luft zu schnappen.

Wenn Sie eine Weile gegangen sind, legen Sie den Finger an die Kehle und fühlen den Puls. Wie nah sind Sie Ihrer Trainingsherzfrequenz? Genau getroffen? Prima, machen Sie die vollen 15 Minuten weiter. Ein bißchen unter dem Ziel? Legen Sie etwas Tempo zu. Ein bißchen schneller als die Trainingsfrequenz? Bremsen Sie sich ein

Täglicher Trainingsbericht

Datum	Dauer des Gehens	Puls in Ruhe	Puls im Training	Bemerkungen (Übungsort, Empfindungen usw.)

wenig. Wie schnell Sie gehen müssen, hängt von Ihrer Kondition ab. Wenn Sie außer Form sind, müssen Sie vielleicht in einem mäßigen Tempo gehen, damit Sie Ihre Trainingsfrequenz nicht überschreiten. Wenn Sie aktiv gewesen sind, müssen Sie tüchtiger ausschreiten.

Auch jemand, der körperlich sehr fit ist, kann mit einem Gehprogramm die Trainingsherzfrequenz erreichen. Auch wenn Sie allmählich in bessere Form kommen, kann Gehen weiterhin alles leisten, was Sie an Betätigung brauchen. Gehen Sie einfach ein wenig schneller und vielleicht etwas länger.

In mancher Hinsicht ist Gehen allen anderen Trainingsarten überlegen. Anders als beim Jogging oder Rennen ist es beim Gehen unwahrscheinlich, daß man sich verletzt. Praktisch jeder Jogger bekommt irgendwann einmal Prellungen, Zerrungen und Verstauchungen, Belastungsbrüche und andere Muskel- und Knochenbeschwerden. Anders als Schwimmen kann Gehen zu jeder Zeit und an jedem Ort stattfinden, und es besteht nicht die Gefahr der typischen Ohrentzündungen. Anders als Aerobic-Training erfordert Gehen keine teuren Kurse oder Clubs, und es besteht nicht die Gefahr von Verletzungen, die durch starke Belastung beim Konditionstraining auftreten können.

Gehen kann und sollte zur täglichen Gewohnheit werden. Wie bei jeder Gewohnheit wird es schließlich schwer, sie zu brechen. Patienten berichten immer wieder, wie schwierig es ist, auch nur einen einzigen Tag ohne Gehen auszukommen, sobald es erst einmal ein Teil ihres Lebens geworden ist. Und wenn Sie nicht gerade krank sind, gibt es auch keinen Grund, warum Sie nicht täglich zu Ihren 15 Minuten Gehen kommen sollten.

Wir möchten Sie nur bitten, sich nicht zuviel zuzumuten, wenn Sie damit beginnen. Besonders wenn Sie in letzter Zeit nicht viel Bewegung hatten, gehen Sie es leicht an. Beginnen Sie bei 60 Prozent Ihrer maximalen Herzfrequenz, steigern Sie sich auf 65 Prozent im ersten Monat, und gehen Sie in den ersten zwei Monaten nicht über 70 Prozent hinaus. Sprechen Sie mit Ihrem Arzt über diese Werte, bevor Sie anfangen. Wenn Ihre Muskeln schmerzen, gehen Sie etwas langsamer. Sie werden und sollten jedoch einen leichten Muskelkater spüren; er zeigt einfach, daß Sie Ihre Übung gemacht haben, und er wird mit jedem Tag, an dem Sie gehen, abnehmen. Aber Sie sollten keine schlimmen Schmerzen haben.

Einige Männer und Frauen, besonders solche mit sehr starkem Übergewicht und ältere, werden nur 10 Minuten statt 15 Minuten täglich gehen können. Das ist auch gut. Tun Sie in den von uns gesetzten Grenzen, soviel Sie können, aber das regelmäßig.

Regelmäßigkeit ist der wichtigste Aspekt beim Gehen, wenn es beim Abnehmen helfen soll. Es ist viel besser, jeden Tag 15 Minuten zu gehen, als jeden zweiten Tag 35 oder 40 Minuten. Auf diese Weise verbessert man täglich den Stoffwechsel. Das gleiche gilt für die Intensität der Übung. Es ist besser, ein gleichmäßiges Tempo einzuhalten, als so schnell auszuschreiten, daß man riskiert, zu stolpern, sich eine Muskelzerrung zuzuziehen oder sich so zu verausgaben, daß man stehenbleiben muß. Wenn Sie nach einigen Wochen das Gefühl haben, zu größerer Anstrengung bereit zu sein, verlängern Sie einfach die Zeit, die Sie täglich mit Gehen verbringen. Steigern Sie sich von 15 Minuten auf 20, dann auf 30 und so weiter.

Wenn Sie besser in Form sind und jeden Tag 15 bis 30 Minuten gehen, stellen Sie möglicherweise fest, daß Sie in diesen 15 bis 30 Minuten die angestrebte Trainingsherzfrequenz nicht mehr erreichen können. Wenn Sie Zeit und Lust haben, können Sie einfach längere Strecken in längerer Zeit zurücklegen. Wenn jedoch die Zeit, die Sie für Ihre Übung haben, begrenzt ist, können Sie den Schwierigkeitsgrad Ihrer Gänge erhöhen, um Ihre beschränkte Zeit besser zu nutzen. Hier sind ein paar Vorschläge, wie Sie Ihren Pulsschlag schneller erhöhen können.

Erstens steigern Hand- oder Fußgewichte die Arbeit, die Sie beim Gehen leisten, und Sie werden merken, wie Ihr Puls sich erhöht. Übertreiben Sie es nicht. Beginnen Sie mit dem kleinsten Gewicht, das Sie auftreiben können, und bauen Sie schrittweise auf. Sie wollen sich schließlich nicht selbst weh tun.

Zweitens können Sie einen kleinen Rucksack nehmen, eine 5-Pfund-Tüte Zucker oder Mehl hineinlegen und mit dieser Last eine Woche lang gehen. Erhöhen Sie allmählich das Gewicht, soweit Sie können, ohne den Bereich Ihrer Trainingsherzfrequenz zu verlassen.

Bei den meisten Menschen wird diese Steigerung des Arbeitspensums nicht nötig sein. Sie bekommen die gewünschten Ergebnisse, wenn Sie jeden Tag Ihre 15 Minuten gehen. Denken Sie stets daran, daß der wichtigste Teil dieses Trainings die Beständigkeit ist. Sobald Sie sich an die tägliche Übung gewöhnt haben, versuchen Sie, die Länge auszudehnen. Statt 15 Minuten gehen Sie 20 Minuten, dann 25 und dann 30. Als nächstes versuchen Sie, nicht nur einmal, sondern zweimal täglich hinauszukommen. Oder wenn es Ihr Zeitplan nicht zuläßt, versuchen Sie, einmal am Tag zu gehen und zu einer anderen Zeit im Laufe des Tages eine andere Übung zu machen.

Genießen Sie Ihre Geherfahrung

Schon nach den ersten zwei oder drei Wochen merken Sie, daß das Gehen Ihnen lieb geworden ist. Vielleicht möchten Sie sich jetzt ein neues Paar Laufschuhe leisten. Es gibt eine Reihe von guten Schuhen, die speziell auf das Gehen zugeschnitten sind. Sie sehen wie Joggingschuhe aus, aber die Sohle ist biegsamer und nicht so gepolstert wie die Sohle, die den Druck beim Rennen abfedern soll. Suchen Sie sich ein Paar aus, das besonders bequem sitzt.

Sie können allein oder mit Freunden gehen. Sie können durch einen Park, auf einer belebten Straße oder durch Ladenpassagen gehen. Um Ihre Geherfahrung so angenehm wie möglich zu machen, haben wir uns ein paar Vorschläge einfallen lassen, die Ihr Interesse und die Vorfreude auf den nächsten Gang wachhalten sollen. Ihr persönlicher Zeitplan entscheidet darüber, wann Sie die verschiedenen vorgeschlagenen Gänge machen können. Wenn möglich, planen Sie zwei oder drei Tage im voraus, dann haben Sie etwas, worauf Sie sich freuen können.

Denken Sie daran, warum Sie gehen: Ihr Hauptziel ist die körperliche Übung. Sorgen Sie dafür, daß Sie auf die vollen 15 Minuten kommen, ohne stehenzubleiben, um Schaufenster zu betrachten oder an den Rosen im Park zu riechen. Wenn Sie Ihr zügiges Gehen hinter sich haben, können Sie immer noch durch den Park schlendern oder einen Schaufensterbummel machen. Aber vergessen Sie nie, daß die zwei Arten des Gehens sich in ihrem Zweck unterscheiden.

Der bequemste Gang führt einmal ums Karree. So fangen Sie vielleicht am besten an, und es wird Tage geben, an denen Sie nur dafür Zeit haben. Wenn Sie losgehen, achten Sie darauf, wie lange Sie bis zur nächsten Ecke brauchen, und berechnen danach, wie weit Sie während Ihrer 15 Minuten bei Trainingsherzfrequenz gehen können. Dann legen Sie andere Routen fest.

An manchen Tagen möchten Sie vielleicht ein Stück weit fahren, um woanders zu gehen. Nehmen Sie sich einen Stadtplan vor und überlegen Sie, wo Sie laufen möchten. Nehmen Sie sich für verschiedene Tage verschiedene Stadtteile vor. Bald kennen Sie Ihre Stadt besser als jeder Taxifahrer! Wenn Sie auf dem Land wohnen, planen Sie nach ähnlichen Grundsätzen. Gibt es eine Flußpromenade in Ihrer Stadt? Wie viele Parks gibt es? Versuchen Sie, jeden einzelnen genau kennenzulernen. Oder versetzen Sie sich in eine vergangene Zeit, indem Sie an den historischen Stätten und Baudenkmälern Ihrer Stadt entlanggehen.

An verregneten oder sehr kalten Tagen suchen Sie eine Einkaufspassage oder Ladengalerie auf, wo Sie sich auslaufen können. Manche von diesen haben mehrere Stockwerke, und Sie können dort in 15 Minuten wirklich ins Schwitzen kommen. Viele Passagen sind auch außerhalb der Geschäftszeit geöffnet, so daß Sie dort gehen können, bevor der Hauptbetrieb anfängt. Und nach dem Gang belohnen Sie sich mit einer Tasse Kaffee oder Tee.

Stellen Sie eine Liste auf mit den Plätzen, zu denen Sie gern gehen möchten. In vielen Städten kann die Liste Museen, Zoos, botanische Gärten, Promenaden und verschiedene öffentliche Gebäude umfassen. Nach dem Gang tragen Sie Ihre Bemerkungen in den täglichen Trainingsbericht ein. War es ein Weg, den Sie wiederholen möchten? Wie ist er auf einer Skala von 1 bis 10 zu bewerten?

Streckübungen

Wir möchten Sie auch ermuntern, einige einfache Streckübungen zu machen, die Ihr gesamtes Programm zum Abnehmen und Wiedererlangen der Spannkraft abrunden. Die Streckübungen, die wir ausgewählt haben, sind wohltuend und steigern allmählich Ihre Gelenkigkeit. Machen Sie sie jeden Tag unmittelbar nach jedem Gang. Tun Sie, soviel Sie können, ohne sich anzustrengen. Mit der Zeit werden Sie feststellen, daß Sie sich immer weiter strecken können.

Wenn Sie Ihre Kondition aufbauen und abnehmen und gleichzeitig damit Ihre Gelenkigkeit verbessern, laufen Sie viel weniger Gefahr, sich die Verletzungen zuzuziehen, die den Alterungsprozeß so oft begleiten. Mit größerer Wahrscheinlichkeit werden bewegungsarme Menschen von den Schwierigkeiten betroffen, die wir mit dem Altern verknüpfen.

Machen Sie die Streckübungen in der angegebenen Reihenfolge. Bleiben Sie jeweils in der gestreckten Haltung und zählen Sie bis fünf, später bis zehn. Strecken Sie sich nur so weit, daß Sie es spüren, nicht bis es schmerzt. Dann entspannen Sie sich und atmen tief durch.

① Stellen Sie sich gerade hin, und strecken Sie die Arme seitlich aus. Drehen Sie den Oberkörper nach einer Seite. Zählen Sie, während Sie die Spannung spüren. Das gleiche nach der anderen Seite.

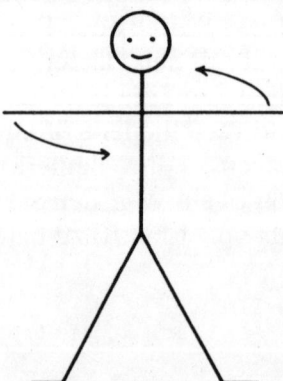

② Stellen Sie sich gerade hin. Nehmen Sie einen Stuhl oder die Wand zum Abstützen. Biegen Sie ein Bein nach hinten hoch, und umfassen Sie das Fußgelenk. Ziehen Sie Ihr Bein sanft an den Körper und zählen Sie. Das gleiche mit dem anderen Bein.

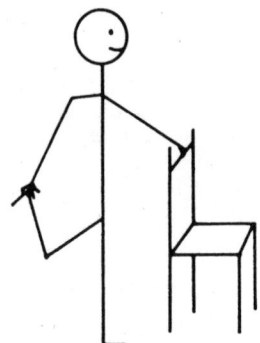

③ Ziehen Sie in stehender oder liegender Position ein Knie an Ihre Brust. Zählen Sie. Das gleiche mit dem anderen Bein.

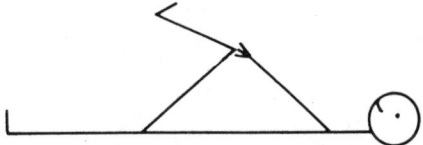

④ Setzen Sie sich auf den Boden, und strecken Sie ein Bein seitlich aus, während das andere gebeugt ist, so daß der Fuß nahe am Schritt ist. Beugen Sie sich vor, um den ausgestreckten Fuß zu fassen. Zählen Sie. Wenn Sie den Fuß nicht erreichen, strecken Sie sich so weit wie möglich. Mit dem anderen Bein wiederholen.

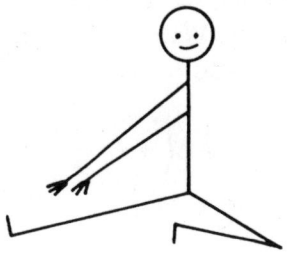

⑤ Knien Sie, und stemmen Sie beide Arme in die Seite. Biegen Sie sich langsam zurück. Zählen Sie, und drücken Sie die Hände in die Seiten, um die Spannung zu erhöhen.

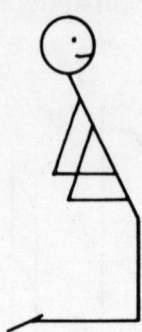

⑥ Setzen Sie sich auf den Boden, und bringen Sie beide Füße nahe an den Schritt. Drücken Sie die Knie so nahe wie möglich an den Boden. Sitzen Sie gerade, und zählen Sie.

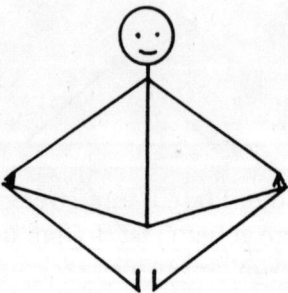

⑦ Setzen Sie sich bequem hin, und lassen Sie den Kopf langsam auf die Brust fallen. Lassen Sie ihn zur Seite, nach hinten, zur anderen Seite kreisen. Zählen Sie die Wiederholungen. Dann lassen Sie ihn in der entgegengesetzten Richtung kreisen.

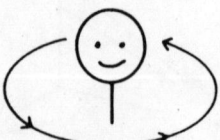

⑧ Stellen Sie sich aufrecht hin, und legen Sie die Hände an eine Wand oder eine andere stabile Stütze. Strecken Sie ein Bein nach hinten. Beugen Sie das andere Knie, und drücken Sie die Hacke des ausgestreckten Fußes nach unten, um Druck auf die Wade auszuüben. Zählen Sie. Mit dem anderen Bein wiederholen.

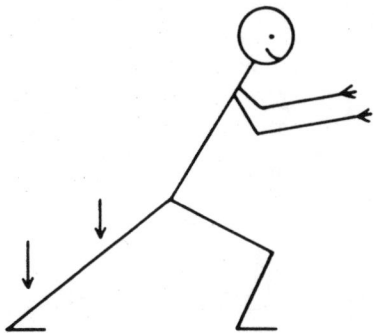

⑨ Stellen Sie sich aufrecht hin. Versuchen Sie, die Mitte Ihres Rückens zu erreichen, indem Sie über Ihre Schultern greifen. Helfen Sie etwas nach, indem Sie mit der anderen Hand am Ellbogen ziehen. Zählen Sie. Mit dem anderen Arm wiederholen.

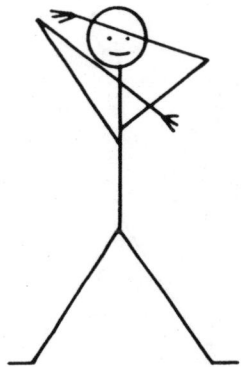

⑩ Stellen Sie sich aufrecht hin. Strecken Sie sich, um die Zehen zu erreichen (oder möglichst nahe zu kommen). Zählen Sie. Richten Sie sich auf, und wiederholen Sie die Übung.

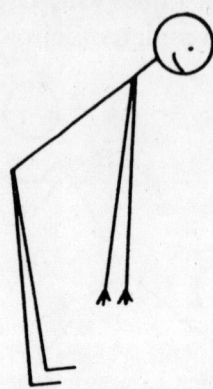

⑪ Stellen Sie sich aufrecht hin. Versuchen Sie, die Decke abwechselnd mit einer Hand zu erreichen, dann mit beiden zusammen, und zählen Sie bis zehn.

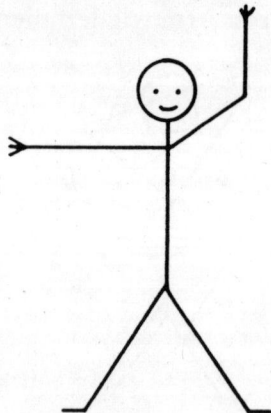

⑫ Stellen Sie sich aufrecht hin, und heben Sie die Arme seitlich hoch. Strecken Sie die Arme so weit wie möglich aus. Mit den Handflächen nach oben lassen Sie die Arme zehnmal nach hinten kreisen, dann zehnmal nach vorn. Mit den Handflächen nach unten wiederholen.

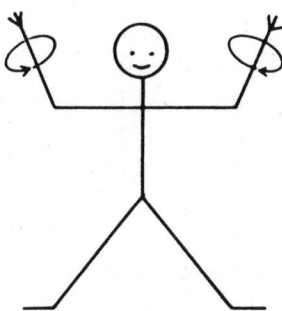

⑬ Stellen Sie sich aufrecht hin. Lassen Sie die rechte Hand am rechten Bein hinabgleiten, während Ihre linke Hand sich nach der Decke streckt. Beugen Sie den Körper nach rechts, und halten Sie die Schultern gerade vor und den Arm gestreckt. Zählen Sie. Nach der anderen Seite wiederholen.

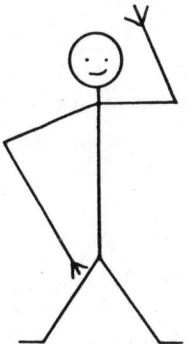

Wir haben beim Gehen und Strecken Wert auf Mäßigung gelegt. Aber wenn es ein besonders schöner Tag ist und Sie Lust haben, lieber zweimal einen Gang von 15 Minuten oder mehr zu machen, tun Sie es auf jeden Fall. Auch wenn Sie mitten am Tag den Drang haben, ein paar Streckübungen zu machen, nur um sich zu entspannen und zu entkrampfen, tun Sie es!

Andere Übungsmöglichkeiten

Wir glauben zwar, daß Gehen die denkbar beste Form der körperlichen Übung ist, aber letztlich ist das am besten, was Sie mit der größten Wahrscheinlichkeit auf Dauer durchhalten. Vielleicht ziehen Sie eine andere Aktivität vor, oder Sie möchten zwischen verschiedenen Arten der Übung abwechseln. Es gibt ja auch Zeiten, da kommt das Gehen wegen schlechten Wetters nicht in Frage.

Auch Schwimmen ist eine ausgezeichnete Form der körperlichen Betätigung. Wie bei jeder Aktivität beginnen Sie mit ein paar Schwimmstößen und steigern sich dann schrittweise auf längere Strecken. Erkundigen Sie sich in Ihrem Schwimmbad, ob Wassergymnastik oder spezielle Kurse angeboten werden, die Ihren Interessen entgegenkommen.

Auch Fahrräder als Hometrainer sind bestens geeignet, Ihren Puls auf die Zielfrequenz hochzutreiben. Sie können eines kaufen oder es in einem Fitneß-Center benutzen.

Andere Trainingsgeräte sind nicht so gut geeignet und sehen besser im Prinzip als in Aktion aus. Manche setzen auch dem Rücken oder anderen Körperpartien unnötig zu. Prüfen Sie vor einem Kauf genau den möglichen Nutzen und Schaden irgendeines Geräts.

Auch hier gilt, daß die beste Übung die ist, die Sie regelmäßig tun.

Danke, daß Sie so geduldig waren und dieses Kapitel gelesen haben. Wenn Sie hinsichtlich körperlicher Betätigung immer noch skeptisch sind, auch in der gemächlichen und angenehmen Weise, die wir beschrieben haben, können wir Sie nur bitten, uns zu vertrauen und es auf einen Versuch ankommen zu lassen. Probieren Sie das Gehen und Strecken einfach einen Monat lang. Das können Sie sicher schaffen. Es ist nur ein Monat, und was haben Sie zu verlieren? Wir sind felsenfest davon überzeugt, daß Sie es nach einem Monat nicht mehr aufgeben wollen. Das Stoffwechsel-Fitßneßtraining wird zu einem Teil Ihres Lebens.

9
Die Stabilisierungsphase

Wir gratulieren! Sie haben die Pfunde und Zentimeter abgeschüttelt und Ihr ersehntes Zielgewicht erreicht. Sie haben sich an unsere Richtlinien der Nahrungsaufnahme und -einschränkung gehalten. Sie haben ein regelmäßiges Trainingsprogramm begonnen, und Sie üben jeden Tag irgendeine Form körperlicher Aktivität aus. Sie haben ein detailliertes Tagebuch über alles, was Sie aßen und tranken und über alle körperlichen Übungen geführt. Es ist anstrengend gewesen, aber es hat sich gelohnt, und nun möchten Sie dafür sorgen, daß Sie das alles nie wieder verlieren.

Ihr Erfolg bei der Stabilisierung verlangt anhaltendes Engagement. Am besten halten Sie sich weiter so streng wie möglich an unsere Diätempfehlungen für diese Phase. Wesentlich ist, daß Sie mit dem Trainingsprogramm fortfahren; im Idealfall sollten Sie täglich etwas für den Körper tun: wenigstens 20 bis 30 Minuten gehen, Fahrrad fahren oder zu Hause Gymnastik treiben. Führen Sie auf jeden Fall Ihr Tagebuch weiter. Die Chancen einer erfolgreichen Stabilisierung und Erhaltung stehen gut für alle, die diese drei Vorschläge befolgen.

Doch bevor Sie beginnen, Ihr augenblickliches Gewicht zu stabilisieren, müssen Sie sicher sein, daß es wirklich das Gewicht ist, mit dem Sie für Ihr weiteres Leben zufrieden sein wollen. Allzuoft beschließen auf Diät gesetzte Personen aufzuhören, bevor sie das Zielgewicht erreichen. Manche sehen in den Spiegel und sagen, das ist »gut genug«. Andere sind im Grunde nicht zufrieden, gehen aber einen Kompromiß mit sich ein. Wieder andere lassen sich von wohlmeinenden Freunden und Verwandten einreden, daß sie mit der Diät aufhören sollten.

Ganz am Anfang des Programms haben Sie sich ein Zielgewicht gesetzt. Wenn es ein realistisches Ziel war, sollten Sie sich nicht überreden lassen, vorzeitig aufzugeben. Personen, die bis zum Zielgewicht durchhalten, können mit größerer Wahrscheinlichkeit ihr neues Gewicht auf Dauer halten.

Daran ist nichts Geheimnisvolles, wie wir schon gesagt haben. Wenn Sie sich mit einem Gewicht zufriedengeben, das sagen wir 10 oder 15 Pfund über dem ursprünglichen Ziel liegt, wird es Ihnen auch nicht schwerfallen, noch ein oder zwei Pfund mehr zu akzeptieren. Im nächsten Monat dann wird es schon ganz in Ordnung sein, noch ein oder zwei Pfund zuzulegen. Im Handumdrehen haben Sie dann Ihr altes Gewicht wieder drauf und vielleicht noch mehr als am Anfang.

Denken Sie also gründlich darüber nach, bevor Sie die Ketose verlassen und mit der Stabilisierung beginnen. Überlegen Sie genau, ob Sie das wiegen wollen, was Sie jetzt wiegen, und ob Sie das Ziel erreicht haben, das Sie von Anfang an im Kopf hatten.

Als Sie diese Diät begannen, hatten Sie vielleicht Ihre Zweifel, ob Sie die Kohlenhydrataufnahme wirklich so streng begrenzen müßten. Sie dachten vielleicht, es wäre nicht unbedingt notwendig, die Anweisungen so genau zu befolgen. Dann merkten Sie, daß Sie die Kohlenhydratzufuhr tatsächlich niedrig halten mußten, um in der Ketose zu bleiben, und daß eine Abweichung von den Richtlinien Sie aus der Ketose brachte.

Erinnern Sie sich daran, wenn Sie in die Periode der Stabilisierung kommen. Unsere Richtlinien haben sich auch hier immer wieder als die wirksamste Methode erwiesen, um diesen Prozeß in den Griff zu bekommen. Sie könnten versucht sein ein bißchen zu mogeln oder auch den Prozeß zu beschleunigen. Tun Sie es nicht. Halten Sie sich an die Anweisungen, und Sie werden den schönsten Erfolg verbuchen.

Der Prozeß der Stabilisierung

Um den Prozeß der Stabilisierung zu verstehen, stellen Sie sich Ihren Körper als ein Reagenzglas vor, in dem Sie als Chemiker versuchen, genau die richtige Lösung zu erzeugen. Sie haben die richtige Lösung, wenn sie von gelb nach grün umschlägt. Sie gießen eine Chemikalie zu einer anderen Chemikalie im Glas, Tropfen für Tropfen, damit Sie genau messen können, wieviel von der ersten Chemikalie Sie brauchen, um zu dem Ergebnis zu kommen. Schließlich kommt der eine Tropfen in einer langen Reihe, der die Reaktion bewirkt und die Farbe umschlagen läßt. Wenn Sie einfach einen ganzen Schuß von der Chemikalie auf einmal hineingegossen hätten, wäre der Farbwechsel eingetreten, ohne daß Sie gemerkt hätten, wieviel über das notwendige Maß hinaus zugefügt wurde. Die Naturwissenschaftler nennen dieses Verfahren des allmählichen Hinzugebens eine Titrier- oder Maßanalyse.

Um Ihr Gewicht zu stabilisieren, damit Sie weder abnehmen noch zunehmen, müssen Sie genau bestimmen, wieviel Nahrung und welche Art von Nahrung Sie Ihrer Kost hinzufügen können. Sie wissen, daß die Diät, die Sie zur Zeit befolgen, dazu führt, daß Sie abnehmen, aber jetzt haben Sie genug abgenommen. Wieviel können Sie mehr essen, bis Sie aufhören abzunehmen und bevor Sie beginnen zuzunehmen? Das kann Ihnen niemand sagen. Jeder Mensch ist anders, und es gibt keine Formel, die Ihnen die genaue Zahl an Kalorien und Gramm Kohlenhydraten mitteilt, die gebraucht werden, um Ihr Gewicht zu stabilisieren und zu erhalten. Also messen wir, das heißt, wir fügen die Nahrung Stückchen für Stückchen, Tropfen für Tropfen hinzu, um exakt zu messen, wieviel und welche Art eine Reaktion hervorruft.

In der ersten Woche der Stabilisierung fügen Sie Ihrem täglichen Speiseplan 5 Gramm Kohlenhydrate und 30 Gramm eiweißreicher Nahrung hinzu. Aus 110 Gramm Hähnchen zum Mittagessen machen Sie zum Beispiel 140. Oder Sie nehmen zum Abendessen 30 Gramm Fisch mehr. Die Auswahl der Kohlenhydrate bleibt Ihnen überlassen, aber nehmen Sie in der ersten Woche die Kohlenhydrate von der Gemüseliste. Es könnte eine halbe Tasse grüne Bohnen, Brokkoli oder Blumenkohl zum Abendessen sein. Vielleicht haben

Sie Lust, im Lauf des Abends eine halbe Artischocke zu zerpflücken. Oder Sie entscheiden sich für ein Gläschen Tomatensaft vor einer Mahlzeit oder am Nachmittag.

Vorausgesetzt, Sie halten Ihr Übungsprogramm ein, können Sie in der ersten Woche der Stabilisierung noch ein oder zwei Pfund abnehmen. Das ist sogar wahrscheinlich. Je nachdem, wie intensiv Ihre körperlichen Übungen sind, die Sie jetzt täglich ausführen, können Sie sogar noch mehr abnehmen. Aber das ist völlig in Ordnung, weil Sie schrittweise mehr essen werden.

Fügen Sie in der zweiten Woche wieder 30 Gramm Eiweißnahrung und 5 Gramm Kohlenhydrate hinzu und noch einmal in der dritten Woche. Während der vierten Woche der Stabilisierung fügen Sie ein letztes Mal 30 Gramm Eiweiß hinzu, um auf tägliche 370 bis 430 Gramm zu kommen. Wie Sie die Portionen verteilen, hängt von Ihren Vorlieben ab. Möchten Sie gern ein größeres Frühstück, etwa ein Stück Fleisch zum Ei? Ist Ihnen eine größere Fleischportion zum Abendessen lieber? Die 370 bis 430 Gramm sind jedoch das Maximum an Protein während der Stabilisierung und zur Erhaltung Ihres Gewichts in den kommenden Jahren.

Diese Menge an Eiweiß, die aus Fleisch, Fisch, Geflügel, Käse und Eiern stammt, ist mehr als genug für den Bedarf Ihres Körpers. Sie liegt genaugenommen noch über der von Wissenschaftlern empfohlenen täglichen Menge. Kein Mensch braucht mehr, unabhängig von körperlicher Aktivität.

Aber entsprechend dem Energieverbrauch, der von Ihrem Maß an körperlicher Betätigung bestimmt wird, könnten Sie durchaus mehr Kalorien benötigen. Also fügen Sie in der vierten und fünften Woche der Stabilisierung eine tägliche Kohlenhydratportion hinzu.

Hier ist die geeignete Stelle, die große Bedeutung einer abwechslungsreichen Ernährung erneut zu unterstreichen. Die Ernährungswissenschaftler stimmen darin überein, wie wichtig die Vielfalt in den einzelnen Nahrungsgruppen ist. Die japanische Regierung fordert in ihren Empfehlungen für die Bevölkerung die Menschen auf, jeden Tag 35 verschiedene Arten von Nahrung zu essen. Die Portionen bleiben dabei natürlich klein, da ein Salat oder Eintopf viele verschiedene Zutaten enthalten kann.

Die zusätzlichen Kohlenhydrate kommen von Obst, Gemüse, Brot, Müsli und Teigwaren. Sie können Obst dazunehmen, indem Sie ein größeres Stück nehmen anstelle einer anderen Sorte; statt einer halben Birne essen Sie vielleicht gern eine ganze.

Eine Nahrungsgruppe haben wir bisher vernachlässigt – die Milchgruppe. Sie dürfen jetzt unbesorgt ein Glas Magermilch oder eine Portion fettfreien oder fettarmen Joghurt zu sich nehmen. Sicher sind diese Molkereiprodukte ein Genuß, und sie liefern viele Nährstoffe, aber da die Kalziumergänzung, die Sie jetzt nehmen, Sie ausreichend mit Kalzium versorgt, besteht hinsichtlich der Ernährung kein zwingender Grund, Molkereiprodukte zu verzehren. Wenn Sie Appetit darauf haben, genießen Sie eine Portion fettfreie Milch oder fettfreien Joghurt in der fünften Woche der Stabilisierung. Dies kann *anstelle* einer Portion Kohlenhydrate oder einer Portion Eiweiß sein, da Milch und Joghurt beides enthalten. Sie müssen auch auf mögliche Geschmackszutaten bei Joghurt achten; die meisten enthalten zusätzlichen Zucker und Früchte, die den Kohlenhydratspiegel erheblich in die Höhe treiben.

Am Ende der fünften Woche der Stabilisierung werden Sie eine große Vielfalt von Nahrungsmitteln aus allen Nahrungsgruppen essen. Die Zahl der Portionen wird ganz von Ihrem individuellen Stoffwechsel abhängen.

Der Stabilisierungsprozeß sollte wenigstens vier bis fünf Wochen dauern, in denen Sie allmählich Kohlenhydrate und Eiweiß zufügen, bis ein stabiler Zustand erreicht ist. Versuchen Sie nicht, den Prozeß zu beschleunigen, indem Sie zwei Kohlenhydratportionen auf einmal hinzufügen. Denken Sie stets an den vorsichtigen Chemiker, und messen Sie entsprechend Ihren besonderen individuellen Bedürfnissen ab.

Sie werden weiterhin alles genau in Ihrem Diättagebuch festhalten wollen. Wer Nahrungsmittel systematisch zufügt und diese Speisen gewissenhaft aufschreibt, wird mit größerer Wahrscheinlichkeit Erfolg haben.

Wieviel Kohlenhydrate werden Sie Ihrer Diät zufügen können? Die Gesamtmenge läßt sich nur in Beziehung zur Masse Ihres mageren Muskelgewebes und zu Ihrem Maß an körperlicher Aktivität voraussagen. Größere Menschen mit stärkeren Knochen und kräftigeren Muskeln können zweifellos mehr Kohlenhydrate verzehren als kleinere Personen. Andererseits ist es durchaus möglich, daß kleinere Personen, die sehr viel trainieren, genausoviel essen können wie größere bewegungsarme Menschen. Aber es gibt unerfreuliche und unerwartete Ausnahmen von den Daumenregeln. Es gibt große, aktive Männer, die feststellen, daß sie sehr wenige Kohlenhydrate zufügen können, und es gibt kleine Frauen, die relativ viel verzehren können, wenn sie erst einmal Fettgewebe verloren haben. Manche Männer und Frauen werden nur bis auf 75 Gramm Kohlenhydrate täglich gehen können, andere bis auf 150. Wieder andere werden, zumindest anfangs, sogar Schwierigkeiten mit nur wenig mehr Kohlenhydraten haben, als sie beim Abnahmeprogramm zu sich nahmen.

Bis jetzt haben wir nur davon gesprochen, die Kost um bestimmte Speisen zu erweitern. Es kann freilich auch ein Punkt kommen, an dem Sie etwas abziehen müssen. Wenn Sie nach zwei oder drei Stabilisierungswochen feststellen, daß Sie anfangen, wieder etwas zuzunehmen, kürzen Sie die Kohlenhydrate. Eine Woche später probieren Sie es wieder mit mehr Kohlenhydraten und kontrollieren, ob Sie zunehmen. Wenn nicht, fahren Sie mit dieser Menge eine weitere Woche fort, bevor Sie die nächste Steigerung der Kohlenhydrate probieren. Wenn Sie immer noch nicht zunehmen, machen Sie so weiter.

Es kann sein, daß Sie vier oder fünf Wochen Stabilisierung hinter sich bringen, ohne ein Pfund zuzunehmen, doch dann schnellt Ihr Gewicht plötzlich nach oben. In diesem Fall werden Ihnen Diättagebuch und Trainingsbericht sehr gelegen kommen. Lesen Sie beide sorgfältig. Vielleicht haben Sie die Kohlenhydrataufnahme stärker erhöht, als Ihnen bewußt war. Vielleicht hat Ihr Übungsprogramm etwas unter einer leichten Erkältung gelitten. Vielleicht haben Sie in einem Restaurant gegessen und nicht gewußt, was alles an Zutaten in dem Menü war. Versuchen Sie, solche veränderlichen Größen auszuschalten, und beobachten Sie, ob die Gewichtszunahme weitergeht. Falls ja, müssen Sie bei den Kohlenhydraten Abstriche machen, vielleicht wieder auf die halbe Birne statt der ganzen als Zwischenmahlzeit zurückkommen. Oder Sie können, was wir vorziehen würden, die Übungen verstärken. Gehen Sie eine Stunde mehr in der Woche. Machen Sie eine Fahrradtour mehr. Nehmen Sie eine weitere Aerobic-Stunde. Bringen Sie den Stoffwechsel auf einen Stand, auf dem Sie diese zusätzliche Nahrung essen können, ohne zuzunehmen.

Einfache Zucker: noch immer das Gift Nummer eins

Der eine Mensch kann während der ganzen Stabilisierungsphase jede Woche Kohlenhydrate und Eiweiß hinzufügen, ohne ein Gramm zuzunehmen. Der andere stellt fest, daß nur eine oder zwei Portionen Kohlenhydrate dazukommen dürfen, ehe er zunimmt. Gewiß gibt es eindeutige genetische Unterschiede unter den Männern und Frauen, auf die wir keinen Einfluß haben. Die Menge der mageren Muskelmasse bestimmt auch die Höhe der Energie, die wirksam verbrannt werden kann. Und selbstverständlich hängt die Zeit, die mit anstrengender körperlicher Betätigung verbracht wird, direkt damit zusammen, wieviel Nahrung insgesamt, einschließlich Kohlenhydraten, ohne Gewichtszunahme gegessen werden kann.

Ein Nahrungsmittel, mit dem fast jeder, der ein Gewichtsproblem hat, seine Schwierigkeiten haben wird, ist einfacher Zucker. Ob in der Verkleidung eines Riegels Schokolade, eines Stücks Kuchen oder Torte oder eines Tellers mit gesüßtem Müsli – einfache Zucker bleiben das Gift Nummer eins für die meisten Menschen, auch wenn sie abgenommen und ein regelmäßiges Übungsprogramm begonnen haben. Gehen Sie dem Zucker aus dem Weg, wo immer es möglich ist. Manchen Menschen fällt das leichter als anderen. Bei einer Patientin, Margaret, verschwanden zum Beispiel die Kopfschmerzen, unter denen sie jahrelang gelitten hatte, ohne den Ursprung zu kennen, nachdem sie keinen Zucker mehr aß. Eine kleine Portion genügte bereits, um den pochenden Schmerz auszulösen. Deshalb aß Margaret nie mehr soviel, daß sie wieder in die Insulinfalle geraten wäre.

Konzentrieren Sie sich auf die vielen, vielen Speisen, die Sie genießen können, ohne befürchten zu müssen, daß die erfolgreich abgeworfenen Pfunde und Zentimeter wiederkommen. Ob es um ein Hauptgericht oder eine Zwischenmahlzeit geht, gibt es viele andere Möglichkeiten, als sich auf Speisen voller Zucker zu stürzen. Wollen Sie *wirklich* riskieren, wegen der kleinen und flüchtigen Freude an einem Stück Konfekt zuzunehmen? Praktisch jeder muß sich damit auseinandersetzen, seiner Gesundheit und seinem Wohlbefinden zuliebe auf das eine oder andere Vergnügen zu verzichten.

Bei der Person, die sich das Rauchen abgewöhnt, wissen wir, daß »nur ein Zug« hin und wieder oder »nur eine« Zigarette nach einem guten Essen am Samstag abend ein Spiel mit dem Feuer ist. Gewiß kann man versucht sein zu glauben, man sei nicht mehr vom Tabak abhängig und könne deshalb ab und zu eine Zigarette genießen. Aber die Wahrheit ist bitter und einfach: Die einzige Möglichkeit, nicht wieder in die Gewohnheit zu verfallen, ist, das Rauchen völlig aufzugeben.

Auf der positiven Seite werden ehemalige Raucher bestätigen, daß die Zeiten, wann es sie nach einer Zigarette verlangt, immer seltener werden, und daß das Verlangen, wenn es dann kommt, zunehmend weniger heftig auftritt. Lassen Sie sich das von einem ehemaligen Kettenraucher sagen. Die Gewohnheit *kann* für immer abgelegt werden.

Das gleiche gilt für einfache Zucker. Der Körper eines Menschen, der einmal Opfer der Insulinfalle war, ist viel anfälliger für die schlimmen Folgen der Insulinresistenz als andere. Auch wenn Sie zur Zeit schlank sind, kann der Insulinspiegel bei dem kleinsten Stück Torte oder Kuchen in die Höhe schnellen. Wir wünschten, es wäre anders, aber es ist nun einmal eine physiologische Tatsache, mit der Sie jetzt und in Zukunft fertig werden müssen.

Viele Fachleute, um einen anderen Vergleich anzuführen, sind heute davon überzeugt, daß Alkoholismus eine Krankheit ist, die genetisch bestimmt sein kann und wenig oder nichts mit der Willenskraft oder Selbstkontrolle eines Menschen zu tun haben muß. Der Körper eines Alkoholikers reagiert auf die Alkoholaufnahme anders als der Körper eines Trinkers aus Geselligkeit, der alkoholische Getränke über Jahre maßvoll konsumieren kann, ohne abhängig zu werden. Wenn der Alkoholiker beschließt, nüchtern zu bleiben, muß er die Wahrheit akzeptieren, daß ein einziges Gläschen zuviel ist. Er muß sich für die totale Enthaltsamkeit entscheiden. Deshalb bezeichnen manche Gruppen den nüchternen Extrinker als »genesenden« und nicht als »genesenen« Alkoholiker. Die Krankheit ist immer vorhanden und bereit, bei der kleinsten Unbesonnenheit erneut auszubrechen.

Es ist eine interessante Feststellung, daß es Alkoholiker gibt, die nie im Leben getrunken haben. Alkoholismus ist eine Krankheit, die einen Reiz braucht, nämlich Alkohol, um zum Ausbruch zu kommen. Wenn jemand also aufgrund seiner genetischen Anlagen Alkoholiker und Mitglied einer religiösen Sekte mit Alkoholverbot ist, etwa ein Mormone oder Siebentageadventist, wird nie an den Tag kommen, daß er nicht fähig ist, Alkohol maßvoll zu trinken. Und das ist gewiß ein Segen.

Das gleiche kann von denen gesagt werden, die eine genetische Anlage haben, nichtinsulinabhängige Diabetiker zu werden. Ohne den Faktor des Übergewichts kommt der Diabetes vielleicht nie zum Vorschein. Im umgekehrten Fall, wenn ein Diabetespatient erfolgreich abnimmt, verschwinden die Symptome des Diabetes häufig vollkommen. Bedeutet das, daß der Diabetes »geheilt« ist? Leider nicht, da die Krankheit bereit ist, erneut aufzutreten, wenn der Patient wieder zunimmt.

Dem Alkoholiker sollte kein Glas die Erniedrigung wert sein, die Alkohol bedeuten kann, und für den ehemals übergewichtigen Menschen sind einfache Zucker, das Gift Nummer eins, die Rückkehr zum Zustand der Fettleibigkeit einfach nicht wert. Im Unterschied zu früheren Rauchern und genesenden Alkoholikern gibt es allerdings einige schlank gewordene Menschen, die sich ab und zu cine Nascherei erlauben dürfen. Manche können vom Nachtisch kosten, ohne gleich einen Teller davon zu verzehren. Gehören Sie zu denen? Können Sie nur *einen Bissen* Kuchen essen? Nur ein kleines Stück Konfekt? Nur ein Plätzchen? Manche sind mit dem kleinen Versucher zufrieden; für andere ist es eine selbstauferlegte Folter, sich mit einer Kostprobe zu quälen, nur um dann dem Drang, mehr davon hinunterzuschlingen, widerstehen zu müssen.

Es kann durchaus vorkommen, daß Sie sich bei einer Gelegenheit

sagen »Hol's der Teufel«, und zu Ihrem Vergnügen etwas essen, was
Sie nicht essen sollten, im vollen Wissen, daß Sie am nächsten Tag
zugenommen haben werden. Sie müssen die Risiken und die Vorteile
gegeneinander abwägen. Aber wenn Sie einmal bei einem besonderen Essen oder einfach wegen der Verlockung eines Eisbechers mit
heißer Karamelsoße aus der Reihe tanzen, müssen Sie es mit offenen
Augen tun. Akzeptieren Sie die Tatsache, daß Sie vermutlich etwas
zunehmen. Aber nehmen Sie sich auch vor, daß Sie sofort zu Ihrer
gesunden Diät zurückkehren.

Die eigentliche Gefahr in dieser Situation ist die Versuchung, zu
sagen, na schön, ich habe ein Pfund zugenommen, also wird es auch
nicht so schlimm sein, wenn ich heute noch ein Pfund zunehme.
Diese Art von Denken kann einen vom geraden und schmalen Weg
abbringen und direkt in die Fettleibigkeit und die Insulinfalle zurück-
führen.

Eine andere und vermutlich ungefährlichere Methode könnte es
sein, für eine Gelegenheit vorzuplanen, bei der Sie Lust bekommen
könnten, über die Stränge zu schlagen. Sagen wir, Sie sind am Samstag abend zu einer Party eingeladen, und Sie werden sich mit den
anderen Gästen am Dessert beteiligen wollen. Wenn Sie das im
voraus wissen, können Sie für die Party »sparen«, indem Sie den
ganzen Freitag und Samstag bis zum Abendessen keine Kohlenhydrate zu sich nehmen. Vielleicht müssen Sie auch noch am Sonntag
auf Stärke verzichten, um Ihre Schlemmerei wettzumachen. Aber
Sie werden dann diese besondere Leckerei unbeschwert genießen
können.

Mit der Zeit akzeptieren die meisten ehemals übergewichtigen
Männer und Frauen die Einschränkungen hinsichtlich ihrer Kost,
ähnlich dem Raucher, der nach einer Weile nur noch selten an eine
Zigarette denkt. Wenn Sie die einfachen Zucker soweit wie möglich
meiden, wird es Ihnen leichter fallen, diesen Geisteszustand zu erreichen. Letzten Endes sind nur Sie selbst in der Lage, festzustellen, was
am besten bei Ihnen wirkt, und danach Ihre Entscheidungen zu
treffen.

Ein neues Selbstbild

Während Sie die Periode der Stabilisierung durchlaufen, konzentrieren Sie sich auf ein neues Selbstbild. Sie sind nicht mehr übergewichtig. Ob Sie es glauben oder nicht, auf die eine oder andere Art haben Sie sich an die Vorstellung gewöhnt, dick zu sein. Sie haben es vielleicht sogar als Vorwand benutzt, das eine zu tun oder das andere zu lassen. Jetzt ist es an der Zeit, ein völlig neues Leben als schlanke Person zu beginnen.

Sehen Sie in den Spiegel, und gönnen Sie sich die Freude an dem neuen Anblick. Seien Sie stolz auf Ihre Leistung, die Sie ganz allein sich selbst zuschreiben dürfen. Sagen Sie es laut heraus: »Ich *liebe* mich, und ich *liebe* meinen neuen Körper.« Jetzt beweisen Sie es, indem Sie nett zu sich sind. Sie verdienen den Lohn für Ihre Anstrengung.

Das ist der Punkt, an dem Sie unser Kapitel 11 über unterstützende Maßnahmen lesen sollten bzw. noch einmal lesen sollten, wenn Sie unserer Empfehlung gefolgt sind und es gleich zu Beginn schon einmal gelesen haben. Denken Sie erneut über die wichtigen Veränderungen im Lebensstil nach, die Sie vornehmen müssen, um für Ihr weiteres Leben schlank zu bleiben. Sie haben soviel abgenommen, wie Sie abnehmen wollten; die Periode der Stabilisierung ist entscheidend, wenn Sie so bleiben wollen.

Es ist wichtig, daß Sie beginnen, an sich als schlanker Mensch zu denken. Wie unterscheidet sich eine schlanke Person von dem Menschen, der Sie waren, bevor Sie abnahmen? Schlanke Menschen scheinen mehr Energie zu haben und aktiver zu sein. Sie haben diese Merkmale vermutlich in letzter Zeit an sich selbst entdeckt; seien Sie nun davon überzeugt, daß es echte Veränderungen sind, und ziehen Sie Ihren Nutzen daraus. Schlanke Männer und Frauen genießen ihre Mahlzeiten, ohne sich zu überessen. Viele Menschen, die ein Gewichtsproblem haben, wirken und handeln oft wenig selbstbewußt; versuchen Sie jetzt, mit gestärktem Selbstvertrauen aufzutreten.

In der Vergangenheit haben Sie sich vielleicht für eine schlanke Person in einem dicken Körper gehalten. Jetzt beginnen Sie vielleicht, sich wie eine dicke Person in einem schlanken Körper zu fühlen. Überlegen Sie, was Sie tun wollten, als Sie dick waren und es nicht tun konnten. Jetzt ist der Zeitpunkt gekommen, Ihr Leben in die Hand zu nehmen und es in vollen Zügen zu genießen.

Es ist manchmal hilfreich, ein paar Fotos von sich heute zu machen und mit denen zu vergleichen, die aufgenommen wurden, als Sie Übergewicht hatten. Beachten Sie den Unterschied. Überzeugen Sie sich, daß Sie wirklich schlank *sind* und daß es alle Anstrengungen wert ist, so zu bleiben.

Die Übungen mögen ganz schön mühevoll gewesen sein, als Sie das Programm begannen. In dem Maß, in dem Sie sich daran gewöhnten, wurde die körperliche Aktivität leichter. Jetzt, wo Sie schlank sind, sind die körperlichen Betätigungen wahrscheinlich ein wichtiges und positives Vergnügen in Ihrem Leben geworden. Genießen Sie die neue Bewegungsfreiheit Ihres Körpers. Verglichen damit, wie Sie sich früher bewegten, schweben Sie jetzt geradezu durchs Zimmer; Ihr Gang ist elegant geworden. Sie spüren Ihre Muskeln und genießen es, die Festigkeit Ihres Körpers zu fühlen.

Gewöhnen Sie sich an die Komplimente, die Sie jetzt über Ihre neue schlanke Erscheinung zu hören bekommen. Lassen Sie sich davon nicht in Verlegenheit bringen. Wenn man Ihnen ein Kompliment macht, können Sie ruhig ehrlich antworten: »Danke. Ich fühle mich auch besser!«

Lassen Sie sich niemals von irgend jemandem einreden, Sie seien zu dünn, wenn Sie sich bei Ihrem derzeitigen Gewicht phantastisch fühlen, besonders wenn es auch das Gewicht ist, das Ihr Arzt empfiehlt. Freunde und Verwandte versuchen möglicherweise, Sie zu überzeugen, daß Sie »mit ein bißchen mehr auf den Rippen« besser aussehen und daß manche Menschen eben einfach ein bißchen schwerer sind. Es gibt Gründe, warum unsere lieben Mitmenschen von unserem Abnehmen nicht unbedingt begeistert sein müssen. Veränderung kann für andere etwas Bedrohliches haben. Man ißt und trinkt gerne in Gesellschaft, und unsere Enthaltsamkeit und Selbstdisziplin kann anderen ein ungutes Gefühl bereiten. Auch Konkurrenzdenken und Eifersucht können Motive sein. Das Mißverständnis, daß »mehr Fleisch auf den Knochen« eine robustere Gesundheit bedeute, mag immer noch durch die Köpfe mancher Leute geistern.

Auf der anderen Seite ist es durchaus sinnvoll, solche Sorgen ernsthaft und aufrichtig abzuwägen, wenn Ihnen anscheinend jeder sagt, Sie seien zu dünn und nähmen zuviel ab. Sehen Sie sich selbst so, wie Sie wirklich sind? Halten Sie Ihr niedriges Gewicht, indem Sie praktisch hungern und sich elend und nervös machen? Fühlen Sie sich gesund? Wenn Sie sich in diesen Punkten beruhigen können, dann lassen Sie sich nicht beirren. Antworten Sie den anderen, daß manche Menschen durchaus ein bißchen schwerer sein können, daß Sie aber nicht zu denen gehören und nie wieder gehören wollen.

Nach fünf, sechs oder maximal acht Wochen haben Sie Ihr Gewicht stabilisiert. Danach beginnt die Erhaltungsphase. Das ist einfach ein anderer Ausdruck für Ihr ganzes weiteres Leben.

Die Stabilisierungsphase auf einen Blick

Erste Woche
Wiegen Sie sich täglich.
Führen Sie Ihr Diättagebuch und Ihren Trainingsbericht weiter. Fügen Sie Ihrer gegenwärtigen täglichen Diät eine Portion Gemüsekohlenhydrate hinzu.
Fügen Sie Ihrer gegenwärtigen täglichen Diät 30 Gramm Eiweiß hinzu, so daß Sie auf insgesamt 250 Gramm für Frauen, 310 Gramm für Männer kommen.
Behalten Sie die täglichen Übungen bei.
Nehmen Sie täglich acht Viertellitergläser Flüssigkeit zu sich.

Zweite Woche
Wiegen Sie sich täglich.
Führen Sie Ihr Diättagebuch und Ihren Trainingsbericht weiter.
Wenn Sie in der ersten Woche weder zugenommen noch abgenommen haben, fügen Sie eine weitere Portion Gemüsekohlenhydrate hinzu. Wenn Sie abgenommen haben, fügen Sie eine Portion Obstkohlenhydrate hinzu.

Fügen Sie 30 Gramm Eiweiß hinzu, so daß Sie auf insgesamt 280
Gramm für Frauen, 340 Gramm für Männer kommen.
Versuchen Sie, sich täglich eine Stunde zu bewegen.
Nehmen Sie täglich acht Viertellitergläser Flüssigkeit zu sich.
Arbeiten Sie am Bild von Ihrem neuen, schlanken Selbst.

Dritte Woche
Wiegen Sie sich täglich.
Führen Sie Ihr Diättagebuch und Ihren Trainingsbericht weiter.
Wenn Sie möchten, können Sie noch einmal 30 Gramm Eiweiß hin-
zufügen, um auf insgesamt 310 Gramm (370 Gramm für Männer) zu
kommen.
Wählen Sie magere Stücke Fleisch, weißes Fleisch bei Geflügel und
Fisch.
Wenn Sie immer noch abnehmen, fügen Sie zwei Portionen Kohlen-
hydrate hinzu. Das kann Obst, Gemüse oder Brot sein.
Wenn Sie Ihr Gewicht halten, fügen Sie eine Kohlenhydratportion
Ihrer Wahl hinzu.
Nehmen Sie täglich acht Viertellitergläser Flüssigkeit zu sich.
Meiden Sie einfache Zucker.

Vierte Woche
Wiegen Sie sich täglich.
Führen Sie Ihr Diättagebuch und Ihren Trainingsbericht weiter.
Fügen Sie weitere 30 Gramm Eiweiß hinzu, wenn Sie möchten.
Sie können sich jetzt der Obergrenze Ihrer Aufnahmemöglichkeit an
Kohlenhydraten nähern. Fügen Sie eine Kohlenhydratportion hinzu.
Wenn Sie zunehmen, lassen Sie sie wieder weg.
Wenn Sie nicht zunehmen, dürfen Sie Ihrer täglichen Diät jetzt einen
Teelöffel Öl hinzufügen.
Setzen Sie Ihre körperlichen Übungen fort.
Nehmen Sie täglich acht Viertellitergläser Flüssigkeit zu sich.

Fünfte Woche
Wiegen Sie sich täglich.
Führen Sie Ihr Diättagebuch und Ihren Trainingsbericht weiter.

Nur wenn Sie jetzt ausgiebig trainieren und fühlen, daß Sie sich die zusätzlichen Kalorien leisten können, fügen Sie Ihrer täglichen Diät eine weitere Kohlenhydratportion hinzu. Achten Sie jeden Tag sehr genau auf die Waage, damit Sie keinesfalls zunehmen.

Wenn Sie möchten, dürfen Sie jetzt ein Glas fettfreie Milch oder einen Becher fettfreien Joghurt anstelle der 30 Gramm Eiweiß und einer Kohlenhydratportion zu sich nehmen.

Nehmen Sie täglich acht Viertellitergläser Flüssigkeit zu sich.

An diesem Punkt nehmen Sie eine vollkommen ausgewogene Kost zu sich und sind in der Lage, alle Nahrungsmittel außer einfachen Zuckern zu essen.

Sechste Woche
Wiegen Sie sich täglich.

Führen Sie Ihr Diättagebuch und Ihren Trainingsbericht weiter.

Wenn Ihr Gewicht weiter schwankt, analysieren Sie sorgfältig Ihr Tagebuch, um festzustellen, was das Zunehmen oder Abnehmen verursachen könnte. Prüfen Sie: 1. körperliche Betätigung, 2. Verzehr von einfachen Zuckern, 3. Fettverzehr, 4. Obstkohlenhydratverzehr, 5. gesamte Kalorienaufnahme. Korrigieren Sie Ihre tägliche Diät entsprechend. Sie können auch Ihre tägliche Übungsaktivität steigern, wenn Sie mehr Kalorien verbrennen müssen.

Nehmen Sie täglich acht Viertellitergläser Flüssigkeit zu sich.

Siebte Woche und alle weiteren
Wiegen Sie sich jeden zweiten Tag.

Fügen Sie Nahrungsmittel hinzu oder ziehen Sie welche ab, wenn es zum Halten des Gewichts notwendig ist.

Bleiben Sie bei einem täglichen Übungsprogramm mit zügigem Gehen, Radfahren, Schwimmen oder Gymnastik.

Nehmen Sie täglich acht Viertellitergläser Flüssigkeit zu sich.

Üben Sie Entspannungstechniken (S. 216 ff.), und arbeiten Sie an der Verbesserung Ihres Selbstbilds.

Freuen Sie sich über Ihren schlanken Körper, und rechnen Sie sich den Erfolg als eigenen Verdienst an!

10
So halten Sie Ihr neues Gewicht

Vermutlich zum erstenmal in Ihrem Leben verstehen Sie, wie Ihr Körper funktioniert. Sie wissen genau, wieviel Sie täglich essen können, ohne zuzunehmen oder abzunehmen. Sie fühlen sich besser aufgrund Ihres Übungsprogramms, und Sie befinden sich mehr im Einklang mit Ihrem Körper. Sie schlafen nachts besser, und Sie wissen, wie Sie sich zu einem guten Nachtschlaf verhelfen. Indem Sie Entspannungstechniken (S. 216 ff.) anwenden, fühlen Sie sich jetzt ruhig und beherrscht. Sie empfinden eine starke Befriedigung, weil Sie wissen, daß Sie mit dem Abnehmen etwas Lohnendes getan haben. Es mag durchaus sein, daß Sie sich noch nie im Leben besser gefühlt haben. Jetzt ist es Zeit, den Grund zu legen, daß Sie sich für Ihr ganzes weiteres Leben genauso wohl fühlen werden.

Wir würden lügen, wenn wir Ihnen erzählten, daß jeder, der nach diesem Programm abnahm, sein Gewicht hielt. Aber wir können versichern, daß jeder, der erfolgreich war, den festen Vorsatz faßte, sich in Zukunft genügend zu lieben, um wirklich auf sein Wohlergehen zu achten. Nun kommt es auf Sie an, sich dieses Versprechen zu geben. Sie müssen absolut sicher sein, sich nicht selbst schaden zu wollen, indem Sie jene Pfunde und Zentimeter wieder zunehmen. Sie verfügen jetzt über das Wissen, daß es funktioniert, und das Kapitel über hilfreiche Strategien nennt Ihnen neue Fertigkeiten, die Sie anwenden können, wenn Ihr Entschluß eine Bekräftigung braucht.

Lange bevor Sie in die Insulinfalle gerieten, die Sie praktisch hilflos gegenüber dem Gewicht machte, begannen Sie, langsam aber sicher zuzunehmen. Ungeachtet der Umstände, und dazu hat jeder eine

Geschichte zu erzählen, war diese Gewichtszunahme am Anfang einem Überschuß an Kalorien und einem Mangel an körperlicher Aktivität zu verdanken. Erst nachdem Sie erheblich an Gewicht zugenommen hatten, schlug sich Ihr endokrines System auf die Seite des Feindes und trug zu den Pfunden und Zentimetern bei. Als das dann passiert war, hatten Sie natürlich keine Kontrolle mehr, und fast jede Diät oder jedes Programm war zum Scheitern verurteilt.

Aber das ist nun alles anders. Sie sind der Insulinfalle entkommen, und es besteht kein Grund, wieder hineinzustolpern. Jede kräftige Gewichtszunahme beginnt mit der Zunahme von eben mal einem Pfund. Es gibt zwei Möglichkeiten, wie Sie verhindern können, daß Sie dieses eine Pfund ansetzen.

Erstens können Sie während der ganzen *Erhaltungsphase* mit dem Programm der letzten Stabilisierungswoche fortfahren. Zählen Sie die Eiweiß- und Kohlenhydratportionen, die Sie jeden Tag essen, trinken Sie ausreichend Wasser, bewegen Sie sich viel und regelmäßig und wiegen Sie sich jeden zweiten Tag, um sicher zu sein, daß Sie nicht wieder zugenommen haben. Diese Methode hat sich bei Hunderten von Männern und Frauen bewährt. Sie wissen, daß Sie bei Ihnen bis zu diesem Punkt gewirkt hat, und das kann sie auch in Zukunft tun.

Zweitens können Sie auch den Weg über eine gesunde Ernährung wählen, von dem die meisten Mediziner und Ernährungswissenschaftler übereinstimmend sagen, daß er die beste Methode sei, um das gewünschte Gewicht auf Dauer zu halten und gleichzeitig den Beginn altersbedingter Krankheiten hinauszuschieben und das Leben zu verlängern. Viele Menschen nehmen ab, ohne sich überhaupt darum zu bemühen, wenn sie ihre Ernährungsweise der Gesundheit zuliebe verändern.

Wie einfacher Zucker das Gift Nummer eins für diejenigen ist, die in der Insulinfalle gefangen sind, ist Fett der Killer Nummer eins, wenn es sich um degenerative Krankheiten wie Herzkrankheit und Krebs handelt. Die Empfehlung für ein längeres, gesünderes Leben ist unmißverständlich: Essen Sie weniger Fett, besonders weniger gesättigte Fettsäuren und weniger Cholesterin. Wenn Sie sich auf eine geringe Fettaufnahme konzentrieren, können Sie zwei Ziele erreichen: das Idealgewicht erhalten (ohne Kalorien zu zählen) und eine optimale Gesundheit erlangen.

Die Erhaltung des gewünschten Gewichts läuft letztlich darauf hinaus, Ihrem Körper gerade genug Nahrung zu geben, damit er sich selbst ernährt. Füttern Sie nur den Körper, den Sie haben möchten. Wenn Sie einem Körper von 150 Pfund genug zu essen geben, um einen Körper von 200 Pfund zu ernähren, ist vorherzusehen, daß Sie bald die 200 Pfund haben. Und wenn Sie einem Körper von 200 Pfund nur soviel geben, wie ein Körper von 150 Pfund zu essen braucht, dann werden Sie auf 150 Pfund kommen. Aber das Abnehmen ist nicht ganz so einfach, das haben Sie in vielen Jahren erfahren. Wenn Sie aufhören, diesen Körper von 200 Pfund zu füttern und ihm nur noch genug für 150 geben, fangen die restlichen 50 Pfund an zu schreien: Wir haben Hunger! Wir haben Hunger! Die Schwierigkeit liegt darin, so lange durchzuhalten, bis die 50 Pfund verschwunden sind. Und wie wir jetzt so gut wissen, macht der Einfluß der Insulinfalle das Abnehmen nahezu unmöglich. Wenn Sie ursprünglich noch mehr als 50 Pfund abnehmen mußten, standen die Erfolgschancen äußerst schlecht.

Doch durch dieses Programm ist alles vergessen und begraben, und Sie haben einen neuen Anfang gemacht. Sie wiegen 140 Pfund oder 110 oder was immer Ihr gewünschtes Zielgewicht sein mag. Sie können nun lernen, nur jene gewünschten Pfunde zu füttern. Sie werden vielleicht einwenden, daß Sie es mit Kalorienzählen schon probiert haben und daß dies eine bedrückende und frustrierende Art zu leben sein kann. Hier können wir Ihnen nur zustimmen. Es gibt aber eine bessere Methode.

Achten Sie auf die Fettaufnahme

Die bessere Methode läuft darauf hinaus, daß Sie wissen, wieviel Fett Sie täglich essen. Wir haben schon erwähnt, daß die Wissenschaftler Ihnen dringend raten, nicht mehr als 20 oder 30 Prozent der Kalorien als Fett zu essen. Diesen Rat geben Ernährungswissenschaftler, Diätberater, medizinische Einrichtungen und Regierungsbehörden. Aber

was besagt das alles für die tägliche Lebensführung? Wie könnte man
in ein Restaurant oder einen Supermarkt gehen und 20 Prozent Fett
verlangen? Auch wenn wir diese Empfehlung für die Gesundheit
beherzigen möchten, wäre es alles andere als leicht, und wir müßten
bald aufgeben.

Wir wollen Ihnen nun einen einfachen Weg zeigen, wie Sie Ihre
Fettaufnahme von 20 Prozent bestimmen und einhalten können.
Wenn wir unsere Formel erklären, werden Sie noch deutlicher verstehen, warum körperliche Betätigung so wesentlich für die Gesundheit
und das gewünschte Gewicht ist. Erinnern Sie sich, daß die magere
Körpermasse oder das Muskelgewebe der Motor des Körpers ist und
nur solches Gewebe Energie in Form von Kalorien verbrennt. Während Sie Ihr Trainingsprogramm fortsetzen, bilden Sie mehr magere
Körpermasse aus, um Kalorien wirksam zu verbrennen.

Ein bewegungsarmer Mann braucht nur 13 Kilokalorien, um ein
Pfund seines Körpergewichts zu erhalten. Wenn er seine körperliche
Aktivität auf den Stand anhebt, den wir in diesem Buch immer
wieder empfehlen, treibt er seinen Kalorienbedarf erheblich in die
Höhe. Er wird dann fast 17 Kilokalorien benötigen, um ein Pfund
Gewicht zu erhalten. Ein Frauenkörper enthält, auch bei Idealgewicht, einen höheren Prozentsatz an Fett, und Frauen benötigen
deshalb weniger Kalorien, um ihr Gewicht zu halten. Bei einer bewe-
gungsarmen Frau werden 11 Kilokalorien ein Pfund Gewicht erhalten; die aktive Frau verbrennt 14 Kilokalorien oder mehr je Pfund. Je
geringer der Anteil des Körperfetts und je höher der Anteil des mageren Muskelgewebes ist, desto mehr Kalorien werden verbrannt. Und
je umfangreicher das Trainingsprogramm ist, desto mehr Kalorien
werden verbrannt.

Das lästige Wort »Kalorie« sind Sie vielleicht schon leid, aber bald
können Sie es ganz vergessen. Im Augenblick wollen wir es jedoch
für ein paar Rechenaufgaben verwenden. Wir nehmen zwei Beispiele,
einen Mann und eine Frau, und nehmen an, daß beide sich maßvoll
bis ausgiebig körperlich betätigen, nachdem sie die Abnahmephase
dieses Programms abgeschlossen haben. Unser Mann möchte sein
Gewicht bei 140 Pfund halten, und unsere Frau möchte ihre 110
Pfund halten. Der Mann braucht knapp 17 Kilokalorien je Pfund, die

Frau 14. Die Gesamtkalorienzahl am Tag beträgt demnach 2380 Kilokalorien für den Mann und für die Frau 1540 Kilokalorien.

$$140 \text{ Pfund} \times 17 \text{ kcal/Pfund} = 2380 \text{ kcal/Tag}$$
$$110 \text{ Pfund} \times 14 \text{ kcal/Pfund} = 1540 \text{ kcal/Tag}$$

Wieviel Fett brauchen nun unser Mann und unsere Frau am Tag? Wir möchten, daß beide 20 Prozent der gesamten Kalorien als Fett zu sich nehmen. Wir multiplizieren also die gesamten Kalorien mit 0,20 und erhalten 476 Kilokalorien als Fett für den Mann und 308 Kilokalorien für die Frau.

$$2380 \text{ kcal gesamt} \times 0,20 = 476 \text{ kcal als Fett}$$
$$1540 \text{ kcal gesamt} \times 0,20 = 308 \text{ kcal als Fett}$$

Aber wie können wir nun daraus ableiten, was 476 oder 308 Kilokalorien an Fett bedeuten? Wie können die beiden auf leichte Art das Fett kontrollieren? Wir wissen, daß 1 Gramm Fett 9 Kilokalorien liefert. Wir können also leicht ausrechnen, wieviel Gramm Fett täglich gegessen werden sollten, indem wir die täglich als Fett verzehrten Kalorien durch 9 (die Zahl der Kilokalorien je Gramm) teilen. Bei dem Mann kommt man auf 53 Gramm Fett und bei der Frau auf 34.

$$476 \text{ kcal} : 9 \text{ kcal/Gramm} = 53 \text{ Gramm Fett}$$
$$308 \text{ kcal} : 9 \text{ kcal/Gramm} = 34 \text{ Gramm Fett}$$

Wenn der Mann 53 Gramm Fett täglich zu sich nimmt, ißt er 476 Kilokalorien in Form von Fett. Wenn er sich einfach an diese Menge Fett hält, ist es höchst unwahrscheinlich, daß er bei einem ausgewogenen Speiseplan aus guten Nahrungsmitteln mehr als 2380 Kilokalorien am Tag verzehren kann. Das gleiche gilt für die Frau, die 34 Gramm Fett ißt.

Als nächstes müssen wir uns über den Fettanteil in der Kost klarwerden. Wieviel sind 53 oder 34 Gramm Fett? Die Antwort können Sie im Supermarkt finden. Auf vielen Produkten sehen Sie eine Aufstellung der Menge an Eiweiß, Kohlenhydraten und Fett, wie in dem

Kapitel über Ernährung besprochen. Nach einer gewissen Zeit wissen Sie auswendig, wieviel Fett in diesen Produkten ist. Sie wissen auch, welche Marken Sie kaufen müssen, um so wenig Fett wie möglich zu bekommen.

Es gibt allerdings auch Lebensmittel, die ohne die Nährwerttabelle angeboten werden, etwa Frischfleisch, Fisch und Geflügel sowie andere frische Produkte. Deshalb haben wir den Fettgehalt vieler Nahrungsmittel zusammen mit anderen Nährwertangaben in der Tabelle im Anhang aufgeführt. Nehmen Sie sich etwas Zeit für diese Tabelle, und machen Sie sich mit den Lebensmitteln vertraut, die Sie normalerweise essen. Sehen Sie nach, was sie tatsächlich an Fett, Eiweiß und Kohlenhydraten enthalten. Wir schlagen nicht vor, daß Sie die Liste auswendig lernen sollen; wenn Sie nur ab und zu einen Blick daraufwerfen, bekommen Sie bald ein besseres Gefühl dafür, wieviel Fett die Speisen, die Sie essen, enthalten.

Würden Sie einen bunt schillernden Trank hinunterstürzen, den Ihnen ein Fremder reicht, ohne zu fragen, was darin ist? Vermutlich nicht. Warum fragen Sie also nicht, was in den Speisen ist, die Sie essen? Ebenso wie der schillernde Trank ein tödliches Gift sein kann, enthalten manche Speisen im Supermarkt gefährliche Mengen des Gifts Nummer eins (einfache Zucker) und des Killers Nummer eins (Fett).

Die Gramm-Zählmethode wurde zuerst in der *8-Wochen-Cholesterinkur* als Methode entwickelt, um den Cholesterinspiegel von Männern und Frauen mit erhöhtem Risiko der Herzkrankheit zu senken. Viele Personen, die das Programm durchführten, entdeckten zu ihrer freudigen Überraschung, daß sie abnahmen, wenn sie das Programm mit einigen überschüssigen Pfunden begannen. Andere, die kein Übergewicht hatten, freuten sich darüber, daß sie größere Mengen als vorher essen konnten. Hunderte von Briefen bestätigten uns, wie günstig sich das Programm auf die Gewichtsabnahme und -erhaltung auswirkte, obwohl es ursprünglich auf die Kontrolle des Cholesterinspiegels zugeschnitten worden war.

Diese Feststellung dürfte einen freilich nicht überraschen, wenn man bedenkt, wieviel Kalorien von Fett stammen. Wie erwähnt, enthält jedes Gramm Fett 9 Kilokalorien, während jedes Gramm

Eiweiß oder Kohlenhydrate 4 enthält. Wir haben betont, daß es wichtig ist, während der ganzen Abnahmephase dieses Programms magere Stücke von Fleisch, Fisch und Geflügel zu wählen. Wenn Sie eine solche Auswahl treffen, heißt das, daß Sie das Fett einschränken. Sie haben also im Grunde zwei Programme gleichzeitig befolgt. Wir können garantieren, daß Sie zusätzlich zur Gewichtsabnahme einen beträchtlichen Rückgang des Cholesterinspiegels erfahren haben. Wenn das kein schöner Bonus ist!

Selbstverständlich darf man nicht annehmen, daß die Begrenzung der Fettmenge in der Kost einem erlaubt, bei einfachen Kohlenhydraten wie den Zuckern über die Stränge zu schlagen. Die einfachen Zucker bleiben das Gift Nummer eins, wenn es um die Gewichtskontrolle geht. Aber zum Glück schließen sich die beiden Ziele, nämlich unmäßige Mengen von Zucker *und* Fett zu vermeiden, nicht gegenseitig aus.

Werfen Sie einen Blick auf die Nahrungsmittel auf der Tabelle im Anhang, und Sie sehen, wie viele Speisen, die viel einfache Zucker enthalten, auch sehr fettreich sind. Wenn Sie Plätzchen, Torten, Kuchen, Eis und Schokolade einschränken oder ganz streichen, entfernen Sie sowohl Zucker als auch Fett aus Ihrer Kost. Übergewichtige Männer und Frauen haben nicht nur Bonbons gelutscht, um ihr Verlangen nach Süßem zu stillen. Sie und viele andere, wenn nicht die meisten unter uns, haben die tödliche Kombination der zwei schlimmsten Komponenten in unserer Nahrung genossen – Fett und Zucker.

Alkoholverzehr

Ob man über die Gesundheit oder über das Abnehmen spricht, man kommt unumgänglich auf Alkohol. Während des Abnehmens und der Stabilisierung empfehlen wir, auf alkoholische Getränke ganz zu verzichten. An den Kalorien, die sie zur Kost beitragen, führt kein Weg vorbei, und wenn man die Kalorien stark einschränkt, bleibt für Alkohol kein Platz.

Aber an diesem Punkt angekommen, möchten Sie vielleicht nicht mehr ganz ohne Alkohol auskommen. Betrachten wir zunächst einmal die gesundheitlichen Aspekte des Trinkens. Gewiß besteht ein erhebliches Risiko, zum Alkoholiker zu werden. Bei Alkoholikern und schweren Trinkern zahlt die Leber einen hohen Preis. Die meisten Todesfälle infolge von Lebererkrankungen können auf Alkoholmißbrauch zurückgeführt werden. Es steht außer Frage, daß schwangere Frauen Alkohol meiden sollten, um eine Schädigung des Fötus auszuschließen. Manche Patienten dürfen aus medizinischen Gründen nicht trinken, etwa bei Hepatitis.

Andererseits ist ein maßvoller Alkoholgenuß in unserer Gesellschaft und in vielen anderen Ländern und Kulturen allgemein anerkannt. Es gibt sogar Statistiken, daß maßvolles Trinken mit längerem Leben verbunden sein kann. Ein spezifisches Beispiel ist, daß der Spiegel der schützenden HDL-Form des Cholesterins bei Trinkern höher ist als bei Nichttrinkern und Trinker somit bis zu einem gewissen Grad einen Schutz vor Herzkrankheit haben. Der Begriff, auf den es hier ankommt, ist »maßvolles« Trinken.

Aber kann man Alkohol trinken und das gewünschte Gewicht halten? Offenbar lautet die Antwort ja, da Millionen von Menschen es erfolgreich tun. Aber alkoholische Getränke sind kalorienreich, und es sind »leere« Kalorien, die keinen Nutzen hinsichtlich der Ernährung haben. Alkohol nähert sich, was die Kalorien betrifft, mehr dem Fett als den Kohlenhydraten. Er enthält etwa 7 Kilokalorien je Gramm, liegt also irgendwo zwischen Fett und Kohlenhydraten. (Der Kaloriengehalt alkoholischer Getränke ist in der Tabelle im Anhang aufgeführt.)

Maßvolles Trinken wird im allgemeinen als ein bis zwei Drinks am Tag definiert. Das könnte ein Cocktail vor dem Abendessen sein oder ein oder zwei Glas Bier oder Wein zum Essen. Mehr als das kann sich nicht nur aufgrund der zusätzlichen Kalorien negativ auf das Gewicht auswirken, sondern auch durch eine verminderte Wachsamkeit gegenüber Knabbersachen, die häufig gerade dann bereitstehen, wenn auch Gelegenheit zum Trinken ist. Was als ein paar Erdnüsse beginnt, endet damit, daß man eine ganze Schale davon verspeist. Es ist kein Zufall, daß einem in Lokalen gesalzene Erdnüsse und Salzbrezeln angeboten werden; das Salz erzeugt Durst, der mit weiteren

Getränken gelöscht wird, zu denen man wieder knabbert und so weiter und so fort.

Wir müssen auch leider mit dem Gedanken an den alkoholischen Schlummertrunk aufräumen. Alkohol ist keinesfalls ein gutes Schlafmittel. Alkohol vor dem Schlafengehen führt leicht zu einer unruhigen Nacht, zu unterbrochenen Tiefschlafzyklen und einer erhöhten Wahrscheinlichkeit, mitten in der Nacht aufzuwachen und nicht mehr einschlafen zu können. Das gleiche gilt für den Gebrauch von Alkohol als Betäubungsmittel gegen die Widrigkeiten des Lebens an sich. Statt dieses Schlummertrunks machen Sie besser einen Spaziergang in zügigem Tempo, nehmen ein heißes Bad und lesen ein gutes Buch, um die Nerven zu beruhigen und die Produktion des beruhigenden Serotonins in Gang zu bringen.

Wieviel Sie wirklich regelmäßig trinken können, hängt von Ihrem persönlichen Stoffwechsel ab. Die Frau, die nur 100 Pfund wiegen möchte und sich so gut wie nicht körperlich betätigt, wird sich kaum einen einzigen Drink genehmigen können, ohne zuzunehmen. Der Mann, der regelmäßig im Fitneß-Center trainiert, täglich ein paar Kilometer joggt und 180 Pfund an hauptsächlich magerem Gewebe wiegt, wird jeden Abend vor dem Essen einen Martini trinken können, ohne ein einziges Gramm zuzunehmen.

Betrachten Sie die Hinzunahme von Alkohol zur Ernährung genauso, wie Sie während der Stabilisierung mit Eiweiß und Kohlenhydraten umgegangen sind. Genehmigen Sie sich in den nächsten Tagen einen oder zwei Drinks am Abend, und prüfen Sie die Folgen auf der Waage nach. Wenn Sie mit diesen Alkoholkalorien bei gleichbleibenden Nahrungskalorien zunehmen, müssen Sie sich einschränken. Vielleicht stellen Sie fest, daß ein Drink täglich Ihr Maß ist. Oder vielleicht trinken Sie lieber jeden zweiten Tag zwei Drinks. Wie bei anderen Nahrungsmitteln müssen Sie durch Zugeben und Weglassen die Menge ermitteln, die Sie vertragen können, ohne zuzunehmen. Die 100 Pfund wiegende Frau, die feststellt, daß sie schon bei einem Drink zunimmt, kommt vielleicht auf die Idee, die zusätzlichen Kalorien durch vermehrte körperliche Aktivität wettzumachen.

Auf keinen Fall sollten Sie jedoch Alkohol an die Stelle anderer Speisen setzen. Alkohol bringt hinsichtlich der Ernährung überhaupt

nichts und sollte nicht gegen Nahrungsmittel ausgetauscht werden.
Der Ratschlag für die 100 Pfund schwere Frau gilt für alle, die merken, daß die Alkoholmenge, die sie gern trinken würden, nicht mit
dem gewünschten Gewicht vereinbar ist: Schaffen Sie sich mehr
Bewegung, um diese überschüssigen Kalorien zu verbrennen.

Und wenn Sie trotz allem wieder zunehmen?

Erinnern Sie sich an Ihre ersten Versuche mit dem Fahrrad? So hart-
näckig Sie auch übten, Sie fielen doch immer wieder um. Und das,
obwohl Sie auf alle guten Ratschläge hörten. Aber was passierte,
wenn Sie hingefallen waren? Sie standen sofort auf und probierten es
erneut. Schließlich klappte es, und Sie fragten sich, was denn daran so
schwer gewesen war.

So sehr wir hoffen, daß Sie nicht stürzen, wenn es um die Erhaltung
Ihres Gewichts geht, besteht die Möglichkeit, daß es passiert. Wir
reden nicht von den ein oder zwei Pfund, die Sie nach einem Schlem-
merwochenende oder einem besonderen Essen mehr auf die Waage
bringen. Solche kleinen Abweichungen können Sie einfach korrigieren, indem Sie Kohlenhydrate und Alkohol etwas einschränken, bis
Ihr Gewicht wieder normal ist. Wenn Sie sich gewissenhaft jeden
zweiten Tag wiegen, werden Sie im allgemeinen nicht mehr als ein,
zwei Pfund zunehmen, und das bekommen Sie leicht herunter, da Sie
jetzt wissen, wie Ihr Körper in bezug auf Nahrung und körperliche
Betätigung funktioniert.

Solche Episoden von einem oder zwei Pfund mehr sind nur Ausrutscher und keine Stürze. Wir wollen uns jetzt aber mit den richtigen
Stürzen befassen, wenn Sie nämlich Ihr Versprechen, nicht wieder
zuzunehmen, völlig in den Wind geschrieben haben.

Heute mögen Sie den Kopf schütteln und sagen: »Niemals! Mir
passiert das nicht. Ich habe mich so sehr angestrengt, mein Gewicht
loszuwerden, und ich werde nie wieder zunehmen!« Wir hoffen, daß
Sie recht behalten, und es gibt keinen Anlaß, daran zu zweifeln. Viele
Menschen haben ihre Gewichtsabnahme über Jahre gehalten.

Aber es kann passieren, daß man zunimmt. Das kann die Folge

eines wesentlichen Einschnitts sein, etwa einer Ehescheidung, des Verlusts der Arbeitsstelle oder einer tiefen Enttäuschung. Die Gründe sind nicht so entscheidend wie die daraus resultierende Gewichtszunahme. Und diese Zunahme ist nicht so entscheidend wie der Entschluß, den Sie möglichst schnell fassen sollten, dieses überschüssige Gewicht wieder loszuwerden. Sie sind gestürzt, und jetzt ist es Zeit, sofort wieder auf die Beine zu kommen.

Wir teilen die erneute Zunahme in zwei Kategorien ein: 1. Sie haben das abgenommene Gewicht ganz oder zum großen Teil wieder zugelegt. 2. Sie haben 5 bis 10 Pfund zugenommen, mehr jedenfalls, als leicht durch kleine Einschränkungen beim Essen oder verstärkte körperliche Betätigung wettgemacht werden könnte. In beiden Fällen sind Sie wieder in die Insulinresistenz und in die Insulin- oder Stoffwechselfalle gerutscht, und Sie müssen Ihr endokrines System wieder in Ordnung bringen.

Wenn Sie wieder zunehmen, kehrt das bekannte alte Syndrom zurück: Depression, Wasser- und Natriumspeicherung, schlechter Schlaf und die Unfähigkeit, allein durch Einschränkung der Kalorien abzunehmen (auch wenn der Fettgehalt Ihrer Kost auf dem Stand ist, den Sie für Ihr gewünschtes Gewicht haben sollten). Je länger Sie in diesem Zustand der Insulinresistenz verharren, desto schwieriger wird es, den Prozeß umzukehren und das endokrine Gleichgewicht in Ihrem Körper wiederherzustellen. Je schneller Sie also Ihre Verpflichtung erneuern, desto besser.

Ob Sie in die Kategorie 1 oder 2 fallen, die Lösung heißt, wieder in den Zustand der Ketose zu kommen, indem Sie die Kohlenhydrate streng auf weniger als 40 Gramm beschränken. Glauben Sie nicht, daß Sie alles Notwendige wissen, nur weil Sie es schon einmal gemacht haben, und daß Sie das ganze Programm noch im Kopf haben. Fangen Sie ganz von vorn an. Lesen Sie *alle* Kapitel noch einmal, und beginnen Sie das Programm, als hätten Sie es nicht schon einmal getan. Jedes Kapitel enthält eine Lektion für Sie. Es ist Zeit, wieder auf das regelmäßige Trainingsprogramm zurückzukommen. Es ist notwendig, die Lektionen über die Nahrungsmengen zu wiederholen, damit Sie wissen, wieviel Sie täglich bei strenger Einschränkung der Kohlenhydrate essen können.

Wenn Sie sich fangen, nachdem Sie erst 10 oder 15 Pfund und noch nicht das gesamte abgenommene Gewicht zugenommen haben, müssen Sie sich dennoch an das Programm halten, als müßten Sie 100 Pfund abnehmen. Und unabhängig von dem Gewicht, das Sie nun abnehmen müssen, können Sie sich darauf verlassen, daß dieses Programm Sie schneller und zuverlässiger als jede andere Methode zum Zielgewicht zurückbringt.

Wieder beginnen Sie, ein Diättagebuch zu führen, in das Sie sorgfältig alles, was Sie am Tag essen und trinken, und den Umfang Ihrer körperlichen Betätigung eintragen. Schreiben Sie das Gewicht auf, das Sie sich zum Ziel setzen, und die täglichen Veränderungen, während Sie sich dem gewünschten Gewicht nähern.

Nehmen Sie keine Abkürzungen. Dieses Programm ist der schnellste mögliche Weg, um sicher abzunehmen. Jede denkbare Abkürzung, etwa auf das Tagebuch zu verzichten oder die Entspannungstechniken auszulassen, wird den Plan torpedieren.

Holen Sie das Tagebuch vom ersten Mal vor, als Sie abnahmen, und vergleichen Sie die Notizen. Es wird Ihnen helfen, wenn Sie über den Fortschritt nachlesen, den Sie damals machten, und sowohl die schwierigen Zeiten als auch die Erfolge, die Sie damals aufschrieben, erneut durchleben.

Aber wichtiger als alles andere ist, daß Sie sich mit dem auseinandersetzen, was Sie von Ihrem Versprechen abgebracht hat. Was war der Auslöser, daß Sie sich nicht mehr leiden konnten? Warum ließen Sie die Gewichtszunahme zu?

Eine Zunahme von beträchtlichem Ausmaß ist nicht einfach auf ein Stück Geburtstagstorte oder eine Party mit allen ihren Versuchungen zurückzuführen. Sie haben nicht deshalb zugenommen, weil das Essen so gut war, daß Sie sich einfach nicht bremsen konnten. Sie wissen ganz genau, daß keine Speise auf der Welt an das Glücksgefühl heranreicht, das Sie empfanden, als Sie das gewünschte Gewicht hatten und sich so wunderbar fühlten.

Machen Sie sich also gleich wieder an das Kapitel 11 über stützende Maßnahmen. Lesen Sie es immer wieder durch. Stellen Sie sich vor den Spiegel, und sagen Sie sich, daß Sie sich lieben, obwohl Sie Ihrem Körper das angetan haben. Sie sind dieselbe Person, die es beim ersten Mal verdiente abzunehmen, und Sie verdienen es genauso jetzt, diese Extrapfunde loszuwerden.

Warten Sie nicht, wir wiederholen es, *warten Sie nicht,* bis das emotionale oder finanzielle Tief, das die Zunahme verursacht hat, vorbei ist, bevor Sie sich um Gewichtsabnahme und -erhaltung kümmern. Nehmen Sie das nicht als Entschuldigung. Versuchen Sie, die Situation von außen zu sehen. Würden Sie dem liebsten Menschen in Ihrem Leben Ihre volle Liebe und Aufmerksamkeit vorenthalten, bis irgendwelche Probleme vorbei sind? Würden Sie Ihrem Kind sagen, Sie könnten es nicht liebhaben, könnten nichts für es tun, bis sich die Bedingungen gewandelt hätten? Natürlich nicht. Warum also verweigern Sie der Person die Liebe, die Sie am meisten auf der Welt lieben sollten: SICH SELBST?

Wenn Sie zur Zeit größere Schwierigkeiten in Ihrer Lebensführung erleben, könnten Sie durchaus auch fachmännischen Beistand suchen. Es ist nie ein Zeichen der Schwäche, wenn man um Hilfe bittet. Eine derartige Hilfe kann manches erleichtern, sowohl das Abnehmen als auch die Überwindung der augenblicklichen Hürden.

Sagen Sie sich, daß Sie sich vergeben. Gönnen Sie sich etwas Besonderes: eine Massage, eine Maniküre, eine Pediküre, einfach um sich zu beweisen, wie wichtig es Ihnen ist. Sie sind es wert. Sie sind die Mühe wert, wieder mit diesem Programm auf den richtigen Weg zu kommen. Sie haben es einmal geschafft, und Sie können es wieder schaffen.

Wir haben allerdings ein Wort der Warnung. Sie müssen sich darüber im klaren sein, daß es beim zweiten Mal und bei folgenden Malen schwieriger sein kann, in die Ketose zu kommen. Es ist, als hätten Sie den Trick bei dem Drachen, der die Insulinfalle bewacht, schon einmal probiert und er falle nun auf Ihre List nicht mehr herein. Das heißt nicht, daß es unmöglich ist, wieder in die Ketose zu kommen, nur wird es etwas schwieriger sein. Wenn Sie das im voraus wissen, sollten Sie mit der eventuellen Enttäuschung fertig werden.

Bleiben Sie dabei. Bald werden Sie sich im Spiegel betrachten und sagen: »Herzlichen Glückwunsch zu deiner Gewichtsabnahme!« Jetzt ist der Augenblick, erneut zu geloben, das neue Gewicht auf Dauer beizubehalten. Wie es für den Menschen gilt, der das Rauchen aufgibt oder aufhört, zu trinken oder Drogen zu nehmen, kommt es nicht darauf an, wie oft Sie ausgerutscht oder gestürzt sind, sondern es zählt das eine Mal, bei dem Sie endlich dauerhaften Erfolg hatten. Der ehemalige Raucher und der genesende Alkoholiker denken an nichts anderes als ihre augenblickliche Freiheit von der Sucht. Jetzt, wo Sie Ihr gewünschtes Gewicht haben, genießen Sie Ihren Erfolg und Ihre Gesundheit. Sie haben es geschafft, und Sie sind froh. Wir gratulieren!

Während Sie diese Seiten lesen, meinen Sie vielleicht, das sei alles sehr kompliziert und es würde Ihnen schwerfallen, alle Elemente wie Fett, Kohlenhydrate, Eiweiß, Alkohol und Bewegung zu beachten, um das gewünschte Gewicht auf Dauer zu behalten. Wir können Ihnen – wie jedem, der sich auf ein neues Abenteuer einläßt – nur die ermutigenden Worte anbieten, daß es Ihnen bald zur zweiten Natur wird. Denken Sie an die Zeit zurück, als Sie lernten, radzufahren, auf Skiern einen Hang hinunterzurutschen oder ein Auto durch den Verkehr zu steuern. Ihr Lehrer sagte Ihnen, Sie müßten mehrere Dinge gleichzeitig tun, und Sie dachten damals, das sei unmöglich. Aber Sie blieben beharrlich dabei, und Sie lernten und hatten Erfolg. Sie werden bei der Erhaltung Ihres Gewichts den gleichen Erfolg haben.

11
Stützende Maßnahmen
und hilfreiche Strategien

Ob Sie schon immer eher schwer gewesen sind oder erst in späteren Jahren zugenommen haben – das Essen hat nur zum Teil zu Ihrem Übergewicht beigetragen. Wer glaubt, daß nur das Festhalten an einer Diät die ungewollten Pfunde dauerhaft verschwinden ließe, wird mit Sicherheit scheitern. Die einzige Möglichkeit für einen bleibenden Erfolg ist, daß Sie auch Ihre Lebensweise auf sinnvolle Weise neu organisieren. So wirksam die Stoffwechseldiät ist, bleibt das Programm doch unvollständig – und schwer zu befolgen –, wenn man die Lebensweise nicht mitverändert.

Sie mögen davon überzeugt sein, daß das Essen, nicht Lebensstil oder Verhalten, Ihr Problem ist. Wenn es nur um zwei oder drei Pfund zuviel geht, haben Sie vermutlich recht. Selbst Zunahmen von fünf bis zehn Pfund, etwa nach einem langen Urlaub oder über die Feiertage, können häufig bewältigt werden, wenn man nur ausreichend motiviert ist. Doch so sehr wir uns wünschen, es wäre nicht so, bleibt eine wissenschaftliche Tatsache bestehen: Überschüssiges Gewicht ist ein langfristiges Ergebnis von zu vielen Kalorien und zu wenig körperlicher Betätigung. Und wenn diese Pfunde als Fettgewebe bleiben und Sie weiter zunehmen, kommen die Probleme des endokrinen Systems dazu. Wenn eine Person erst einmal weitgehend insulinresistent geworden ist, wird das Abnehmen schwierig, wenn nicht unmöglich, besonders wenn es von Dauer sein soll. Wenn jemand zunimmt, läßt seine körperliche Aktivität häufig noch weiter nach. Ißt man die falschen Speisen zur falschen Zeit aus falschen Gründen, schließt sich die Insulinfalle noch fester. Nahrungsmittel

und Diät müssen folglich als Teil des gesamten Lebensstils gesehen
werden.

Sich selbst mögen – und sein Leben ändern

Sicher muß man sein Verhalten ändern, um langfristig Erfolg zu
haben, und viele Kniffe und Methoden zur Verhaltensänderung, über
die wir in Zeitschriften lesen, sind nützlich. Aber als ersten und
grundlegenden Schritt zur Verbesserung Ihres Lebensstils müssen Sie
vermutlich Ihre Haltung ändern.

Zunächst geht es bei Ihrer Einstellung zum Leben um das Lieben.
Mögen Sie sich wirklich? Genügend, um das Allerbeste für sich zu
wünschen? Genügend, um alle Anstrengungen auf sich zu nehmen,
um das Allerbeste für sich zu bekommen?

Wenn Sie auf diese Fragen mit ja antworten, wie ist es dann möglich, daß Sie bereit waren, die Extrapfunde herumzuschleppen, die
Sie daran hindern, das Leben voll zu genießen, und die das Leben
sogar bedrohen? Wenn Sie mit nein geantwortet haben, dann trauen
Sie sich vielleicht nicht genug zu, um sich zu mögen. Denn Sie haben
doch schließlich dieses Buch begonnen. Vermutlich mögen Sie sich
und haben die Fähigkeit dazu, aber wie wir uns gegenüber denen, die
uns lieb sind, nicht immer nett verhalten, so wissen wir auch nicht
immer, *wie* wir uns voll und ganz lieben sollen. Es kann schwierig
sein, sich selbst zu lieben, wenn die Welt einen wegen des Übergewichts zu verurteilen scheint. Sogar Eltern, die nicht selbst übergewichtig sind, tadeln die Kinder wegen der überflüssigen Pfunde. Und
jeder Blick in den Spiegel bestätigt anscheinend die Ansichten der
Welt: Wie kann ich mich selbst mögen, wenn ich so aussehe?

Hier ist der Punkt, an dem Sie sich versprechen müssen, sich
bedingungslos zu lieben. Wir sind nicht so naiv zu glauben, Sie
brauchten nur den Beschluß zu fassen, und schon würde es gesche-
hen wie ein Blitz aus heiterem Himmel. Es kann ja einige Jahre
gedauert haben, bis Sie die Liebe zu sich verloren hatten, und so mag
es noch einmal eine Weile dauern, bis Sie wieder zu der Liebe zurück-
finden. Es gab einmal eine Zeit, als Sie sich ganz und bedingungslos

liebten. Als Kinder hatten wir alle eine angeborene Selbstliebe. Wir mußten lernen, uns nicht zu lieben. Und jetzt ist die Zeit gekommen, diese kindliche Liebe wiederzugewinnen.

Wie ein Eheberater einem zankenden Ehepaar raten könnte, sich erneut kennenzulernen und sich an die Dinge zu erinnern, die es damals zusammengeführt hatten, raten wir Ihnen, den Versuch zu machen, zu erfahren, was für ein toller Mensch Sie in Wirklichkeit sind. Sie sind nicht bloß in Ordnung. Sie sind wunderbar!

Nehmen Sie sich jetzt gleich einen Augenblick Zeit, und schreiben Sie einige besonders angenehme Dinge über sich auf. Vielleicht sind Sie ehrlich, zuverlässig und pflichtbewußt. Mag sein, Sie sind ganz besonders gern für andere da. Sie könnten auch beruflich erfolgreich sein. Denken Sie an die körperlichen Merkmale, für die Sie irgendwann einmal Komplimente bekommen haben. Ihr Haar. Ihre Augen. Ihre Haut. Fast jeder Mensch hat wenigstens einen oder zwei schöne Züge. Haben Sie Ihre ganz vergessen?

Warum betrachten Sie, auch wenn es Ihnen leichter fällt, an Ihre Mängel zu denken, Ihr mangelhaftes Ich nicht mit dem gleichen Mitgefühl, das Sie für die anderen Menschen, die Sie lieben, übrig haben? Erwarten Sie von ihnen, perfekt zu sein? Entziehen Sie ihnen Liebe, wenn sie es nicht sind? Sie sind wirklich liebenswert. Sie müssen nicht perfekt sein, um Liebe zu verdienen. Sich ohne Bedingungen zu lieben bedeutet nicht, es dann zu tun, wenn Sie erst jene Pfunde verloren haben, sondern heute. Nicht erst, wenn Sie Ihre Beförderung erhalten, sondern heute. Nicht erst, wenn Sie Menschen finden, die Ihnen sagen, sie liebten Sie, sondern heute. Es gibt keinen Grund, zurückhaltend oder ängstlich zu sein; lieben Sie sich vorbehaltlos.

Als nächstes beweisen Sie es sich, indem Sie ein paar schöne Dinge für sich tun. Gehen Sie in eine Buchhandlung und kaufen Sie das Buch, das Sie schon lange lesen wollten. Machen Sie sich einen Kinonachmittag. Nehmen Sie frische Blumen aus dem Blumenladen mit nach Hause. Machen Sie eine feste Gewohnheit daraus, jede Woche etwas besonders Schönes für sich zu tun. Und jeden Tag erlauben Sie sich mindestens eine Geste der Wertschätzung. Jeder Mensch hört es gern, wenn jemand sagt: »Ich liebe dich.« Beginnen

Sie, das täglich zu sich zu sagen, nicht nur in Worten, auch in Taten. Schauen Sie in den Spiegel und sagen Sie: »Ich liebe dich wirklich«, und als jemand, der aufrichtig geliebt wird, möchten Sie das Beste für sich.

Einen Beitrag zu dem Besten, das Sie für sich tun möchten, leisten Sie auch, wenn Sie sich verpflichten, unbedingt an diesem Programm festzuhalten. Keine Umkehr oder Suche nach Ausreden dieses Mal. Sie wissen, daß Sie in guten ärztlichen Händen sind und daß dies das denkbar beste Programm ist. Sie möchten doch auch nicht, daß ein Mensch, den Sie lieben, einem erhöhten Krankheitsrisiko ausgesetzt ist. Ein verringertes Gewicht vermindert dieses Risiko. Sie möchten, daß ein Mensch, den Sie lieben, lange lebt, und dieses Programm kann lebensverlängernd wirken. Und Sie möchten, daß Menschen, die Sie lieben, sich wohl fühlen und voller Energie sind.

Wie können Sie sicherstellen, daß Sie fest bei diesem Programm bleiben? Sie brauchen mehr als Willenskraft; Sie brauchen Beistand, um Selbstdisziplin zu entwickeln. Sie könnten sich in eine Klinik begeben und Ihre Lebensgewohnheiten und Ihre Diät von anderen kontrollieren lassen. Sie würden ganz gewiß abnehmen, aber wenn Sie keine Techniken lernen, um dies zu einer dauerhaften Änderung des Lebensstils zu machen, würden Sie wahrscheinlich bald wieder zunehmen.

Sie haben schon den ersten Schritt getan, Ihren Lebensstil zu ändern, indem Sie sich vorgenommen haben, sich zu lieben, und Sie glauben an die Eignung dieses Programms, Ihnen beim Abnehmen zu helfen. Es gibt einige weitere Veränderungen des Verhaltens, die den Erfolg vergrößern werden. Aber dabei geht es nicht nur darum, Techniken zu lernen; vielmehr müssen Sie sich verpflichten, Dinge zu tun, die Ihnen helfen, schädliche Gewohnheiten zu beseitigen, die zu Ihrem Übergewicht beigetragen haben. Wir sprechen jetzt nicht von Tricks, etwa kleinere Teller zu benutzen, damit das Essen nach mehr aussieht. Wir denken an neue Methoden, mit Ihrer Welt und der Nahrung in dieser Welt umzugehen. Sie können unmöglich alle negativen Verhaltensweisen in Ihrem Leben an einem Tag ändern, auch nicht in einer Woche oder einem Monat. Lassen Sie sich die Zeit, die nötig ist, um einige wirklich tiefgreifende Veränderungen vorzunehmen. Lesen Sie dieses Kapitel immer wieder, bis Sie es völlig verinnerlicht haben.

Denken Sie ein paar Minuten über die Gründe nach, warum Sie in diesem Augenblick Ihres Lebens abnehmen wollen. Diese Gründe können sehr wichtige Quellen der Inspiration sein, wenn das Programm schwierig zu sein scheint. Eine gute Methode, sich auf Ihre persönliche Motivation zum Erreichen und Erhalten des gewünschten Gewichts zu konzentrieren, ist das Nachdenken darüber, in welcherWeise sich Ihr Leben verändern wird, wenn Sie es schaffen.

Legen Sie eine Liste an, wie sich Ihr Leben ändern soll oder, wenn Sie Ihr Zielgewicht haben, wie es sich schon geändert hat. Schreiben Sie Ihre Empfindungen auf, und sehen Sie dann von Zeit zu Zeit Ihre Notizen durch. Sie werden feststellen, daß Sie damit Ihre Entschlossenheit stärken, denn so erinnern Sie sich nicht nur an Ihre Gründe, sondern sehen auch mit Genugtuung, wie die vorausgesagten Veränderungen wahr werden.

Die Veränderungen, mit denen Sie rechnen können, betreffen eine Reihe von Bereichen, die mehr oder weniger wichtig für Sie sind. Wir geben Ihnen einige Hinweise, aber fügen Sie nach Belieben weitere hinzu, oder schreiben Sie Ihre eigene Liste.

Veränderungen in der persönlichen Entwicklung

_____

_____

_____

_____

_____

Veränderungen im Selbstwertgefühl

_____

_____

_____

_____

Veränderungen in der Gesundheit

_____

_____

_____

_____

Veränderungen im Beruf

_____

_____

_____

_____

Veränderungen im persönlichen Umgang

_____

_____

_____

_____

Machen Sie sich Ihre Ziele klar

Die Erwartung von Veränderungen ist Ihre Motivation, Ihre Gewichtsziele zu verwirklichen. Sehen wir uns an, was diese Ziele sein könnten. Setzen Sie sich realistische Ziele. Sie dürfen nicht damit rechnen, ein Mannequin oder Dressman zu werden (es sei denn, Sie waren es, bevor Sie zugenommen hatten), aber Sie haben dennoch klare Ziele. Fast alle erfolgreichen Menschen setzen sich klar umrissene und erreichbare Ziele, um Träume Wirklichkeit werden zu lassen. Wenn Sie das Licht am Ende des Tunnels sehen, können Sie Ihre Anstrengungen noch besser konzentrieren und beginnen, Ihren Erfolg Schritt für Schritt zu messen.

Vergleichen wir es mit einem akademischen Grad. Er ist das Ziel jedes Abiturienten, der zum erstenmal die Universität betritt. Aber um dieses Ziel zu erreichen, muß er zuerst einige wichtige Etappenziele erreichen, etwa einen Kurs absolvieren, eine Prüfung bestehen, eine wissenschaftliche Arbeit schreiben und so weiter. Ein Blick auf den Berg an Büchern, Referaten und Prüfungen, die ein Student in den kommenden Jahren bewältigen muß, könnte jeden Studienanfänger dazu bringen, auf der Stelle kehrtzumachen. Statt dessen macht sich unser Student an die Bücher und Aufgaben für dieses erste Semester und dann immer weiter. Wenn er dabeibleibt, absolviert er seine Proseminare, Zwischenprüfungen, Hauptseminare bis zum Examen. Ohne Fleiß kein Preis, wie das Sprichwort sagt.

Was ist Ihr allgemeines Ziel? Wie viele Pfunde möchten Sie abnehmen? Setzen Sie sich ein realistisches, erreichbares Ziel. Vielleicht das Gewicht, das Sie in der Schule hatten. Oder bevor Sie Ihr erstes Kind bekamen. Oder bevor Ihr Beruf Ihre ganze Zeit schluckte.

Bei diesem Programm geht es nicht nur um die Gewichtsabnahme. Sie werden auch einen schrittweisen, aber sicheren Rückgang Ihrer Maße erreichen. Auch zu Zeiten, wenn die Pfunde anscheinend nicht so zu verschwinden scheinen, wie Sie hofften, werden die Zentimeter weniger.

Bevor Sie mit dem Programm beginnen, nehmen Sie sich ein paar Minuten, um Ihren Körper zu messen. Schreiben Sie die Maße auf, die Pfunde wie die Zentimeter (siehe nachstehende Tabelle). Geben

Datum	kg	Taille	Hüfte	Ober-schenkel	Waden	Ober-arme	Brust

Sie das Datum an. Dann notieren Sie regelmäßig Ihre Fortschritte. Jetzt sind Sie soweit, sich zu vergegenwärtigen, wie Sie bald aussehen werden. Schließen Sie die Augen und sehen Sie sich mit weniger Pfunden und Zentimetern. Stellen Sie das Bild schärfer ein, indem Sie sich im Geist einkleiden. Tragen Sie einen Anzug, bequeme Hosen und Pullover, einen Badeanzug? Stehen Sie im Büro oder am Strand? Entspricht das Bild Ihrer Erscheinung vor einigen Jahren?

Wenn Sie einmal das Gewicht hatten, das Sie jetzt erreichen möchten, können Sie Ihrem geistigen Bild nachhelfen, indem Sie ein Foto aus der Zeit betrachten, als Sie das gewünschte Gewicht hatten. Wenn Sie keine passenden Fotos mehr haben, blättern Sie ein paar Zeitschriften durch, bis Sie ein Bild von jemandem finden, nach dem Sie sich richten könnten. Aber bleiben Sie auf dem Boden der Tatsachen: Die Bilder in *Playboy* oder *Vogue* taugen dafür nicht. Konzentrieren Sie sich auf das Bild von sich selbst. Brennen Sie es in Ihr Bewußtsein ein als eines der wesentlichen Ziele für die Zukunft und eine der wichtigsten Anstrengungen heute. An jedem Tag in den kommenden Wochen werden Sie sich dieses Bild vor Augen rufen, und jede Woche werden Sie diesem geistigen Bild ähnlicher.

Als Zeichen Ihres festen Willens, das Zielgewicht zu erreichen und zu erhalten, sollten Sie nach dem Abnehmen Kleidungsstücke in Übergrößen einfach weggeben. Läßt man große Kleidung im Schrank hängen, fordert man geradezu zur erneuten Gewichtszunahme auf. Wenn man das tut, sagt man praktisch, daß das Idealgewicht nur vorübergehend ist und daß man darauf eingestellt ist, wieder zu dem alten Gewicht zurückzukehren. Jackie Gleason hatte immer drei volle Kleiderschränke gleichzeitig – mit großen, mittleren und schlanken Größen. Er hatte zu keiner Zeit eine echte Hoffnung, sein Gewicht niedrig zu halten.

Einige unter den Personen, die die größten Erfolge beim Abnehmen hatten, ließen ihre Kleidung vom Schneider schrittweise enger machen. Andere, die es sich leisten können, kaufen neue Kleidung, um der sich verändernden Figur Rechnung zu tragen. Keiner ließ die alten Größen im Schrank hängen.

Sie haben sich fest vorgenommen abzunehmen, und diesmal meinen Sie es ernst. Wenn Sie sich gerade an der Universität eingeschrieben hätten, würden Sie es Ihren Freunden und Verwandten mitteilen. Erzählen Sie Ihnen also jetzt, daß Sie beschlossen haben, mit Hilfe dieses Buchs und seines Programms das Gewicht loszuwerden, das Ihr Leben bisher so sehr beeinträchtigt hat. Sagen Sie es ihnen in selbstbewußtem, positivem Ton.

Sie erreichen sehr viel damit, daß Sie diese Art Erklärung gegenüber allen in Ihrer Umgebung abgeben. Wenn Sie ihnen jetzt sagen, daß Sie bestimmte Speisen in Zukunft nicht mehr essen, werden sie später nicht überrascht sein. Sie kommen dann nicht in Versuchung, dieses Leibgericht essen zu müssen, das Ihre Mutter oder Freundin »extra für Sie« gekocht oder gebacken hat. Wenn sie auf ihren Versuchungen bestehen, erinnern Sie sie daran, wie Sie sie klar und deutlich informiert haben, daß Sie diese Speisen nicht mehr essen.

Sie werden dadurch auch Brücken hinter sich abreißen, und es gibt kein Zurück mehr. Sie haben Ihren Freunden und Verwandten mitgeteilt, daß Sie auf einer geregelten und vorhersagbaren Grundlage abnehmen. Also müssen Sie nun auch Ihr Versprechen einlösen. Aber vergessen Sie nicht, daß Sie es sind, nicht die anderen, für den oder die das Versprechen wirklich zählt.

Wenn Sie Ihre Ankündigung machen, sichern Sie sich die Hilfe und Unterstützung aller in Ihrer Umgebung. Wir alle brauchen allen Beistand, den wir bekommen können, besonders wenn es um ganz wichtige Vorhaben geht. Und wenn es sich um das Abnehmen dreht, können Freunde und Verwandte Ihre Bemühungen tatsächlich nachhaltiger sabotieren als alle Fernseh- und Illustriertenwerbung, die Sie sich vorstellen können. Wir empfehlen Ihnen weiter unten in diesem Kapitel einige Verteidigungsstrategien gegen solche Sabotageakte. Aber die anderen haben es gern, wenn man sie um Hilfe bittet, und wenn sie spüren, daß sie einen wertvollen Beitrag leisten können, arbeiten sie oft eifrig mit.

Haben Sie in Ihrem Freundeskreis jemanden, der ebenfalls abnehmen möchte? Vielleicht können Sie einen kleinen Selbsthilfekreis gründen, der dieses Programm gemeinsam durchführt. Ein paar Bekannte, mit denen Sie gemeinsam abnehmen, können Ihnen helfen, manche härteren Momente der Versuchung und Frustration durchzustehen. Manch einer der größeren Erfolge mit diesem Programm ist von Patienten errungen worden, die das Programm mit anderen zusammen befolgt haben.

Aber passen Sie auf die Kehrseite der Medaille auf. Wenn Ihre Bekannten sich nicht genauso ernsthaft wie Sie auf das Programm festlegen, können sie ein Hindernis für Ihren Erfolg werden. Wenn Ihre Bekannten die Diät für eine Schachtel Pralinen und ein Stück Käsekuchen aufgegeben haben, könnten sie durchaus versuchen, Sie ebenfalls vom Programm abzubringen. Sie könnten es Ihnen schwerer machen, und Sabotage ist das letzte, was Sie brauchen.

Körperliche Aktivität

Was Sie auf jeden Fall brauchen, ist körperliche Aktivität. Wir haben im Kapitel 8 Übungen besprochen, aber hier reden wir von körperlicher Betätigung als Teil der Lebensweise. Es geht um die Bewegung. Manche übergewichtigen Personen haben es zur regelrechten Kunst entwickelt, alle Bewegungen außer den absolut notwendigen zu meiden. Sie kurven so lange herum, bis sie direkt vor der Ladentür einen Parkplatz finden, anstatt eine Ecke weiter zu parken und zu Fuß dorthin zu gehen. Sie nehmen Aufzüge und Rolltreppen, anstatt eine Treppe hochzusteigen. Sie bestellen nach einem Versandkatalog, anstatt zum Einkaufen in ein Geschäft zu gehen. Sie benutzen die Fernbedienung, um auf einen anderen Fernsehkanal zu schalten, anstatt sich vom Sessel zu erheben. Sie verwenden Fertiggerichte, anstatt ein Essen selbst zuzubereiten.

Das Ergebnis solchen Bewegungsmangels ist, daß der kalorienverbrennende Motor abschaltet. Bei so geringer Aktivität der Muskeln lagert der Körper die hereinkommenden Brennstoffe eher ein, als sie zu verbrauchen. Diese Person verzehrt also nicht nur mehr Kalorien, als hinsichtlich des Energiebedarfs notwendig wäre, sondern der Stoffwechsel des Körpers verlangsamt sich auch, wodurch der Kalorienbedarf weiter sinkt. Nehmen Sie zu dieser Verlangsamung des Stoffwechsels die Entstehung einer Insulinresistenz und die sie begleitende Salz- und Wasserspeicherung hinzu, und Sie

haben einen unausweichlichen und fortschreitenden Zustand der
Fettleibigkeit.

Zusätzlich zu Ihrem täglichen Trainingsprogramm (wie in Kapitel
8 beschrieben) möchten wir, daß Sie in Ihr ganz gewöhnliches All-
tagsleben mehr Bewegung bringen. Aber tun Sie es nicht nur, weil wir
es Ihnen sagen; tun Sie es, weil Sie sich lieben. Wenn Sie das nächste-
mal Gelegenheit haben, eine Treppe zu benutzen, tun Sie es. Wenn
Sie wieder einkaufen oder zu einer Verabredung gehen, parken Sie Ihr
Auto mindestens eine Straße weit von der Tür entfernt. Und vergrößern Sie die Entfernung mit der Zeit noch ein wenig.

Die moderne Technik hat uns eine Reihe bequemer arbeitssparen-
der Geräte beschert. Fangen Sie an, sie abzuschalten. Gehen Sie
wieder zur altmodischen Art über. Schneiden Sie das Gemüse mit der
Hand, anstatt die Küchenmaschine zu benutzen, wenn Sie das Essen
für die Familie kochen. Mähen Sie den Rasen mit dem Handmäher
anstatt mit dem elektrischen. Jedes kleine bißchen trägt dazu bei,
Kalorien zu verbrennen und das Stoffwechseltempo Ihres Körpers zu
steigern. Als die Sekretärinnen elektrische Schreibmaschinen anstelle der mechanischen bekamen, nahmen die Frauen durchweg zu,
wie eine vor vielen Jahren durchgeführte Untersuchung ergab. Man
sollte nicht meinen, wieviel so eine Kleinigkeit ausmacht. Aber wir
sagen es noch einmal: Jedes kleine bißchen hilft oder schadet.

Entspannungstechniken

Während wir einerseits wünschen, daß Sie körperlich aktiver werden, möchten wir andererseits auch, daß Sie sich besser und häufiger
entspannen. Das ist im Grunde kein Widerspruch. Eine ausgeruhte
Person greift nicht so leicht nach etwas zum Essen. Eine ausgeruhte
Person schläft besser und wacht erfrischt auf, um einen weiteren Tag
körperlich aktiv zu sein. Aber ebenso wie übergewichtige Menschen
häufig vergessen haben, wie man trainiert, haben sie auch das wohl-
tuende Entspannen verlernt.

Der Mensch, der Bewegungsmangel zu einer hohen Kunst entwickelt hat, mag glauben, nichts zu tun *sei* eine Art Entspannung.

Aber dazusitzen und mit Hilfe der Fernbedienung fernzusehen fördert nicht unbedingt einen entspannten, ruhigen Zustand; das genaue Gegenteil ist häufig der Fall, da Aktivität die Muskeln lockert (= entspannt).

Am entgegengesetzten Ende finden wir die Person, die unaufhörlich arbeitet und zum Entspannen »keine Zeit hat«. Aber es ist immer Zeit vorhanden, um eine Kalorienbombe vom Imbißstand zu holen oder sich über einen Verkehrsstau aufzuregen oder drei Martinis vor dem Essen zu trinken, um sich zu beruhigen.

In beiden Fällen brauchen Sie etwas Zeit, bis Sie einige Techniken gelernt haben, um Ihre Entspannungsperioden in Hinblick auf Abnehmen und Lebensfreude im allgemeinen produktiver zu machen. Noch einmal: Der erste Schritt ist, sich darauf festzulegen, an jedem einzelnen Tag irgendwelche Entspannungstechniken anzuwenden. Wir verwenden den Begriff »Entspannungstechniken«, um zu unterstreichen, das das, was wir empfehlen, mehr ist als Nichtstun. Sie müssen eine gewisse konzentrierte Energie darauf verwenden, völlig entspannt zu sein.

Wie bei den Übungen, muß eine Art der Entspannung, die bei der einen Person gut wirkt, nicht unbedingt geeignet für eine andere sein. Manche Entspannungstechniken können allein geübt werden, während andere in der Gruppe stattfinden, und manche Arten erfordern ein bestimmtes Zubehör. Der Schlüssel zum Erfolg ist, daß Sie etwas finden, das bei Ihnen funktioniert und das Sie regelmäßig tun können und anwenden werden.

Viele stellen am Anfang fest, daß sie für Hilfe dankbar sind. Für sie kann ein Kurs in autogenem Training, Yoga oder Meditation nützlich sein. Heute werden solche Kurse praktisch in jeder Stadt angeboten. Sehen Sie im Programm Ihrer örtlichen Volkshochschule nach, oder erkundigen Sie sich in Fitneßclubs, Kurbädern und dergleichen. Autogenes Training kann Ihnen auch Ihr Arzt verschreiben.

Yoga ist ein System bestimmter Körperhaltungen, die Sie befähigen, sich auf das Entspannen von Geist und Körper zu konzentrieren. Es bringt Sie in Einklang mit Ihrem Körper, besonders nach möglicherweise jahrelanger Untätigkeit, und trägt dazu bei, unbenutzte Gelenke geschmeidig zu machen. Sobald die Techniken erlernt sind, können Yogaübungen zu Hause, im Büro oder im Urlaub gemacht werden. Man kann aber auch weiter Kurse besuchen, um die Unterstützung der Gruppe zu behalten.

Auch Meditationskurse vermitteln Techniken, mit denen man sich besser darauf konzentrieren kann, Geist und Körper in einen Zustand entspannten Bewußtseins zu bringen. Eine Art der Meditation wird als Biofeedback bezeichnet. Dabei kann zum Beispiel ein Gerät benutzt werden, das Ihre Hautreaktionen mißt (auf ähnliche Weise wie ein Lügendetektor), um den Zustand Ihrer Nervosität oder Entspannung zu ermitteln. Um das Prinzip auf einer einfachen Ebene anzuwenden, kann man ein Fieberthermometer fest in die Hand nehmen und die Temperatur ablesen. Eine niedrige Temperatur weist auf Streß hin, während eine höhere Anzeige, um 30 Grad Celsius oder höher, für Entspannung spricht. Wenn man sich dann bewußt auf die Anhebung der Temperatur konzentriert, vertieft sich der Entspannungszustand. Biofeedback-Geräte helfen einem, jene Konzentration herbeizuführen. Man schafft eine konstante Stimmung, auf die sich die Gedanken fixieren, was den Geist von ablenkenden Gedanken befreit.

Die meisten unter uns sind nicht in der Lage, es lange ohne negative Gedanken und Gefühle auszuhalten. Aber mit der Zeit können wir, besonders mit Hilfe von Entspannungstechniken, unsere Fähigkeit verbessern, uns auf eine angenehme Vorstellung oder eine neutrale Stimmung zu konzentrieren, um uns zu entspannen.

Wenn Sie Ihre Entspannungsübungen lieber auf eigene Faust beginnen wollen, können Ihnen einige Vorschläge dabei helfen. Wählen Sie einen Ort, an dem Sie 10 bis 15 Minuten ungestört allein sein können. Das kann bedeuten, daß Sie den Telefonhörer eine Weile neben das Telefon legen oder die Sekretärin bitten, keine Gespräche durchzustellen. Es kann auch notwendig sein, daß Sie in ein anderes Zimmer gehen, sich in die Garage oder in das geparkte Auto setzen.

Dunkeln Sie Ihre Umgebung nach Möglichkeit ab. Möglicherweise stellen Sie fest, daß eine bestimmte Art Musik Ihnen helfen kann, nicht an die täglichen Probleme zu denken. Die sogenannte New-Age-Musik ist besonders auf diese Wirkung zugeschnitten. Solche Musik mit ihren Gitarrenklängen, Harfenakkorden und elektronischen Klangeffekten wirkt erholsam. Sie können solche Musik auch gut mit Kopfhörern hören. Dann schließen Sie die Augen und beschwören eine angenehme Vorstellung oder Erinnerung herauf – eine Imagination.

Die Wirksamkeit solcher Imaginationen hat sich als erstaunlich nützlich erwiesen, einen großen Teil der Außenwelt auszuschließen. In manchen Fällen kann ein Helfer – ein Lehrer, Gruppenleiter, Therapeut oder auch ein Freund – die Imagination lenken, indem er eine Geschichte erzählt, die Sie auf eine bestimmte Szene einstimmt und die Szene durch die Beschreibung erstehen läßt. Vielleicht wird es eine geführte Wanderung auf einem Pfad durch den Wald oder ein Spaziergang am Strand sein. Details der Landschaft, die verstreuten Kiefernzapfen oder das auf den Strand gespülte Treibholz, werden vor Augen geführt, während der Zuhörer die Gedanken vollkommen auf diese Szene richtet.

Solche gelenkten Imaginationen, die auch auf Tonkassetten erhältlich sind, sind von Krebsspezialisten angewandt worden, um Patienten zu helfen, die chemotherapeutisch behandelt werden. Durch die Konzentration auf eine beruhigende, friedliche Szene kann der Patient die negativen Gefühle ausschalten, die mit der Injektion des Mittels verbunden sind. Häufig kann die Übelkeit, die von der Chemotherapie ausgelöst wird, durch gelenkte Imagination beseitigt werden.

Probieren Sie es mit der Imagination, und beginnen Sie, einige Augenblicke Ihres Tages auszusparen, um sich damit zu entspannen. Sie werden merken, daß Ihre Fähigkeiten durch die Übung wachsen. Mit der Zeit wird es Ihnen gelingen, sich an die Plätze Ihrer Wahl zu versetzen: einen Strand, einen Park, einen Wald oder eine Wüste. Beschreiben Sie für sich alle Elemente des Bilds, als beschrieben Sie es einem Blinden. In Ihre tägliche Routine eingebaut, kann die Kunst der Entspannung durch solche Formen der Meditation Ihre Bemühungen abzunehmen unterstützen.

Sie können sogar noch einen Schritt weitergehen und sich in eine Imagination vertiefen, die mit Ihrem Gewicht zu tun hat. Zeichnen Sie im Geist ein Bild von sich, wie Sie aussehen möchten. Kommen Sie täglich auf dieses geistige Bild zurück, vergleichen Sie es mit

Ihrem augenblicklichen Gewicht und stellen Sie fest, wie die Pfunde und Zentimeter verschwinden. Viele Patienten haben solche Imaginationen als erstaunlich wirksam empfunden und viel mehr Erfolg beim Abnehmen gehabt als andere, die diese Technik nicht angewandt haben.

Wie die körperliche Betätigung sollten auch die Entspannungsübungen nicht auf eine bestimmte Zeit am Tag beschränkt bleiben. Versuchen Sie, häufig kurze Zeitabschnitte zu finden, in denen Sie sich entspannen können. Wenn Sie im Berufsverkehr im Stau stekken, konzentrieren Sie sich auf angenehme Gedanken, lassen Sie entspannende Musik laufen und bemühen Sie sich, wegen der Verzögerung nicht gereizt zu werden. Wenn man Sie bei einer Verabredung warten läßt, ärgern Sie sich nicht, und schauen Sie nicht ständig auf die Uhr. Nutzen Sie statt dessen die Zeit, um die Augen zu schließen und sich zu entspannen. Oder nehmen Sie sich irgendeine leichte Lektüre vor, damit die Zeit auf erfreuliche Weise vorbeigeht.

Veränderungen im Eßverhalten

Ein Schlüssel zur dauerhaften Abnahme besteht darin, Ihren Lebenshorizont und Ihre Interessen zu erweitern, damit Sie seltener in Situationen kommen, die zu Ihrem derzeitigen übergewichtigen Zustand beigetragen haben. Damit meinen wir, daß Sie mit Essen zusammenhängende Situationen durch solche ersetzen, die mit Essen nichts zu tun haben. Anstatt ständig etwas zu knabbern, während Sie fernsehen, beschäftigen Sie sich zum Beispiel lieber mit etwas, wozu Sie die Hände brauchen. Es ist schwer, nach Kartoffelchips zu angeln, während Sie stricken oder ein Schiff in der Flasche bauen. Solche Hobbys schließen nicht nur die Versuchung zum Naschen oder Knabbern aus, sondern helfen Ihnen auch, in einen entspannten Zustand zu kommen. Anstatt den gesellschaftlichen Verkehr um das Essen herum zu arrangieren, machen Sie andere Pläne mit Bekannten, etwa einen Spaziergang im Botanischen Garten oder einen Ausflug an den Strand.

Sie können Ihre sämtlichen Eßgewohnheiten nur genau unter die

Lupe nehmen, wenn Sie ein strenges Diättagebuch führen. Schreiben Sie alles auf, was Sie in den Mund nehmen, Essen und Trinken, auch das Getränk, mit dem Sie ein Medikament oder Vitamine hinunterspülen. Halten Sie die Tageszeit fest, wo Sie sind, wenn Sie etwas zu sich nehmen, und die Umstände. Sie könnten zum Beispiel anmerken, daß Sie etwas aßen oder tranken, weil Sie gerade eine schlechte Nachricht erhielten oder weil Sie einen Trost für irgendwelche Frustrationen brauchten. Machen Sie die Eintragungen jeden Tag, und führen Sie das Tagebuch nicht nur einen Tag oder eine Woche, sondern während der Monate, in denen Sie abnehmen und lernen, Ihr neues Gewicht und die neue Figur auf Dauer zu halten.

Als nächstes denken Sie ein wenig voraus. Wenn Sie zu einer Party gehen müssen, wissen Sie, daß Essen und Trinken angeboten werden und daß Freunde und Verwandte Sie drängen werden, »bloß ein bißchen« zu nehmen. Planen Sie im voraus für diesen Fall. Was sagen Sie darauf? Wie wollen Sie Ihre Hände beschäftigt halten? Wenn man Sie fragt, was Sie trinken möchten, ist es nicht nötig, mit mürrischer Miene ein Glas Wasser zu bestellen. Statt dessen bitten Sie um ein Perrier auf Eis mit einem Stück Zitrone. Ihre Haltung und die Art des Drinks können einen Riesenunterschied bedeuten.

Tragen Sie Ihre Siege in das Diättagebuch ein. Blättern Sie hin und wieder im Tagebuch zurück, damit Sie sehen, wieviel leichter es geworden ist, beim Programm zu bleiben. Eintragungen am Anfang geben vielleicht Schwierigkeiten wieder, die einige Wochen später keine Probleme mehr sind.

Wir möchten Ihnen jetzt einige Möglichkeiten verraten, wie Sie Ihr Verhalten im Hinblick auf das Essen verändern können. Bemühen Sie sich, diese Techniken anzuwenden und zu einem normalen Teil Ihres Lebensstils zu machen.

Viele gute Vorsätze zur vernünftigen Ernährung kommen in den Gängen des Supermarktes abhanden. Es gibt einige eindeutige Gebote und Verbote, die die Zufälligkeiten des Einkaufens ausschalten können. Üben Sie sie regelmäßig, und sie werden ein unbewußter Teil Ihres Verhaltens.

Planen Sie Ihre Lebensmitteleinkäufe jeweils für eine Woche im voraus, und weichen Sie nicht von Ihrem Einkaufszettel ab, auch wenn Sie ein Sonderangebot sehen. Stellen Sie die Liste *nach* dem Essen zusammen, nicht davor. Das gleiche gilt für das Einkaufen. Gehen Sie nie mit leerem Magen zum Einkaufen. Planen Sie Ihre Mahlzeiten für eine Woche, und schreiben Sie auf Ihren Einkaufszettel alle Zutaten, die Sie dafür brauchen. Eine solche Planung hilft Ihnen nicht nur, der Diät treu zu bleiben, sondern wird auch das Leben erleichtern, da Sie nebenbei lernen, Ihre Zeit besser einzuteilen.

Wenn Sie Mahlzeiten für andere mitplanen, versuchen Sie, wenn möglich, die Mahlzeit mit denselben Nahrungsmitteln zu bereiten, die Sie als Teil der Diät essen. Die anderen essen dann einfach mehr von allem als Sie. Vielleicht können Sie auch eine oder zwei Beilagen zubereiten, um den Kalorienbedarf der anderen zu decken. Bedenken Sie auch, daß *jeder* gut daran tut, das Fett einzuschränken.

Kaufen Sie nicht nach dem Gedächtnis ein. Wenn Sie Ihre Liste vergessen haben, gehen Sie nach Hause und holen Sie sie. Gehen Sie nicht mit anderen einkaufen, es sei denn, sie sind ebenfalls auf Diät gesetzt. Bringen Sie sich nicht selbst in Versuchung, indem Sie Knabbersachen kaufen oder etwas, worauf Sie früher versessen waren. Kaufen Sie auch nicht mehr, als Sie für die eine Woche brauchen.

Wenn Sie vom Einkaufen nach Hause kommen, bringen Sie alles Eßbare sofort außer Sicht. Wenn Sie Sachen zum Knabbern und Naschen für andere Familienmitglieder im Haus haben müssen, bewahren Sie sie weit entfernt von den Bereichen auf, in denen Sie sich meistens aufhalten. Wenn möglich, lassen Sie solche Sachen von den Kindern in ihren Zimmern in fest verschlossenen Behältnissen aufbewahren. Vielleicht kann Ihre Ehehälfte solche Verlockungen mit zum Arbeitsplatz nehmen. Erklären Sie Ihrer Familie, daß zumindest eine Zeitlang der Anblick dieser Dinge Sie von Ihren guten Vorsätzen abbringen könnte. Sie versteckt aufzubewahren wäre ein Akt der Liebe seitens Ihrer Familie. Das ist nicht zuviel verlangt.

Wenn es Lebensmittel im Haus gibt, die Ihnen ganz besonders geschmeckt haben und die andere Mitglieder der Familie nicht essen, werfen Sie sie am besten weg, wenn Sie sie niemandem sonst geben können. Machen Sie sich keine Gedanken wegen der Verschwendung.

Erschweren Sie es sich, schnell an Eßbares zu kommen. Bewahren Sie Speisen in undurchsichtigen Behältern auf, damit Sie sie nicht sehen können. Entfernen Sie die Glühbirne im Kühlschrank, um es schwieriger zu machen, etwas zu finden. Werfen Sie alle Reste weg, damit Sie nicht in Versuchung kommen, sie zu essen, nur damit sie wegkommen. Vielleicht können Sie Ihren Hund mit Resten füttern, damit Sie kein Essen verschwenden.

Wenn Sie für Ihre Familie Essen kochen, tun Sie es möglichst, wenn Sie selbst bereits gegessen haben. Kochen bei leerem Magen kann den festesten Entschluß ins Wanken bringen. Andere Familienmitglieder können ebenfalls alle Speisen essen, die Sie bei dieser Diät essen, und dazu die Kohlenhydrate, die Sie meiden. Von der reduzierten Fettaufnahme kann jeder profitieren. Bitten Sie sie doch, aus Liebe zu Ihnen mitzumachen. Aber wenn es nicht zu machen ist, dann lassen Sie sich nicht von den Mahlzeiten der anderen verleiten.

Während Sie kochen, können die Speisedüfte Sie an den Rand der Verzweiflung treiben. Halten Sie diese Düfte möglichst gering, indem Sie die Dunstabzugshaube einschalten und die Töpfe zudecken.

Halten Sie sich besonders am Anfang des Programms streng an die im Buch angegebenen Rezepte, und messen Sie die Zutaten sehr genau ab, damit Sie sicher sind, daß Sie keine Kalorien und Kohlenhydrate essen, von denen Sie nichts wissen.

Es kommt also darauf an, die Lebensmittel richtig abzumessen. Dafür brauchen Sie eine Grundausstattung an Küchengeräten. Kaufen Sie eine gute Küchenwaage, die auf das Gramm genau mißt. Wenn Sie sie nicht bereits besitzen, besorgen Sie sich Maßtassen und -löffel. Verlassen Sie sich nicht auf Ihr Gefühl, wieviel eine Zutat wiegt oder welches Volumen sie hat. Nehmen Sie sich die Zeit, das Abmessen zu einem routinemäßigen Teil der Essenzubereitung zu machen. Es wird Ihnen jetzt und in allen kommenden Jahren helfen.

Die Rezepte verlangen eine ganz bestimmte Menge an Zutaten, die alle so geplant sind, daß sie innerhalb der täglichen Kaloriengrenzen bleiben und durch Einschränkung der Kohlenhydrate die Ketose erhalten. Selbstredend würde es die Rezepte sinnlos machen, wenn die Zutaten nicht genau abgemessen würden. Während der Perioden der Stabilisierung und Erhaltung, wenn Sie schrittweise Portionen dazunehmen, müssen diese Portionen richtig bemessen werden, damit der Erfolg garantiert ist.

Wenn Sie das Essen auftragen, stellen Sie nur die richtigen Mengen auf den Tisch. Bringen Sie sich nicht in Versuchung, ein zweites Mal zuzugreifen. Wenn Sie mit der Familie gemeinsam essen, geben Sie Ihr eigenes Essen in der Küche auf den Teller, und bedienen Sie sich nicht von anderen Tellern oder aus den Schüsseln.

Wir beginnen, unsere Eßgewohnheiten zu verändern, indem wir festsetzen, wann und wo wir unser Essen einnehmen werden. Viele übergewichtige Personen essen nahezu ständig den ganzen Tag über. Eine sorgsame und ehrliche Überprüfung Ihres Tageslaufs wird auch Ihre Eßgewohnheiten in die richtige Perspektive rücken. Im Rahmen dieses Programms möchten wir Sie bitten, das Essen auf drei Mahlzeiten und eine Zwischenmahlzeit am Tag zu beschränken. Das sind vier Eßgelegenheiten täglich, und das sollte genügen, damit Sie satt werden. Wenn Sie bisher häufiger gegessen haben, müssen Sie mit dieser Sitte brechen, um einen Schlußstrich unter den Jahren mit Übergewicht zu ziehen.

Wir möchten nicht nur, daß Sie sich auf drei Mahlzeiten und einen Snack am Tag begrenzen, sondern wir möchten auch, daß Sie diese drei Mahlzeiten und den Snack jeden Tag essen. Versuchen Sie nicht, die Diät zu verbessern oder Ihren Fortschritt zu beschleunigen, indem Sie Mahlzeiten ausfallen lassen. Wir möchten nicht nur, daß Sie abnehmen, sondern auch, daß Sie gesunde Eßgewohnheiten für den Rest Ihres Lebens lernen. Das bedeutet, sich an regelmäßige Mahlzeiten zu gewöhnen. Die Betonung liegt auf dem Wort »regelmäßig«, weil es das beste ist, diese Mahlzeiten jeden Tag in etwa um die gleiche Zeit zu sich zu nehmen. Viele Menschen haben ihr Übergewicht daher, daß sie hier und da eine Mahlzeit übersprangen und sie später am Tag mit einem gewaltigen Essen »gutmachten«. Regelmäßige Mahlzeiten tragen dazu bei, den Blutzucker- und Insulinspiegel zu stabilisieren.

Vergessen Sie auch nicht, *warum* Sie essen müssen. Obgleich wir alle Geschmack, Aussehen und Duft der Speisen, das körperliche Vergnügen des Kauens und Schluckens und die gesellschaftlichen Rituale des Essens genießen, essen wir doch eigentlich nur aus einem

Grund, nämlich um unseren Körper zu ernähren. Wir sollten essen, um zu leben, anstatt leben, um zu essen. Alle anderen Gründe müssen als zweitrangig betrachtet werden, besonders die zahlreichen Gründe, die wir zur Rechtfertigung unseres unnötigen Essens finden. Wir kosten vom kalten Buffet auf Partys, um umgänglich zu sein und mit den anderen zu feiern. Wir schlemmen, wenn wir uns leid tun. Wir knabbern, um uns selbst Gesellschaft zu leisten, wenn wir allein sind. Wir naschen, damit wir etwas mit den Händen zu tun haben, wenn wir eigentlich etwas völlig anderes tun.

Wir haben besprochen, warum wir essen und wann; wo wir essen, kann gleichermaßen wichtig sein. Besonders wenn Sie praktisch nonstop von morgens bis abends gegessen haben oder wenn Sie Ihr Essen in der Zeit nach der Arbeit vom Feierabend bis zum Schlafengehen ausgedehnt haben, haben Sie praktisch überall gegessen. Das Essen hat Sie ins Wohnzimmer, ins Schlafzimmer, in die Waschküche, ins Bad, ins Büro, ins Auto und wer weiß wohin begleitet. Von jetzt an gibt es nur noch einen passenden Platz, an dem Sie ihre Mahlzeiten essen: am Tisch im Eßzimmer.

Für viele übergewichtige Patienten ist das eine strenge Ordnung, an die sie sich nur mit einiger Mühe gewöhnen. Aber indem Sie einfach Ihre Mahlzeiten ausschließlich am Eßtisch verzehren, schalten Sie automatisch eine ganze Menge Kalorien aus, die Sie sonst zu sich nehmen. Es erlaubt Ihnen aber auch, sich auf das Essen zu konzentrieren, was Sie satter machen wird.

Zu festgelegten Tageszeiten bereiten Sie Ihr Essen zu und servieren es sich am Tisch, auch wenn der Tisch im Büro steht. Sorgen Sie dafür, daß der Teller appetitlich aussieht, vielleicht mit Petersilie oder einem Zweig Minze garniert. Freuen Sie sich auf das Essen, und genießen Sie jeden Bissen. Essen Sie, ohne zu schlingen. Nehmen Sie sich Zeit zum Essen.

Einige bekannte Techniken der Verhaltensänderungen zum Abnehmen verlangen unter anderem, die Geschwindigkeit der Nahrungsaufnahme zu reduzieren. Die Forscher, die diese Methode zuerst vorschlugen, nahmen an, daß übergewichtige Männer und Frauen zu schnell essen und daß sie bei langsamerem Essen weniger zu sich nähmen und dennoch satt würden. Zwar gibt es keine Beweise, daß

Übergewichtige schneller als Schlanke essen, aber wenn man diese Vorschläge befolgt, kann man tatsächlich die Menge der verzehrten Nahrung senken und den Genuß daran erhöhen. Auch wenn Sie meinen, daß Sie Ihre Mahlzeiten zur Zeit nicht hinunterschlingen, werden Sie einen Nutzen daraus ziehen, wenn Sie einige von den folgenden Vorschlägen umsetzen.

Nehmen Sie kleine Bissen. Konzentrieren Sie sich darauf, die Speisen richtig zu schmecken, anstatt sofort zu schlucken. Achten Sie auf die Wirkung des Essens auf Ihre Lippen, Zähne und Zunge. Kauen Sie es gründlich. Vor vielen Jahrzehnten empfahl ein Forscher namens Fletcher, jeden Mundvoll Essen genau 28mal zu kauen. Im ganzen Land gab es Leute, die das Essen »fletcherten«. Seine Begründung für die Übung, daß sie zur ordentlichen Verdauung beitrüge, wird heute nicht mehr vorbehaltlos akzeptiert, doch hat das sorgfältige Kauen auch andere Vorteile.

Schlucken Sie, *bevor* Sie den nächsten Bissen nehmen. Legen Sie Messer und Gabel ab, während Sie kauen, damit Sie jeden Mundvoll deutlich vom nächsten trennen. Sie können üben, beim Essen zu bummeln, indem Sie absichtlich Pausen einlegen. Auch wenn Sie das Essen geschluckt haben, warten Sie ein paar Sekunden, bevor Sie den nächsten Bissen nehmen. Mit der Zeit können Sie diese Verzögerungen zwischen den Bissen von einigen Sekunden auf eine halbe Minute und länger ausdehnen.

Gleich, welche Art Speise Sie essen, sollten Sie ein Besteck benutzen. Auch bei Nahrung, die man allgemein mit den Fingern ißt, nehmen Sie möglichst eine Gabel, um die Stückchen aufzunehmen. Das hilft Ihnen, darauf zu achten, was und wieviel Sie essen, anstatt geistesabwesend Nahrung in den Mund zu schieben. Sie könnten sogar versuchen, manche Gerichte mit Stäbchen zu essen, um den Vorgang noch mehr zu verlangsamen.

Wenn Sie Ihre Mahlzeit beendet haben, bleiben Sie nicht am Tisch sitzen. Stehen Sie auf und waschen Sie sofort Geschirr, Besteck und Kochtöpfe ab. Wenn Sie für andere Geschirr spülen, lassen Sie sich nicht verleiten, auch nur den kleinsten Rest von übriggelassenem Essen zu nehmen. Ermahnen Sie sich, daß Sie nur essen wollen, was auf Ihrem Teller ist, während Sie am Eßtisch sitzen.

Bei allen Dingen, die mit Nahrung zu tun haben, sollten Sie sich um die Mithilfe der anderen bemühen. Wenn sie es nicht ohnehin schon tun, können Ihre Kinder und Ihre Ehehälfte ganz sicher ihren Anteil an den Aufgaben im Haushalt übernehmen. Je mehr Sie selbst sich von den Mahlzeiten der Familie während der Anfangsphase des Abnehmens absetzen können, desto besser werden Sie es schaffen. Es wird Ihnen und der Familie auch Ärger und Verstimmung ersparen, die aufkommen könnten, wenn Sie als diätlebende Person die Mahlzeiten, die Sie selbst nicht genießen dürfen, zubereiten und auftragen sollen und danach auch noch das Geschirr abwaschen müssen.

Hilfreiche Strategien

Lieben Sie sich genügend, um die Hilfe anderer in Anspruch zu nehmen. Rechnen Sie damit, daß die anderen Sie genügend lieben, um diese Hilfe zu geben und Ihre Abnahmeanstrengungen zu unterstützen und nicht zu sabotieren. Am wichtigsten ist aber, daß Sie selbst sich genügend lieben und an Ihrer Verpflichtung abzunehmen festhalten, auch wenn Sie keine Unterstützung von anderen haben. Es kann schwierig sein, aber Sie können es schaffen. Die folgenden Vorschläge sind dazu bestimmt, Ihnen in den kommenden Tagen, Wochen und Monaten der Gewichtsabnahme und -erhaltung zu helfen. Lesen Sie in Ruhe immer nur einen Abschnitt, und machen Sie jeden Vorschlag zu einem festen Bestandteil Ihres Lebens, bevor Sie zum nächsten weitergehen. Mit der Zeit werden Sie eifrig damit beschäftigt sein, mehrere Empfehlungen gleichzeitig zu befolgen.

Diese Hilfsstrategien stützen sich auf hunderte Fälle von Männern und Frauen, die erfolgreich mit diesem Programm abgenommen haben. Viele Ideen stammen von den wöchentlichen begleitenden Gruppensitzungen in Dr. Ezrins Praxis, auf denen Patienten Gedanken austauschen, die sie im Laufe der Woche hatten. Die Patienten bringen Rezeptvorschläge, Zeitungsartikel, die sich mit aktuellen Ereignissen im Zusammenhang mit Gewichtsfragen befassen, und Fragen und Sorgen, und sie erhalten Informationen, Antworten und Zuspruch.

Solche Gruppensitzungen sind ungeheuer hilfreich, und wir bedauern, daß Sie nicht zu diesen Sitzungen kommen können. Sie könnten aber darüber nachdenken, ob Sie nicht selbst eine solche Gruppe gründen wollen. Doch wir können Ihnen wenigstens von Gedanken und Gefühlen berichten, die wiederholt in unseren Gruppen in all den Jahren auftauchten. Wir geben sie mit der aufrichtigen Hoffnung weiter, Sie beim Lesen spüren zu lassen, daß wir im Geiste bei Ihnen sind, um Ihnen zu helfen.

Hilfsstrategie 1: Alle sollen es wissen
Sie haben sich verpflichtet abzunehmen; Sie wissen, daß Sie diesesmal Erfolg haben werden. Teilen Sie jetzt Ihren Freunden, Verwandten, Kollegen und allen, die möglicherweise Einfluß auf Ihre Eßgewohnheiten haben könnten, die gute Nachricht mit. Sagen Sie ihnen, daß Sie ein Programm begonnen haben, dem Sie vertrauen, und daß nichts Sie von Ihrem Entschluß abbringen kann, komme, was da wolle.

Jetzt geht es darum, sich durchzusetzen. Sie brauchen nicht abweisend zu werden, wenn Sie ihre Aufforderungen zum Essen und Trinken ablehnen. Sich durchsetzen bedeutet nichts anderes, als auf seinen Rechten zu bestehen. Ganz gewiß haben Sie ein Recht darauf, gesund und glücklich zu sein, und um nichts anderes geht es im Grunde beim Abnehmen.

Notfalls stellen Sie eine Liste auf mit allen Personen, die Ihre Diät irgendwie gefährden könnten. Machen Sie es sich zum Prinzip, mit jedem von ihnen zu reden, *bevor* sich ein Essensproblem ergibt. Warten Sie nicht, bis Sie jemanden zu Hause besuchen und man Sie auffordert, »nur ein Stück von diesem Kuchen, den ich extra für dich gebacken habe«, zu essen. Schließlich sind Sie ein höflicher Mensch und möchten die Gefühle Ihrer Mitmenschen nicht verletzen.

Erklären Sie den Leuten, daß Ihnen »der Arzt verordnet hat«, bestimmte Dinge nicht zu essen. Wenn um weitere Erklärungen gebeten wird, sagen Sie, daß Ihr Körper keine einfachen Kohlenhydrate verträgt und daß Sie eine Zeitlang eine strenge Diät einhalten, die medizinisch erprobt ist und Menschen in Ihrer Lage hilft. Es hängt von Ihnen ab, ob Sie näher auf die Insulinresistenz eingehen wollen.

Aber machen Sie ungeachtet der Umstände deutlich, daß Sie keine Speisen und Getränke annehmen, die nach dem Abnahmeprogramm nicht erlaubt sind. Vielleicht haben Sie noch nie etwas entschieden verteidigt, was Ihnen sehr wichtig war. Das ist eine gute Gelegenheit, damit anzufangen.

Eine Patientin erzählte uns die fast schon amüsante Geschichte, wie sie das Angebot einer Süßkartoffelpastete während der Weihnachtstage »abwehren« mußte. Ihre Gastgeberin behauptete, daß sie die Pastete vollkommen ohne Zucker gebacken habe. Sie bedachte gar nicht, daß die Pastete fast ausschließlich aus anderen Kohlenhydraten bestand. Um es ihrer Freundin recht zu machen, hatte sie den Zucker durch Ahornsirup ersetzt, »weil der natürlich ist«. Außerdem sagte die Gastgeberin: »Ich habe sie extra für dich gebacken.« Wie könnte jemand so ein Angebot ablehnen? Aber die Patientin lehnte dennoch ab, und sie war stolz darauf.

Wie bei so vielen Dingen im Leben ist es beim erstenmal am schwersten, verbotene Speisen abzulehnen. Gewiß geraten Sie in Versuchung. Aber wenn Sie Ihren Bekannten von dem Programm berichtet haben, werden Sie nicht vor ihnen umfallen wollen. Man wird Sie beobachten, um zu sehen, wie Sie es schaffen. Wenn Sie nein bei diesem und nein bei jenem sagen und immer mehr Leuten mitteilen, daß Sie nach diesem Programm leben, werden Sie allmählich richtig stolz auf sich.

Wenn Sie ein genesender Alkoholiker wären, wäre es unwahrscheinlich, daß Ihre Freunde und Familienangehörigen Ihnen einen Drink anböten. Wenn Sie das Rauchen aufgegeben hätten, würde man Sie nicht ständig mit »nur einem Zug« in Versuchung führen. Ihr Programm ist genauso wichtig. Sie leben danach, weil Sie sich lieben. Wenn andere Menschen Sie lieben, werden Sie Ihre Anstrengungen unterstützen, nicht behindern.

Hilfsstrategie 2: Stets eine volle Keksdose

Haben Sie eine Keksdose, die Sie stets mit Gebäck oder Knabbersachen für sich und Ihre Gäste gefüllt haben? Judith hielt es so, und sie konnte sich nicht überwinden, die Dose wegzustellen oder sie leer auf dem Küchenschrank stehenzulassen. Es war so gemütlich, die

Dose immer gefüllt zu haben, aber es war eine furchtbare Versuchung.

Dann fiel Judith eine Lösung ein. Anstatt mit Gebäck füllte sie die Dose mit Hundekuchen. Damit schlug sie drei Fliegen mit einer Klappe. Verständlicherweise kam sie nicht in Versuchung, daran zu knabbern. Zweitens erinnerte die Keksdose sie an das Versprechen, daß sie die Diät nicht aufgeben würde. Und drittens wurde Gästen auf amüsante und drastische Weise ihre Entschlossenheit vor Augen geführt.

Wenn diese Methode nicht so ganz Ihr Fall ist und Sie eine Keksdose haben, die nach Füllung verlangt, haben wir einen anderen Vorschlag, der Ihnen heute und in Zukunft helfen wird. Anstelle der süßen kalorienreichen Leckereien füllen Sie Ihre Keksdose mit nicht eßbaren süßen Ideen. Schreiben Sie Einfälle und Vorschläge, wie Sie sich etwas Gutes gönnen können, auf Kärtchen oder Zettel, und füllen Sie damit die Dose. Wenn Sie in die Keksdose greifen, ziehen Sie eine Idee heraus, die Ihnen Auftrieb gibt. Hier sind einige Vorschläge für solche Ideen:

○ Nehmen Sie ein langes, erholsames Schaumbad.
○ Schenken Sie sich eine Pediküre, komplett mit Nagellack, wenn Sie mögen.
○ Rufen Sie jemanden an, mit dem Sie lange nicht mehr gesprochen haben. Schreiben Sie ein paar Telefonnummern von Bekannten auf, die dafür in Frage kommen.
○ Lesen Sie ein Buch, das Sie schon lange einmal lesen wollten.
○ Machen Sie ein Nickerchen von wenigen Minuten, um Ihre Energien aufzuladen. Stellen Sie eine Weckuhr auf fünf oder zehn Minuten.
○ Machen Sie einen Termin für eine Massage aus.
○ Schreiben Sie ein Gedicht.
○ Machen Sie es sich für 15 Minuten mit einer Zeitschrift bequem.
○ Stricken oder häkeln Sie ein wenig.
○ Lösen Sie ein Kreuzworträtsel.
○ Fragen Sie Ihre Ehehälfte, ob sie nicht Lust zu einer »Matinee« hätte. Es ist besser, sich am Partner festzuhalten als am Teller!

○ Kümmern Sie sich um eine häusliche Aufgabe, die Sie aufgeschoben haben. (Mit diesem Punkt können Sie wahrscheinlich mehrere Zettel füllen.) Sie werden hinterher so froh sein, daß Sie es geschafft haben!
○ Ziehen Sie eine Schallplatte heraus, und hören Sie ein Stück, das Sie lange nicht mehr gehört haben.
○ Für Frauen: Frisieren Sie Ihr Haar für den Abend; machen Sie etwas Verrücktes damit. Vielleicht flechten Sie ein buntes Band ein.
○ Messen Sie die verlorenen Zentimeter.
○ Bringen Sie Kleider zum Änderungsschneider.

Denken Sie sich Dinge aus, die Ihnen wirklich etwas bedeuten. Sie können diese Zettel oder Kärtchen noch schöner machen, indem Sie sie aufrollen und mit einem Bändchen zusammenbinden. Wenn Ihnen neue Ideen einfallen, füllen Sie die Keksdose damit auf. Suchen Sie in Illustrierten nach Anregungen. Lassen Sie sich Ihre süßen Ideen schmecken!

Hilfsstrategie 3: Machen Sie einen Tauschhandel
Juristen verwenden den Ausdruck *quid pro quo*, wörtlich »etwas für etwas«. Hier ist ein Beispiel, wie ein Patient den Gedanken des *Quidproquo* nutzen kann, um abzunehmen.

Dorothys Mann hatte sie schon vor langem gedrängt, ihre überschüssigen Pfunde loszuwerden. Sie dagegen hatte gehofft, er würde im Haushalt mit anpacken. George akzeptierte, weil er dachte, Dorothy würde ihr Vorhaben nicht durchhalten. Er begann, bei der Hausarbeit zu helfen, und Dorothy begann, nach dem Programm zu leben.

Zu Georges Überraschung blieb Dorothy dabei. Wenn er seinen Anteil an der Hausarbeit vergaß, erinnerte sie ihn an das Abkommen. Und als Dorothys Entschlossenheit ins Wanken geriet, erwähnte George nur, wie wenig Lust er im Grunde habe, an diesem Abend das Geschirr abzuwaschen. George und Dorothy lösten zwei Schwierigkeiten in ihrer Ehe mit einem einzigen Abkommen. Beide waren mit dem Ergebnis sehr zufrieden.

Vielleicht würde dieses besondere *Quidproquo* bei Ihnen nicht funktionieren. Vielleicht haben Sie keinen Partner, mit dem Sie einen Tauschhandel machen können. Womöglich könnten Sie aber ein Abkommen mit sich selbst schließen. Gibt es etwas, das Sie wirklich gern tun oder haben möchten? Etwas, das Sie sich schon eine ganze Zeitlang versagt haben? Vielleicht ein Urlaub oder eine Reise zu Freunden oder zur Familie. Vielleicht ist es ein neues Möbelstück oder ein Theaterabonnement. Die meisten haben irgend etwas, das sie sich bisher nicht geleistet haben. Schließen Sie also ein Abkommen mit sich selbst. Legen Sie ein Zielgewicht als Bedingung für die Erfüllung dieses Traums fest.

Sagen wir, es ist der Urlaub, der Teil Ihres *Quidproquo* ist. Gehen Sie zum Reisebüro und lassen sich einige Prospekte und nähere Auskünfte über die Reise geben. Stellen Sie fest, wann die Flüge gehen. Streichen Sie im Kalender das Datum an, an dem Sie reisen möchten. Gehen Sie in eine Bibliothek oder Buchhandlung, und suchen Sie Lesestoff über Ihr Reiseziel, und immer wenn Sie ins Wanken kommen oder in Versuchung geraten, lesen Sie etwas über Ihr Paradies. Erzählen Sie es allen. Sagen Sie Ihren Freunden, daß Sie verreisen, wenn Sie diese Pfunde wegbekommen.

Eine andere Möglichkeit, ein Abkommen mit sich selbst zu schließen, ist, daß Sie sich einen Verzicht auferlegen, bis Sie Ihr Ziel erreicht haben. Etwas Ähnliches geschah bei Hunderten von Polizisten in Louisiana, denen man sagte, sie würden ihre Stellen verlieren, wenn sie sich nicht an die Gewichtsvorschriften anpaßten. Das reichte aus als negative Motivation, sich zu fügen und das überschüssige Gewicht abzunehmen. Gewiß werden Sie nicht an so ein drastisches Geschäft denken, wie es den Polizeibeamten aufgezwungen wurde. Ihre selbstauferlegte Entbehrung muß realistisch hinsichtlich Ihrer Lebensweise bleiben. Vielleicht verzichten Sie darauf, ins Kino oder in Konzerte zu gehen, bis Sie eine bestimmte Menge abgenommen haben.

Ob Sie glauben, mit positiver oder mit negativer Motivation besser zu fahren – Ihr *Quidproquo* sollten Sie zu einem Akt der Liebe machen. Vergessen Sie nie: Sie sind es wert, geliebt zu werden – Sie lieben sich!

Hilfsstrategie 4: Investieren Sie ins Abnehmen

»Das liebe Geld!« »Für Geld ist alles zu haben.« »Was kostet der Spaß?« Diese und andere Ausdrücke unserer Sprache verraten, welche Bedeutung wir in der einen oder anderen Weise dem Geld beimessen. Sehen wir also, wie Sie Abnehmen mit Geld in Verbindung bringen können.

Wenn Sie sich der Hilfe einer Institution bedienten, um abzunehmen, würden Sie für das angebotene Programm eine erkleckliche Summe zahlen. Die einen sind sehr teuer, die anderen nicht ganz so, aber selbst bei den billigsten Programmen müssen Sie pro abgenommenes Pfund einiges hinblättern. Bezeichnenderweise verlangen die kommerziellen Fastenkliniken und ähnliche Einrichtungen ihr Geld oder zumindest den größten Teil davon sofort, bevor Sie noch ein einziges Pfund abgenommen haben.

Wie steht es derzeit um Ihre Finanzen? Können Sie sich 30, 40 oder 50 Mark pro Pfund leisten? Haben Sie 20, 40 oder 100 Pfund abzunehmen? Sie können leicht ausrechnen, was das Abnehmen in Ihrem Fall kosten würde. Ist es soviel Geld wert? Natürlich wäre es das wert. Wie könnte man einen Preis für Gesundheit und Zufriedenheit festsetzen? Hier ist nun eine Strategie, die gut gewirkt hat.

Bestimmen Sie, wieviel Sie »zahlen« würden, um die Pfunde und Zentimeter loszuwerden. Nehmen Sie den Betrag und bringen Sie ihn auf die Bank, oder geben Sie ihn einem Freund, oder lassen Sie sich etwas anderes einfallen, wie Sie ihn auf die hohe Kante legen können. Dann schließen Sie ein Abkommen, wie Sie das Geld wiederbekommen. Anstatt es anderen zu zahlen, damit sie Ihnen beim Abnehmen helfen, bezahlen Sie sich selbst dafür, daß Sie es allein schaffen.

Stellen Sie einen »Ratenplan« auf. Nehmen Sie für jede Woche, die Sie in der Ketose bleiben, einen bestimmten Geldbetrag. Oder machen Sie die Zahlung von einer bestimmten Höhe der Abnahme pro Woche abhängig. Oder bezahlen Sie sich für jeden verlorenen Zentimeter oder jedes verlorene Pfund oder beides.

Ungeachtet der Zahlungsbedingungen müssen Sie freilich versprechen, daß Sie überhaupt nichts bekommen, wenn es Ihnen nicht gelingt, Ihren Teil des Vertrags zu erfüllen. Nicht nur das, sondern das Geld sollte dann *für immer* verloren sein. Spenden Sie den Betrag einer Wohlfahrtseinrichtung. Erzählen Sie einem guten Freund von Ihrer finanziellen Vereinbarung, damit Sie sich nicht herausmogeln können. Das wirksamste Mittel zur Durchsetzung der Vereinbarung ist, daß Sie dem Freund die volle Verantwortung für das Geld übertragen. Dann wird er Ihnen jede Woche den Betrag geben, den Sie verdient haben, oder er wird ihn der Wohlfahrt schicken. Volle Einhaltung des Programms bedeutet, daß Sie nichts verlieren.

Es ist natürlich möglich, daß Sie den gesamten investierten Betrag verlieren, aber wir glauben nicht, daß Sie die Konten der Wohlfahrtsinstitute zu sehr vermehren werden. Dieses Programm ist so wirkungsvoll, daß der Erfolg garantiert ist, wenn Sie dabeibleiben.

Hilfsstrategie 5: Abkürzung zum Wohlbefinden

Was ist die stärkste angenehme Erinnerung, die Ihnen einfällt und die nichts mit Nahrung zu tun hat? Vielleicht war es, wie Sie auf einer Kreuzfahrt oder draußen in der Wüste die Sterne am Nachthimmel betrachtet haben. Es mag der Augenblick gewesen sein, als Sie Ihr Baby zum erstenmal im Arm hatten. Vielleicht war es ein sexueller Moment, der die Goldwährung in Ihrem Liebesleben bleibt.

Durchsuchen Sie gründlich Ihr Gedächtnis, damit Sie sich an das mit Abstand Schönste erinnern. Malen Sie es in allen Einzelheiten aus. Denken Sie über jeden Augenblick des Erlebnisses vom Anfang bis zum Ende nach. Überlassen Sie Ihr Bewußtsein völlig dieser erfreulichen Erinnerung.

Bemühen Sie sich, wenigstens einmal täglich ein geistiges Bild dieser schönen Erinnerung für sich zu malen, und wiederholen Sie es so oft wie möglich im Laufe des Tages. Sie werden wahrscheinlich bemerken, daß das Vergnügen immer intensiver wird, je öfter Sie daran denken.

Jedesmal, wenn Sie den schönen Gedanken heraufbeschwören, zupfen Sie sich nun am rechten Ohrläppchen. Sie beginnen, das Zupfen mit dem angenehmen Gefühl zu verbinden. Bald wird das Zupfen am Ohrläppchen genügen, um die angenehme Erinnerung wachzurufen. Das Zupfen wird es leichter machen, Ihre Gedanken mit wunderbaren Empfindungen zu durchfluten. Am Ende werden Sie nur noch das Zupfen brauchen, um sich phantastisch zu fühlen.

Sie können diese neu erlernte, befriedigende Reaktion einsetzen, damit Sie Ihnen bei Ihren Anstrengungen abzunehmen hilft. Jedesmal wenn Sie anfangen, an verbotene Speisen zu denken, zupfen Sie. Wenn Sie auf einer Party vor Tischen voller Versuchungen stehen, zupfen Sie. Jedesmal wenn Sie in Versuchung sind, etwas zu essen, was das Programm nicht erlaubt, zupfen Sie und lassen jene angenehmen Assoziationen aufsteigen.

Der Tag wird gewiß kommen, und vielleicht früher, als Sie sich vorstellen, daß Sie Gedanken an Essen durch Gedanken völlig anderer Art ersetzen. Wie andere sich an Kuchen und Süßigkeiten gütlich tun, stürzen Sie sich in Ihre angenehmen Phantasien. Niemand braucht zu wissen, was in Ihrem Kopf vor sich geht. Und damit sind Sie wieder ein Stück weiter auf dem Weg zur dauerhaften Gewichtskontrolle.

Hilfsstrategie 6: Sie befinden sich in guter Gesellschaft
Es gehört zur menschlichen Natur, daß wir fragen: »Warum ausgerechnet ich?«, wenn wir mit einem bedauerlichen Ereignis konfrontiert werden. Während einer Diät kann man hin und wieder auf derartige Gedanken kommen, und die damit verbundenen Empfindungen können von leichter Bestürzung bis zu Bitterkeit und Unmut reichen. Warum kann ich nicht solche Süßigkeiten essen wie meine Freunde? Warum muß ich auf Backwaren verzichten? Warum kann ich nicht essen, was ich möchte, ohne mir wegen meines Gewichts Sorgen zu machen? Warum gerade ich?

Nun, an dieser Stelle müssen wir die Dinge einmal ins richtige Verhältnis bringen. Fast jeder muß irgendeinen Aspekt seiner Kost kontrollieren. Sehen Sie sich um, dann merken Sie, daß nicht nur Sie aufpassen müssen. Es gibt Schätzungen, nach denen einer von neun Amerikanern Alkoholiker ist. Derart hohe Zahlen gibt es für Deutschland nicht, doch ist auch hier das Problem sehr ernst. Das Leben von Alkoholikern ist direkt bedroht, weil sie nicht in der Lage sind, gefahrlos Alkohol zu konsumieren. Die einzige Möglichkeit, den Zustand zu kontrollieren, ist der völlige und lebenslange Verzicht auf Alkohol.

Millionen Männer und Frauen sind insulinabhängige Diabetiker,

Opfer einer Krankheit, über die sie keine Macht haben. Folglich müssen sie sich an ein strenges Programm aus Diät, Übungen und Insulininjektionen halten. Eine Unterlassung ist lebensbedrohend.

Dann sind da die vielen Menschen, die unter Nahrungsallergien leiden. Manche vertragen die Laktose in der Milch nicht. Trinken sie nur ein Glas, können sie schon schwere Magenbeschwerden bekommen. Andere entwickeln Hautausschläge, wenn sie Dinge wie Erdbeeren oder Tomaten essen. Die Liste der Nahrungsallergien und ihrer medizinischen Konsequenzen füllen Bände.

Aber, werden Sie vielleicht einwenden, was ist mit meiner Freundin, die wie ein Pferd ißt und nie zunimmt? Sie ißt alles und jedes. Es stimmt zwar, daß jede Regel ihre Ausnahmen hat, doch eine genauere Prüfung deckt normalerweise auf, daß die Regel doch zutrifft. Wenn ein Mensch mehr Kalorien verzehrt, als verbrannt werden können, nimmt er irgendwann unausweichlich zu. Diese Freundin trainiert vielleicht intensiv, ohne daß Sie davon wissen, oder lebt diät, außer wenn sie mit Freunden zusammen ist, oder schränkt sich auf eine Art und Weise ein, die Sie nicht sehen. Vielleicht *ist* sie tatsächlich mit einem regen Stoffwechsel gesegnet. Aus welchem Grund auch immer, Sie sind es nicht!

Sie haben jede Menge Gesellschaft in Hinblick auf Einschränkungen bei der Kost. Sie sind *nicht* das einsame Opfer, als das Sie sich manchmal fühlen.

Hilfsstrategie 7: Der Umgang mit besonderen Anlässen

Steht eine besondere Festivität an? Geburtstage, Jubiläen, Examensfeiern, kirchliche Feiertage, die Weihnachtstage sind allbekannte Gelegenheiten, um beim Essen über die Stränge zu schlagen. Es besteht die Versuchung, zu sagen: »Was soll's, nur dieses eine Mal. Eine Mahlzeit wird nicht schaden.«

Auf den ersten Blick scheint es vernünftig, so zu denken. Das Problem ist, daß »nur dieses eine Mal« auf so viele Gelegenheiten zum Essen im Laufe des Jahres anwendbar ist. Werfen Sie einen zweiten Blick auf die Aufzählung oben. Sie können wahrscheinlich noch einige besondere Anlässe mehr hinzufügen, die bei Ihnen persönlich anliegen. Wenn Sie alle als »nur dieses eine Mal« behandeln, werden diese Entgleisungen von Ihrer Diät zur Regelmäßigkeit, ehe Sie es merken.

Viele Leute lehnen es ab, kurz vor Weihnachten eine Diät zu beginnen, und nehmen sich fest vor, im neuen Jahr das ganze Gewicht abzunehmen, das sie durch das viele Essen und die großen Mengen kalorienreicher Speisen zugenommen haben. Andere sagen, sie können mit einer Diät erst nach ihrem Geburtstag oder nach dem Urlaub oder nach einer anderen besonderen Gelegenheit, die sie im Kalender vorgemerkt haben, anfangen. Bald haben sie das ganze Jahr gestrichen! Bei manchen Menschen gibt es überhaupt keine gute Zeit, um mit einer Veränderung der Eßgewohnheiten, die zu Übergewicht führen und es erhalten, anzufangen.

Jede Zeit ist geeignet, eine Diät zu beginnen, besonders nach diesem Programm, denn jede Zeit, die eine Feier wert ist, ist es auch wert, mit einer Verpflichtung auf zukünftige Gesundheit und Zufriedenheit gewürdigt zu werden. Die Speisen, auf die man verzichtet, sind ein kleines Opfer, wenn man damit eine dauerhafte Abnahme erreicht.

Nehmen Sie auf der Stelle Ihren Kalender zur Hand und streichen Sie alle Tage an, an denen in den kommenden Monaten und im ganzen Jahr die Versuchungen in Hinblick aufs Essen am stärksten sein werden. Hier gilt das Sprichwort »Gewarnt sein heißt gewappnet sein«. Planen Sie Ihre Strategien schon jetzt, damit Sie nicht überrumpelt werden, wenn die besonderen Anlässe vor der Tür stehen.

Was können Sie zur Feier des Tages tun, das nichts mit Essen zu tun hat? Wenn Sie aus Gewohnheit zu Weihnachten Mengen von Plätzchen, Honigkuchen oder Früchtebrot zum Verschenken backen, überlegen Sie sich andere Weihnachtsgeschenke. Was halten Sie von selbstgemachtem Christbaumschmuck oder von Trockenblumen? Blättern Sie ein paar Zeitschriften durch, um Anregungen und Anleitungen zu finden. Anstatt in ein schickes Restaurant zu gehen, um einen Geburtstag oder Hochzeitstag zu begehen, könnten Sie Theater- oder Konzertkarten vorbestellen. Diese Art auszugehen wäre wirklich etwas Besonderes und Ausgefalleneres als ein weiteres Essen, und sei es noch so teuer.

Wenn Sie zu einer Party bei Bekannten eingeladen sind, teilen Sie
den Gastgebern auf jeden Fall vorher mit, daß Sie die angebotenen
Speisen nicht essen werden. Seien Sie da sehr bestimmt. Damit die
Versuchungen nicht zu groß werden, essen Sie zu Abend, bevor Sie zu
der Party gehen.

Weihnachten ist eine besonders gefährliche Zeit. Auch wenn Sie
weniger als die 7500 Kilokalorien verzehren, auf die man durchaus
bei einer Weihnachtsgans mit Vor- und Nachspeise kommen kann,
geraten Sie schnell aus der Ketose und kommen vom Programm ab.
Trotz aller Versuchungen um Sie herum bleiben Sie bei Ihren 110
Gramm Putenbrust, einem Kopfsalat und etwas Spinat oder einem
anderen erlaubten Gemüse. Freuen Sie sich angesichts des Über-
flusses darüber, daß Sie sich genügend lieben, um darauf zu verzichten. Sie dürfen sich ruhig ein bißchen selbstgefällig über Ihre bewie-
sene Selbstkontrolle fühlen. Sie haben sich in der Gewalt, und die
Belohnungen am Ziel sind es wert!

Hilfsstrategie 8: Suchen Sie sich Beschäftigung
Auch wenn Sie sich nie mit einem Hobby abgeben wollten, ist jetzt
ein Punkt, an dem Sie anfangen sollten. Für alle, die vorhaben, ihre
Ernährungsgewohnheiten zu ändern, gilt das alte Sprichwort: »Mü-
ßiggang ist aller Laster Anfang.« Wenn Kopf und Hände nicht ander-
weitig beschäftigt sind, können sie leicht dazu überredet werden, die
Leere mit Essen zu überbrücken.

Es ist ziemlich schwierig, einen Becher Eiscreme zu essen, wenn
man beim Sticken ist. (Und Handarbeit ist nicht nur etwas für Frauen.
Ein bekannter Fußballspieler hat öffentlich von seiner Leidenschaft
für Petit point gesprochen.) Sie könnten angenehme Erinnerungen an
die Kindheit auffrischen. Wann haben Sie zum letztenmal ein Mo-
dellflugzeug gebaut oder ein Bild gemalt? Was hat Ihnen am meisten
Freude gemacht?

Machen Sie einen Ausflug ins nächstgelegene Spielwaren- oder
Hobbygeschäft, und sehen Sie nach, ob Ihnen nicht irgendein Artikel
gefällt. Scheuen Sie sich nicht, etwas auszusuchen, was anscheinend
ein Kinderspielzeug ist: das Zubehör zur Holzmalerei oder Wasser-
farben oder Knete. Das hilft nicht nur, Gedanken und Hände vom

Essen fernzuhalten, sondern erweist sich auch als wunderbares Mittel zum Entspannen von den Aufregungen des Tages.

Überlegen Sie auch, wie Sie einen Teil Ihrer Freizeit mit anderen verbringen könnten, die Ihre Hilfe brauchen. Denken Sie darüber nach, ob Sie nicht in einer Kinderklinik oder in einem Altenheim freiwillig Dienst tun könnten. Sprechen Sie mit Ihrem Pfarrer, wie Sie in der Gemeinde helfen können. Ihr Beitrag gibt Ihnen ein gutes Gefühl, Sie schalten viele Augenblicke der Versuchung aus, und Sie hören auf, Mitleid mit sich selbst zu haben, falls Sie dazu neigen.

Hilfsstrategie 9: Wenn Sie in eine Flaute kommen
Es kommt bei allen, die diät leben, auch bei denjenigen, die dieses medizinisch und wissenschaftlich überlegene Programm befolgen, ein Zeitpunkt, an dem sie das gefürchtete Stadium erreichen, das als »Plateau« bekannt ist, ein zeitlich begrenzter Stillstand, wenn ihr Gewicht gleich bleibt, obwohl sie alles getan haben und alles tun, was sie sollen. Wenn es bei Ihnen noch nicht aufgetreten ist, kommt es noch. Deshalb stellt man sich am besten darauf ein, um mit diesem Phänomen fertig zu werden.

Als erstes muß man wissen, daß das Gewicht nicht linear zurückgeht, also nicht mit derselben Abnahme jeden Tag und jede Woche. Die ersten Tage jedes Abnahmeprogramms werden den stärksten Rückgang bringen, vor allem weil das im Körper gespeicherte Wasser zuerst verschwindet. Zwischen diesem Punkt und dem Zielgewicht wird es Gipfel und Täler in der Abnahmekurve geben.

Im Verlauf einer Woche nehmen Frauen normalerweise zwei bis drei Pfund und Männer vier Pfund ab, je nach dem Grad des Übergewichts und der körperlichen Aktivität. Es kann freilich ein Tag vergehen, an dem man überhaupt nicht abnimmt. Deshalb schlagen wir vor, daß Sie sich während des Abnehmens nur wöchentlich und danach jeden zweiten Tag wiegen. Wegen der Höhen und Tiefen kann das tägliche Wiegen frustrierend sein.

Ihr Körper, der nicht weiß, warum sein Kaloriennachschub plötzlich dramatisch beschränkt worden ist, wird in einen anderen Gang schalten, nämlich den Stoffwechsel verlangsamen, um sparsam mit der hereinkommenden Energie umzugehen. Dieser Mechanismus kann lebensrettend sein, wenn der Körper vom Hungertod bedroht ist. Aber der Körper kann nicht zwischen Diät und Verhungern unterscheiden. Das Ergebnis ist eine Flaute oder ein »Plateau«, das heißt, die Abnahme kommt abrupt zum Stillstand. Eine Methode besteht darin, überhaupt nichts zu unternehmen und abzuwarten, bis das Plateau vorbeigeht. Es wird vorbeigehen, aber das Warten kann einen zermürben, besonders wenn man sehr ehrgeizig ist. Doch es gibt ein paar Techniken, die das Plateau beenden oder es weniger frustrierend machen können.

Sie können Ihren Stoffwechsel zu größerer Aktivität antreiben, wenn Sie Ihr Training verstärken. Machen Sie einen weiteren Gang von 20 bis 30 Minuten täglich, oder nehmen Sie eine andere körperliche Betätigung hinzu. Steigen Sie zwei zusätzliche Treppen hoch, anstatt den Lift zu nehmen, bauen Sie einige Fahrten mit dem Rad in Ihren Zeitplan ein, oder vielleicht sind Sie auch bereit, es mit Tennis oder Squash zu probieren. Jede Steigerung der körperlichen Aktivität bringt Ihren Stoffwechsel in einen höheren Gang.

Ihr oberstes Ziel ist zwar, daß Sie Fettpfunde loswerden möchten, aber Sie haben in praktisch jedem Stadium des Abnehmens immer noch etwas Wasser zuviel. Während des Plateaus können Sie daher das eine oder andere Pfund wegbekommen, indem Sie die Methode der »Diurese im Liegen« anwenden (vgl. S. 69 f.).

Um das Plateau erträglicher zu machen, denken Sie daran, daß Sie auch während dieser Perioden schlanker werden, obwohl die Pfunde bleiben. Das kommt daher, daß Sie dank Ihres Trainings Muskelgewebe und Spannkraft gewinnen. Dies ist ein guter Grund, während der gesamten Abnahmephase regelmäßig Ihren Körper zu messen; solange Sie Zentimeter verlieren, macht Ihnen der vorübergehende Stillstand beim Gewicht vielleicht gar nichts aus.

Doch kein Trick wird Ihnen helfen, wenn das Plateau die Folge einer Vernachlässigung des Programms ist. Als erstes müssen Sie dann prüfen, ob Sie sich noch in der Ketose befinden. Wenn nicht, kontrollieren Sie Ihre tägliche Nahrungsaufnahme im Diättagebuch. Vielleicht sind ein paar Kohlenhydrate zuviel in Ihre Diät gerutscht, und Sie müssen sie jetzt reduzieren.

Das Plateau ist ein geeigneter Punkt, an dem Sie Ihren Einsatz erneuern und den festen Entschluß fassen, wirklich dauerhaft abzunehmen. Es ist *kein* Punkt, an dem man aufgibt. Der Stillstand ist ein normaler Teil des Abnehmens und geht vorbei. Wie schnell er vorbeigeht, hängt weitgehend von Ihrer Einstellung ab.

Hilfsstrategie 10: Streßbewältigung
Ein gewisser Streß ist mit jeder Diät verbunden. Je besser Sie diesen Streß entschärfen können, desto erfolgreicher werden Sie bei Ihren Abnehmanstrengungen sein. Wenn Sie leicht gereizt sind, weil Sie einige Ihrer alten Lieblingsspeisen vermissen, obwohl Sie gar nicht hungrig sind, unterscheiden Sie sich kein bißchen von allen anderen, die das Programm vor Ihnen durchgehalten haben. Es ist eine natürliche Reaktion, daß Sie die Dinge, die Sie gern gegessen haben, vermissen. Diese Speisen sind ein fester Bestandteil Ihres Lebens gewesen, aber vergessen Sie nicht, daß Sie Ihren Lebensstil jetzt zum Besseren hin verändern möchten.

Denken Sie an Bekannte, die das Rauchen aufgegeben haben. Ob man diät lebt oder sich das Rauchen abgewöhnt, man fühlt sich, als gäbe man den »besten Freund« auf. Bestimmte Lieblingsspeisen oder die Zigaretten waren immer da, wenn es etwas zu feiern gab oder als Tröster, wenn es nicht so gut ging. Es kommt einen hart an, diesen Freunden Adieu zu sagen, auch wenn wir wissen, daß sie nicht gut für uns sind.

Genauso wie man voraussagen kann, daß die Person, die mit dem Rauchen aufhört, durch das Stadium der Entzugserscheinungen durchkommt, wissen wir, daß man lernt, mit dem Verzicht auf bestimmte Speisen fertig zu werden. Bis es soweit ist, empfinden Sie freilich noch Streß, und zu wissen, warum und daß er irgendwann verschwinden wird, hebt die Stimmung im Moment vielleicht auch nicht. Zwei Dinge können Sie tun, um den Streß zu verringern.

Körperliche Betätigung hat sich immer wieder bewährt und diätbedingten Streß gemildert. Körperliche Aktivität ist nicht nur ein Ersatz fürs Essen, sondern hat auch eine entspannende, beruhigende Wirkung. Überprüfen Sie, wieviel an Aktivität Sie täglich haben, und überlegen Sie, ob Sie nicht noch etwas daraufsetzen können.

Schlaf ist immer wichtig für die körperliche und geistige Gesundheit, aber er ist noch wichtiger, wenn Sie unter irgendeiner Art von Streß stehen. Eine ruhige durchschlafene Nacht kann Ihnen die Energie und Vitalität geben, damit Sie den nächsten Tag mit gestärktem Willen, am Abnahmeprogramm festzuhalten, beginnen.

Entspannungstechniken sind wesentliche Bestandteile eines erfolgreichen Abnahmeprogramms. Nehmen Sie sich täglich die Zeit, einen entspannten Zustand zu erreichen? Nicht vergessen: Entspannen heißt nicht, jeden Abend vor dem Fernseher in den Sessel zu sinken. Ob es sich um autogenes Training, Yoga, Meditation, Hobbys oder andere beruhigende Tätigkeiten handelt – Entspannungstechniken können Ihre Lebensqualität enorm steigern. Sie schulden sich selbst die täglichen 20 Minuten oder so, die man braucht, um einen entspannten, streßfreien Zustand zu erreichen.

Hilfsstrategie 11: Keine Furcht vorm Schlanksein
Manche Leute können sich selbst im Weg stehen, besonders in den letzten Stadien des Abnehmens. Nachdem sie viele Jahre lang durch ihre Fettschichten isoliert und geschützt waren, kommen ihnen allmählich Zweifel, ob sie wirklich auf dieses Verteidigungssystem verzichten und ihr altes vertrautes Ich aufgeben sollen.

Eine Patientin war während ihrer ganzen Teenagerjahre und bis ins Erwachsenenalter hinein stark übergewichtig gewesen. Sie hatte nie gelernt, mit den Aufmerksamkeiten der Männer umzugehen, da sie selten angesprochen wurde. Als sie abzunehmen begann, änderte sich das alles plötzlich, und sie bekam es mit der Angst zu tun. Ihre unmittelbare Reaktion war, wieder zuzunehmen. Aber mit der Unterstützung ihres Bruders, der sie zum Tanzen und zu Partys begleitete, bis sie es allein schaffte, überwand sie ihre Furcht.

Andere befürchten, daß ihre Fettleibigkeit eine Ausrede war, im Beruf nicht vorangekommen zu sein. Was ist, wenn sie abgenommen haben und dennoch nicht befördert werden? Solche Ängste können sehr wohl die Bemühungen abzunehmen untergraben.

Wenn Sie versuchen, sich unter schützenden Fettschichten zu verstecken, ist das genauso, als hielten Sie die Hand vor die Augen, um die negativen Aspekte des Lebens nicht zu sehen, und ließen sich damit zugleich die positiven Seiten entgehen. Das Leben ist viel zu reich an schönen Dingen, als daß man sich davor verstecken möchte. Jedesmal, wenn Ihnen Zweifel kommen, ob Sie als schlanke Person glücklich leben können, denken Sie wieder an die vielen Gründe, warum Sie ein liebenswerter Mensch sind. Nicht, daß Sie liebenswerter werden, wenn Sie abnehmen; Sie werden immer noch Ihr altes Ich sein, doch mit mehr Selbstvertrauen und Selbstachtung. Sie waren doch nicht glücklich mit dem Übergewicht.

Sie müssen damit zurechtkommen, Komplimente entgegenzunehmen. Sie müssen sich darauf einstellen, genauso wie andere behandelt zu werden, nicht etwa feindselig oder gönnerhaft, weil Sie übergewichtig sind. Sie müssen vielleicht ein paar neue Fähigkeiten auf dem Weg dorthin lernen. Aber ein phantastisches neues Leben wartet darauf, daß Sie es genießen. Lieben Sie sich genügend, um jeden Augenblick des Glücks festzuhalten.

Hilfsstrategie 12: Charakterzüge, die Erfolg verheißen
»Das Rauchen aufzugeben ist ein Kinderspiel – ich habe es dutzendemal getan.« Diesen alten Witz kann man auch über das Abnehmen machen. Der Trick ist, nicht bloß abzunehmen, sondern das neue Gewicht dauerhaft zu halten.

Es gibt gewisse persönliche Eigenschaften, die dafür sprechen, daß dies nicht gelingen wird. Wie die Forschung ergeben hat, legen Männer und Frauen, die Nervosität, Meidung von Gleichförmigkeit und einen geringen Grad von Sozialisation aufweisen, ihr verlorenes Gewicht mit größerer Wahrscheinlichkeit wieder zu. Doch diese Eigenschaften können umgekehrt werden, und wenn das gelingt, kann man die Erfolgschancen enorm vergrößern.

Um die Nervosität abzubauen, muß man sich auf Dinge konzentrieren, die der Entspannung förderlich sind, etwa ausreichende körperliche Betätigung, genügend Schlaf und bestimmte entspannende Tätigkeiten.

Nur wenige Menschen mögen gleichförmige Beschäftigungen, aber man kann die Monotonie in manchen Dingen dadurch kompensieren, daß man zu anderen Zeiten andere Aktivitäten an ihre Stelle setzt. Man könnte zum Beispiel sagen, daß es monoton ist, wenn man einen eingefahrenen Speiseplan nicht einmal durchbrechen darf, indem man spontan beschließt, Eiscreme oder Käsekuchen zum Nachtisch zu essen. Aber wenn eine ausreichende Motivation und alternative Aktivitäten zur Verfügung stehen, können solche Gefühle überwunden werden.

Übergewichtige Männer und Frauen haben häufig keine besonderen sozialen Fähigkeiten entwickelt. Es ist schwierig zu sagen, ob das Gewicht die Ursache oder die Wirkung war – das Huhn oder das Ei. Aber man kann konkrete Anstrengungen machen, um umgänglicher zu werden. Die besten Resultate erreicht man, wenn die Bemühungen schrittweise erfolgen.

Auf die beste Art lernt man Menschen mit gleichen Interessen kennen, wenn man sich zu Aktivitäten aufrafft, die den eigenen Interessen entsprechen. Haben Sie Freude am Theater? Dann schließen Sie sich einer Laienspielgruppe in Ihrer Stadt an. Mögen Sie moderne Kunst? Suchen Sie sich eine ehrenamtliche Arbeit in einem Museum. Es gibt viele Menschen draußen, die sich über Ihre Gesellschaft freuen würden. Ehrenamtliche Tätigkeiten können Ihnen das Gefühl geben, daß Sie dazugehören, und allmählich Ihr Selbstvertrauen stärken.

Wenn Sie keinen von diesen Charakterzügen haben, sind wir davon überzeugt, daß Sie abnehmen und Ihr neues Gewicht erfolgreich über die Jahre verteidigen werden. Wenn aber eines dieser Merkmale Ihre Persönlichkeit prägt, können Sie jetzt versuchen, sich zu ändern. Es wird Ihnen bei den Bemühungen um Ihr Gewicht helfen und Ihr gesamtes Leben bereichern.

Hilfsstrategie 13: Wenn Sie verärgert sind

Wenn Sie die Person sind, die zu Hause in erster Linie für das Kochen verantwortlich ist, empfinden Sie vielleicht mit der Zeit Ärger und Unmut gegenüber denen, die essen, was Sie zubereiten und selbst nicht essen dürfen. Diese Gefühle können zu Spannungen in der Familie und möglicherweise zu einer Aufgabe der Diät führen. Beide Folgen sind unerwünscht, also sind Schritte erforderlich, um feindselige Gefühle solcher Art auszugleichen.

Nach den Weihnachtsfeiertagen hatte eine Patientin die Nase gestrichen voll. Sie war wütend, all die guten Sachen kochen zu »müssen«, die sie nicht essen durfte. »Nächstes Jahr fahre ich nach Las Vegas«, sagte sie. Nicht immer ist es möglich, »von zu Hause wegzulaufen«, aber es müßte möglich sein, wenigstens einen Teil der Verantwortung für die Küche abzutreten. Könnten Sie Ihre Familie, wenn sie dazu bereit ist, nicht ermuntern, ab und zu in einem Restaurant zu essen? Oder sie könnten vielleicht, zumindest solange Sie in der Abnahmephase sind, Essen in einem Restaurant bestellen, das Gerichte zum Mitnehmen anbietet. Das ist zugleich eine gute Gelegenheit, den anderen in der Familie ein wenig Verantwortung für sich selbst beizubringen. Auch das kleinste Kind kann eine Rolle bei der Essenszubereitung, beim Tischdecken oder Abwaschen übernehmen.

Auf jeden Fall sollten Sie, wenn Sie Ärger und Unmut verspüren, weil Sie das Essen für die Familie kochen müssen, als erstes mit Ihren Lieben offen darüber sprechen. Sagen Sie ihnen, daß Sie verstehen, wenn die Veränderungen schwierig für sie sind, erklären Sie aber auch, wie wichtig diese Diät für Sie ist. Erfolg kann bessere Gesundheit und Glück für den Rest Ihres Lebens bedeuten. Vielleicht bringt es einige Veränderungen in die Gewohnheiten und Erwartungen der Familie, aber sind Sie so ein kleines Opfer nicht wert?

Hilfsstrategie 14: Lassen Sie keine Sabotage zu
Es gibt Leute, die bereit und willens sind, Ihre Anstrengungen zu sabotieren. Je näher Sie Ihrem Zielgewicht kommen, desto mehr Versuchungen scheinen sie aufzutischen, verbrämt mit, wie sie meinen, guten Gründen für Sie, die Speisen zu essen, die Sie zu meiden versucht haben.

Die beste denkbare Verteidigung gegen diese wohlmeinenden Personen ist, ihre Überredungstaktik im voraus zu kennen. Dann werden Sie nicht überrumpelt, wenn Sie sie hören, und Sie werden gleich die Gegenargumente parat haben.

Machen Sie sich auf folgendes gefaßt:

»Aber dieses eine kleine Stück Kuchen schadet doch nicht.«
»Aber *ich* halte dich nicht für zu dick. Du brauchst doch nicht abzunehmen. Du bist so gerade richtig. Iß nur!«

»Koste diese Mousse au chocolat. Ich habe an dich gedacht, als ich sie zubereitete.«

»Was ist denn los? Schmeckt dir mein Essen nicht?«

»Ich habe gelesen, daß diese Marke als Diät geeignet ist.«

»Vielleicht solltest du diese Diät abbrechen. Du wirst zu dünn. Oder möchtest du nur noch Haut und Knochen sein?«

»Machst du diese Diät jetzt nicht schon lang genug?«

»Manche Menschen sind *von Natur aus* mager, andere sind dick. Du kannst nichts an deinen Genen machen. Probier es gar nicht erst.«

»Viele dicke Menschen werden 100 Jahre alt.«

»Heute an deinem Geburtstag wirst du doch ein bißchen sündigen dürfen?«

»Greif schon zu. Morgen kannst du ja wieder fasten.«

»Ich finde, daß du nicht auf *alle* Lieblingsspeisen zu verzichten brauchst.«

»Wenn dir irgendeine Speise wirklich fehlt, solltest du ruhig davon essen, damit du durchhältst.«

»Du fühlst dich nicht wohl und brauchst eine Stärkung, laß dir also die Hühnerbrühe schmecken, die ich extra für dich gekocht habe.«

»Nimm ein Stück Kuchen. Das beruhigt die Nerven.«

»Es ist nicht normal, so wenig zu essen.«

»Wenn diese Schokolade für Diabetiker gut genug ist, müßte sie auch für dich gut genug sein.«

»Wir lieben dich, Mutti. Es stört uns nicht, wenn du dick bist. Du bist nicht mehr dieselbe, wenn du abnimmst.«

»Ich liebe dich, Schatz. Deshalb habe ich dich geheiratet, obwohl du dick warst. Du weißt doch, wie gern ich mich an dich kuschle. Willst du nicht mit der Diät aufhören?«

Solche Kommentare werden Sie von Freunden, Verwandten und den lieben Nächsten zu hören bekommen. Nur *Sie* wissen, wie sehr Sie von diesem Gewicht herunter wollen. *Niemand* soll sich Ihrer zukünftigen Gesundheit und Zufriedenheit in den Weg stellen. Auch wenn manche Leute anscheinend enttäuscht sind, wenn Sie bestimmte Gerichte nicht mit Ihnen zusammen essen, werden sie Ihre Entscheidung doch respektieren.

Hilfsstrategie 15: Wenn Sie scheitern

Wir möchten gern glauben, daß jeder, der dieses Programm beginnt, es geradewegs verfolgt, bis er das Zielgewicht erreicht, das er dann für sein weiteres Leben beibehält, ohne jemals zu entgleisen. Aber wir wissen, daß es nicht ganz so ist. Es ist durchaus möglich, daß Sie ausrutschen. Es ist nicht schlimm, wenn Sie einmal fallen. Aber es gibt keinen Grund, warum Sie nicht sofort wieder aufstehen sollten.

Damit Sie nicht meinen, Sie seien anders als alle anderen auf der Welt, lassen Sie sich von uns versichern, daß viele andere vor Ihnen ausgerutscht und gefallen sind. Diejenigen, die darauf so reagieren, daß sie das Programm gleich ganz aufgeben, haben einen allgemeinen Mangel an Selbstvertrauen und Selbstachtung miteinander gemeinsam. Andere, die der Versuchung nachgegeben haben und wieder zunehmen, betrachten sich angeekelt im Spiegel. »Ich wußte, daß ich es nicht schaffe«, sagen sie. »Ich verdiene es nicht besser. Es hat keinen Sinn, es weiter zu versuchen. Ich bin nun mal ein dickes Trampel, und es kümmert sich sowieso niemand um mich. Warum soll es mich kümmern? Ich kann genausogut essen.«

Diese Szene ist immer wieder gespielt worden. Sie mögen sehr wohl ähnlich empfinden, wenn Sie einmal über die Stränge schlagen und einen Teil des abgenommenen Gewichts wieder zulegen. Aber Sie müssen gegen diese Gefühle ankämpfen.

Jeder hat seine kleinen Mängel. Niemand ist vollkommen. Wir schaden uns mehr, wenn wir uns für Mißerfolge bestrafen, als durch die Mißerfolge an sich. Verzeihen Sie sich also. Verzeihen Sie sich, weil Sie sich genug lieben, um aufzustehen und von vorne anzufangen.

Wenn Sie Kohlenhydrate ins Haus gebracht haben, werfen Sie sie weg oder geben Sie sie jemandem. Kommen Sie sofort zum Programm und in die Ketose zurück. Lassen Sie sich jedoch vorwarnen, daß es schwieriger als beim erstenmal sein kann, in den Zustand der Ketose zu kommen. Es kann einen oder zwei Tage länger dauern. Aber Sie können und werden wieder in die Ketose kommen.

In Amerika gibt es ein Sprichwort, daß jeder Millionär ein oder zweimal bankrott machte, bevor er schließlich zu seinem Vermögen kam. Das gleiche gilt für alle, die versuchen abzunehmen. Ein- oder zweimal zu scheitern könnte gerade den Weg zum Erfolg ebnen. Glauben Sie an sich. Lieben Sie sich. Sie können und werden es schaffen.

12
Speisen und Rezepte

Einer der großen Vorteile der in diesem Programm vorgestellten Kost ist die Vielfalt der Speisen, die sie Ihnen jeden Tag gestattet. In Kapitel 7 haben wir Speisepläne für zwei volle Wochen beschrieben. Sie werden bemerken, daß sich kein Hauptgericht wiederholt, wenn man von der gelegentlichen Verwendung von Resten vom Vortag aus Gründen der Bequemlichkeit absieht. Mit Hilfe der Rezepte in diesem Kapitel können Sie Woche für Woche köstliche Speisepläne zusammenstellen. Achten Sie darauf, möglichst viele verschiedene Nahrungsmittel zu verwenden, und verfallen Sie nicht in den Trott, die Speisen immer wieder auf die gleiche Art zu bereiten. Probieren Sie alle Rezepte durch. Bis Sie entschieden haben, was Sie am meisten mögen, sind Sie längst auf dem Weg zu einem schlanken neuen Ich.

Merke: Wir haben bei den Rezepten zu diesem Programm absichtlich keine Aufschlüsselung nach Kalorien, Fett, Proteinen und Kohlenhydraten angegeben. Dafür gibt es einen einfachen Grund: Wir möchten, daß Sie diesem Programm folgen können, ohne ständig an die Kalorien zu denken, und daß Sie lernen, Ihren persönlichen Nahrungsbedarf festzustellen.

Nehmen Sie sich Zeit für die Listen mit den Nahrungsmitteln, die wir zusammengestellt haben, damit Sie sich mit ihrem Nährwert vertraut machen können. Dann wissen Sie auf einen Blick, ob die fragliche Speise für Sie geeignet ist, je nachdem, ob Sie sich in der Abnahme-, Stabilisierungs- oder Erhaltungsphase des Programms befinden.

Guten Appetit!

Eierspeisen

Überall in der Welt ist das Ei ein beliebter Bestandteil des Frühstücks. Weil Eier reich an Nährstoffen, eine wunderbare Proteinquelle, fett- und kalorienarm sind und überhaupt keine Kohlenhydrate enthalten, sind sie ein ausgezeichneter Bestandteil Ihres Abnahmeprogramms.

Allerdings haben Eier einen hohen Cholesteringehalt, mehr als 200 Milligramm in einem großen Ei. Aber viele Menschen können täglich ein Ei essen, ohne daß es sich auf ihren Cholesterinspiegel auswirkt. Wenn Sie Ihren Cholesterinspiegel nicht kennen, ist jetzt eine gute Gelegenheit, ihn überprüfen zu lassen; Ihr Hausarzt kann Ihnen sagen, wie. Wenn Ihr Cholesterinspiegel normal ist, können Sie sich weiterhin Ihr tägliches Ei schmecken lassen. Sollte er leicht erhöht sein, wird der Arzt Ihnen vielleicht empfehlen, nur zwei oder drei in der Woche zu essen. Falls Ihr Cholesterinspiegel wirklich hoch ist, sollten Sie alles Eigelb vom Speiseplan streichen.

Das gesamte Cholesterin des Eis findet sich nämlich im Dotter; im Eiweiß ist nichts. Wenn man Ihnen rät, das Eigelb wegzulassen, können Sie zwei Eiweiß statt eines ganzen Eis verwenden. Es gibt auch eine Reihe von Ersatzstoffen, die aus Eiweiß hergestellt sind und kein Cholesterin enthalten. Damit kann man Rührei zubereiten, das kaum von dem aus frischen Eiern zu unterscheiden ist.

Wenn Sie noch nicht mit den vielen Arten vertraut sind, wie man Eier zubereiten kann, stellen wir hier einige vor.

Pochiertes Ei

In einem kleinen Topf Wasser zum Kochen bringen. Ein Ei in eine kleine Schüssel schlagen. Das Wasser im Topf so rühren, daß sich ein kleiner Wirbel bildet, und das Ei vorsichtig in die Mitte des Wirbels gleiten lassen. 2 bis 3 Minuten kochen lassen. Mit einem Schaumlöffel herausheben.

Weichgekochtes Ei

Ein Ei in einen kleinen Kochtopf mit kaltem Wasser legen, so daß es ganz bedeckt ist, und das Wasser zum Kochen bringen. Für das klassische weichgekochte Ei 3 ½ Minuten leicht sprudelnd kochen lassen, etwas weniger für ein flüssigeres Ei, etwas mehr für ein festeres.

Hartgekochtes Ei

Ein Ei in einen kleinen Kochtopf mit kaltem Wasser legen, so daß es ganz bedeckt ist, und das Wasser zum Kochen bringen. Den Topf zudecken, und den Herd ausschalten. 20 Minuten stehen lassen. Das Ei herausnehmen und etwa 30 Sekunden unter fließendes kaltes Wasser halten. Sie können natürlich auch mehrere Eier auf einmal kochen, dann haben Sie welche vorrätig, wenn sie gebraucht werden.

Spiegelei

Dieses klassische Eiergericht wird gewöhnlich mit Butter oder Öl zubereitet, aber in unserer Version werden die Fettkalorien größtenteils ausgeschaltet. Eine beschichtete Pfanne nehmen und mit einer Spur Pflanzenöl ausreiben. Das Ei bei mittlerer Hitze hineinschlagen und braten lassen, bis das Eiweiß nicht mehr durchsichtig und der Dotter nach Ihrem Geschmack durchgebraten ist.

Rührei

Der Kniff für perfekte Rühreier ist, sie vor dem Braten in einer Schüssel leicht zu schlagen. Eine beschichtete Pfanne mit einer Spur Pflanzenöl ausreiben und erhitzen. Das geschlagene Ei in die Pfanne gießen. Unter ständigem Rühren bei schwacher Hitze braten, bis es stockt. Sie können auch einen cholesterinfreien Ei-Ersatz nehmen. Um den Geschmack zu variieren, ein paar Tropfen Vanille-, Mandel- oder Orangenaroma hineinrühren.

Übergossenes Ei

Diese köstliche Variante zum Spiegelei ist eine Kreuzung aus einem gebratenen und einem pochierten Ei. Bereiten Sie es wie ein Spiegelei, aber nachdem Sie das Ei in die Pfanne gegeben haben, gießen Sie einen Eßlöffel Wasser darüber und decken die Pfanne zu. Wer auf seinen Cholesterinspiegel achten muß, kann es mit dem Eiweiß von zwei Eiern anstelle des einen ganzen Eis probieren.

Gefüllte Eier

Hartgekochte Eier der Länge nach halbieren und die Dotter in eine Schüssel geben. Je Dotter 1 Teelöffel fettfreie Milch und je eine Prise Paprika, Zwiebelpulver, Senfpulver, kleingeschnittenen Schnittlauch und Salz zufügen. Die Dotter zerdrücken. Die Eihälften mit der Dottermischung füllen und mit Paprika und Schnittlauch bestreuen.

Bouillon

Sie werden bald auf Bouillon setzen, wenn Sie diesem Programm zur Gewichtskontrolle folgen. Sie ist arm an Fett, Kohlenhydraten und Kalorien, dabei aber schmackhaft und sättigend. Wenn Sie am Nachmittag eine Stärkung brauchen, greifen Sie zu einer dampfenden Tasse Hühner-, Rindfleisch- oder Gemüsebouillon. Wenn Sie verschiedene Speisen sautieren oder unter Rühren garen, nehmen Sie einen Eßlöffel Bouillon anstelle von Öl. Sie werden Bouillon auch in einer Reihe von Rezepten finden.

Es sind mehrere Sorten Bouillon in Dosen und sofort löslich (als Pulver und in Würfeln) erhältlich. Lesen Sie die Nährstoffangaben, und wählen Sie danach die beste aus. Die meisten Bouillonsorten (oder Brühen, die Begriffe sind austauschbar) enthalten nur 1 Gramm Kohlenhydrate und nur 16 Kilokalorien pro Viertelliterportion, wenn sie entsprechend den Angaben auf der Dose zubereitet werden. Größere Unterschiede gibt es bei den verschiedenen sofort löslichen Bouillonmischungen. Die Packungen von Weight Watchers, die mit Wasser gemischt 170 Gramm Bouillon ergeben, enthalten 1 Gramm Kohlenhydrate und 8 Kilokalorien. Andere Marken enthalten etwas mehr. Die Unterschiede sind zwar nicht groß, aber sie summieren sich.

Gemüsegerichte

Wir ermuntern Sie bei diesem Programm, täglich Gemüse zu essen. Gemüse sind eine fettarme, kalorienarme, nährstoffreiche Komponente einer ausgewogenen Ernährung für jedermann. Beginnen Sie jetzt, die gute Gewohnheit anzunehmen, regelmäßig unter den verschiedensten Gemüsen auszuwählen und sie mit Appetit zu essen. Sie erinnern sich, daß eine Portion bei Gemüse ½ Tasse gekocht und 1 Tasse roh bedeutet.

Sie können natürlich einfach eine Dose grüne Bohnen aufmachen oder tiefgekühlten Brokkoli auftauen, aber Sie werden das Programm viel mehr genießen und gesünder finden, wenn Sie frisches Gemüse verwenden. Versuchen Sie es mit einer Sorte, die Sie lange nicht mehr hatten oder noch nie probiert haben.

In Gemüsekonserven gehen zwar manche Nährstoffe verloren, aber sie sind ganz praktisch, wenn Sie in Eile sind. Tiefgekühltes Gemüse enthält mehr Nährstoffe als die Konserve, und Sie können eine Portion abnehmen und den Rest wieder in die Kühltruhe legen. Reichern Sie den Geschmack von tiefgekühltem Gemüse oder Dosengemüse an, indem Sie ein paar Schnipsel von frischen Kräutern wie Basilikum und Dill darüberstreuen.

Richtig zubereitete gedünstete oder gekochte Gemüse in purem

Zustand sind köstlich, aber auch der gesundheitsbewußteste Esser kann sie leid werden, wenn er Tag für Tag nichts anderes bekommt. Die Alternative ist freilich nicht, Butter oder Sahne oder kalorienreiche Soßen zuzufügen. Entdecken Sie lieber die Möglichkeiten frischer und getrockneter Kräuter und Gewürze. Viel häufiger als noch vor kurzem findet man frische Kräuter in den meisten Supermärkten. Wenn Sie nur ein frisches Kraut an frisches Gemüse geben, können Sie ein einfaches Gericht in eine schmackhafte Überraschung verwandeln. Ob Sie frische oder getrocknete Kräuter verwenden, beginnen Sie mit kleinen Mengen und steigern sie, bis Sie Ihren Geschmack getroffen haben. Übertreiben Sie es nicht. Sie können ein einziges Aroma verwenden oder verschiedene Kräuter mischen, ganz nach Ihrem Geschmack. Knoblauch und Ingwer zum Beispiel passen besonders gut zusammen und ergeben einen fernöstlichen Geschmack, wenn man einen Spritzer Sojasoße dazugibt. Hier ist eine Liste von Gemüsen und einigen besonders gut dazu passenden Kräutern und Gewürzen:

Blumenkohl: Chili, Dill, Muskat
Bohnen: Bohnenkraut, Basilikum, Chili, Muskat, Salbei, Dill
Brokkoli: Muskatblüte, Oregano
Erbsenschoten: Majoran, Oregano, Minze
Karotten: Zimt, Dill, Ingwer, Muskat, Thymian
Kohl: Dill, Muskatblüte, Oregano, Kümmel
Kürbis: Nelken, Muskat
Rüben: Dill, Basilikum
Spargel: Basilikum, Knoblauch, Sesam
Spinat: Kerbel, Majoran, Muskat

Sie brauchen sich auch nicht auf die Farbe und den Geschmack nur eines Gemüses auf einmal zu beschränken. Zwei oder drei Gemüsesorten lassen sich wunderbar kombinieren. Achten Sie nur stets darauf, daß die Gesamtmenge nicht die Portionsgröße von ½ Tasse gekocht oder 1 Tasse roh überschreitet. Wenn Sie mehrere Sorten in der Kühltruhe haben, können Sie nach Herzenslust mischen. Hier sind ein paar Kombinationen, die Sie vielleicht gern einmal ausprobieren möchten. Lassen Sie Ihrer Phantasie freien Lauf, eigene Mischungen zu finden.

Blumenkohl und Brokkoli
Erbsenschoten, Champignons und Wasserkastanien
Karotten und Sellerie mit Streifen von rotem Paprika
Karottenstreifen und längs geschnittene grüne Bohnen
Rosenkohl mit Karottenscheiben
Rote Bete und Karotten in feingeschnittenen Streifen
Weißkohl und Rotkohl
Zwiebeln, Champignons und Brokkoli

Es folgen ein paar einfache Rezepte und grundsätzliche Zubereitungsmethoden für eine Reihe von Gemüsesorten.

Artischocken

Artischocken sind ein lustiges Essen. Es macht Spaß, die Blätter eins nach dem anderen abzuzupfen und zwischen den Zähnen durchzuziehen, um an das Fleisch zu kommen. Und wenn man mit dem fleischigen Teil der Blätter fertig ist, kann man sich noch ein paar Bissen von dem köstlichen Artischockenboden schmecken lassen. Eine Portion ist eine halbe mittelgroße Artischocke. Wählen Sie Artischocken aus, die eher anliegende als geöffnete Blätter haben.

Zunächst verfärbte und kleine Blätter am Boden der Artischocke entfernen. Den Stiel und die Spitze der Artischocke abschneiden. Mit einer Schere die Spitzen der Blätter stutzen. Die kleinen, bleichen, inneren Blätter an der Spitze der Artischocke entfernen. Waschen und bis zum Kochen in eine Schüssel mit Wasser und etwas Zitrone legen. In einer Kasserolle, die gerade groß genug ist, um die gewünschte Zahl an Artischocken zu fassen, soviel Wasser zum Kochen bringen, daß die Artischocken bedeckt sind. 1 TL Zitronensaft, 1 Knoblauchzehe und 1 TL Salz zufügen. Die Artischocken ins kochende Wasser geben und aufkochen lassen. Bei schwacher Hitze im offenen Topf 30 bis 40 Minuten sieden oder bis sich die Blätter leicht abziehen lassen. Abgießen und heiß oder kalt servieren.

Blumenkohl

Ein mittelgroßer Blumenkohl ergibt ungefähr vier Portionen. Den dicken Strunk und die Blätter entfernen und in kleine Köpfchen zerteilen. Zwei Fingerbreit Salzwasser in einem mittelgroßen Topf zum Kochen bringen. Blumenkohl in den Topf geben, zudecken und etwa 20 Minuten kochen lassen. Verschönern Sie ihn vor dem Servieren mit roten Paprikastreifen.

Bohnen mit Basilikum

Die Spitzen von frischen grünen Bohnen abschneiden, und Bohnen in 3 cm große Stücke schneiden. Mit 1 Tasse* kaltem Salzwasser auf 1 Tasse Bohnen in einen kleinen Topf geben. Zum Kochen bringen. Zwei oder drei Basilikumblätter dazugeben. 5 bis 10 Minuten kochen. Abgießen und servieren.

Bohnensprossen

Nicht nur die chinesische Küche hat Platz für Sojabohnenkeime. Probieren Sie sie zu verschiedenen Gerichten, um etwas Knackiges hinzuzufügen. In einer mittelgroßen Kasserolle 2 EL Hühnerbouillon zum Kochen bringen. 1 Tasse Sojabohnenkeime pro Person zufügen. Zudecken und nur 2 Minuten kochen. Nicht zu weich kochen.

* 1 Tasse = 235 ccm (siehe Fußnote S. 262)

Brokkoli

Die leuchtend grüne Farbe von richtig zubereitetem Brokkoli gibt jedem Essen einen besonderen Pfiff. Wichtig ist, ihn nicht zu weich zu kochen. Die Blätter entfernen, und so viel vom Stengel abschneiden, wie man möchte. In Röschen zerteilen und in einen großen Topf mit Deckel geben. Zwei Fingerbreit kaltes Salzwasser zufügen, zum Kochen bringen und zudecken. Etwa 3 Minuten kochen, bis der Brokkoli gabelweich und smaragdgrün ist.

Erbsenschoten

Die flachen hellgrünen Schoten sind eine wunderbare Beilage zu jedem Essen. Die Enden abschneiden und Fäden abziehen. Gut 2 cm Salzwasser zum Kochen bringen, die Erbsenschoten zufügen und nicht länger als 2 Minuten kochen lassen, damit sie noch knackig sind.

Karotten

Karotten in Scheibchen, Streifen, Stücke, Würfel oder eine andere Form, die Ihnen gefällt, schneiden. Jede Form, so scheint es, schmeckt etwas anders, wie auch Nudeln als Spaghetti oder Muscheln verschieden schmecken. Suchen Sie nach hellen, kleinen Karotten. Probieren Sie Karotten roh und gekocht. Schneiden Sie welche in Ihren Salat zum Abendessen. Schneiden Sie sie in feine Streifen, um sie zum Essen zu knabbern. Wollen Sie gekochte Karotten, dann putzen und schneiden Sie sie und kochen sie etwa 15 Minuten in Salzwasser. Wie bei allen Gemüsesorten gilt, nicht zu lange kochen.

Kohl

Rotkohl, Weißkohl oder beide gemischt in schmale Streifen schneiden, damit es 1 Tasse pro Person ergibt. In einem Topf knapp 2 cm
Salzwasser mit 2 EL Essig zum Kochen bringen. Den Kohl hineingeben, zudecken und 8 bis 10 Minuten kochen lassen.

Rosenkohl

Diese kleinen Kohlköpfchen sind eine willkommene Abwechslung.
Kaufen Sie die kleinsten, die Sie finden, mit festen Blättern. Was
zuviel an Stiel ist, abschneiden und, wenn Sie die Geduld haben, das
Ende des Stiels kreuzweise einschneiden. Zwei Fingerbreit Salzwasser in einem flachen Topf zum Kochen bringen. Die Röschen zufügen, zum Kochen bringen, zudecken und ungefähr 10 Minuten kochen oder bis sie weich sind.

Rote Bete

Viele Leute kennen nur rote Beten aus dem Glas. Jetzt sollen Sie
einmal den wunderbaren Geschmack von frischen genießen. Feste
Rüben mit tiefroter Farbe auswählen. Die Blätter und Wurzeln bis auf
2 cm abschneiden. Die Rüben waschen und im Ganzen lassen. Genug Wasser, um die Rüben zu bedecken, in einen Topf geben, 1 TL
Essig und ½ TL Salz pro Tasse Wasser zufügen. Das Wasser zum
Kochen bringen, die Rüben hineingeben und bei schwacher Hitze 35
bis 45 Minuten sieden lassen, bis sie weich sind. Unter fließendem
Wasser abschrecken und schälen. In Scheiben schneiden und servieren. Oder die ganzen Rüben in Folie wickeln und im Backofen bei
mittlerer Hitze (190 Grad) backen, bis sie weich sind (45 Minuten bis
eine Stunde je nach Größe).

Spargel chinesische Art

Spargel ist nur gedünstet oder gekocht schon ein Hochgenuß, aber probieren Sie ihn dennoch zur Abwechslung einmal in einer chinesischen Geschmacksrichtung aus. Die harten Enden der Stangen abschneiden. Den Spargel schräg in 3 bis 4 cm große Stücke schneiden, damit Sie 1 Tasse (3 bis 5 Stangen) bekommen. ½ TL Salz zu 1 Tasse Wasser in eine flache Pfanne geben. Das Wasser zum Kochen bringen, und Spargelstücke zufügen. 5 bis 7 Minuten kochen oder bis sie sich gerade leicht mit der Gabel stechen lassen. Während der Spargel kocht, aus 2 EL Hühnerbouillon, 1 TL Sojasoße, einer Prise gemahlenem Ingwer und einer Prise chinesischer Würzmischung eine Soße bereiten. Den Spargel abgießen, in die Pfanne mit der Soße geben, schnell erhitzen und servieren.

Spinat

Ein Bündel Spinat gründlich waschen, bevor man es aufbindet. Mit einem großen Messer die Stiele direkt an den Blättern abschneiden. Die Küchenspüle mit Wasser füllen und die Spinatblätter kräftig hin und her bewegen, damit Sandreste abgespült werden. Den Spinat trockenschütteln und in einen großen Topf ohne Wasser geben. Das noch an den Blättern haftende Wasser genügt. Einen emaillierten, beschichteten oder Edelstahltopf verwenden. Spinat nicht in einem Aluminiumtopf kochen. Zudecken und ungefähr 3 Minuten bei mittlerer Hitze kochen. Mit einem Spritzer Apfelessig oder pur servieren.

Zucchini

Dieses vielseitige Gemüse kann roh oder gekocht gegessen werden. Zum Rohessen in feine Streifen oder dünne Scheiben schneiden und zu einem Salat geben. Oder in Scheiben oder Stücke schneiden und ungefähr 7 Minuten in Salzwasser kochen. Eine kleine Zucchini der Länge nach halbieren, etwa in die Mitte der Bratröhre legen und 10 bis 12 Minuten grillen oder bis sie gabelweich ist.

Fisch und Schalentiere

Für den gesundheits- und gewichtsbewußten Esser sind Fisch und Schalentiere das unübertroffene Hauptgericht. Eiweißreich und fettarm, ersetzen diese Nahrungsmittel in vielen Haushalten Rind- und Schweinefleisch auf dem Speiseplan. Wenn Sie noch nicht darauf umgestiegen sind, ist jetzt der beste Augenblick, das nachzuholen.

Frische ist bei Fisch und Meeresfrüchten der allerwichtigste Punkt hinsichtlich des Geschmacks. Frischer Fisch riecht nicht »fischig«. Das Geschäft selbst sollte frisch und sauber riechen. Fragen Sie, wann der Fisch hereingekommen ist und was der frischste »Fang des Tages« ist. Bei einem ganzen Fisch sollten die Augen relativ klar und nicht eingesunken sein. Achten Sie bei Filets darauf, daß die Haut sich noch nicht wellt und das Fleisch feucht ist. Lassen Sie sich vom Fischhändler über die beste Qualität, gute Stücke und Zubereitungsmethoden beraten, und scheuen Sie sich nicht vor neuen Sorten.

Es gibt eine einfache Regel bei der Zubereitung von Fisch: Unabhängig von der Sorte oder dem Stück, unabhängig von der Methode der Zubereitung, sollten Sie den Fisch pro 2 ½ cm Dicke nicht länger als 10 Minuten garen. Ob es sich um einen ganzen Fisch oder ein Filet handelt, messen Sie immer an der dicksten Stelle. Die meisten Filets und Steaks sind nicht dicker als 2 ½ cm. Diese Regel gilt für Grillen und Sautieren. Wenn der Fisch mit anderen Zutaten kombiniert und gebraten wird, kann es länger dauern. Fisch gilt als gar, wenn er die durchscheinende Farbe verloren hat. Sie werden alle Fischarten und Schalentiere nicht verkocht haben wollen. Früher wurde geraten, so lange zu kochen, bis das Fleisch »auszuflocken« begann, aber die meisten Köche würden das heute für verkocht halten. Sie möchten den Fisch doch feucht und saftig haben.

Sie können die verschiedensten Fischarten auf viele Arten zubereitet genießen. Um Sie auf den Geschmack zu bringen, haben wir einige beliebte Rezepte zusammengestellt.

Gebackenes Fischfilet

120 g Fischfilet (Goldbarsch oder Goldmakrele ist hervorragend)
1 EL gewürfelte Tomate
1 Prise jeweils Estragon, Dill, kleingeschnittenen Schnittlauch

Den Fisch gut unter fließend kaltem Wasser abwaschen; mit Küchenpapier trockenklopfen. Den Fisch in eine Glas- oder Keramikkasserolle legen und mit der gewürfelten Tomate und den Gewürzen bedecken. Zudecken. Im auf 175 Grad vorgeheizten Ofen 15 Minuten backen.

Florentiner Fischfilet

120 g Fischfilet
3 EL kleingeschnittener Spinat
1 TL gehackte Zwiebel
1 Prise jeweils Thymian, Salz, Pfeffer

Den Fisch gut unter fließend kaltem Wasser abwaschen; mit Küchentuch trockenklopfen. Den Fisch in die Mitte einer 30 × 30 cm großen Alufolie legen. Mit Spinat, Zwiebeln und Gewürzen bedecken. Die Folie darüberschlagen und fest zusammendrücken. Im auf 175 Grad vorgeheizten Ofen 10 bis 12 Minuten backen. Die Folie sofort nach dem Herausnehmen öffnen, um weiteres Backen zu verhindern.

Chinesisches Fischsteak

120 g Fischsteak (Heilbutt, Hai, Thunfisch, Schwertfisch)
3 EL gewürfelte Champignons
½ Tasse* Hühnerbouillon
1 TL Sojasoße
½ TL jeweils feingehackter Knoblauch und frischer Ingwer
Pflanzenöl

In einer kleinen, mit einer Spur Pflanzenöl ausgeriebenen Pfanne
Knoblauch und Ingwer kurz sautieren. Knoblauch nicht braun werden lassen. Sojasoße und Bouillon zufügen und zum Kochen bringen. Die Bouillonmischung in eine kleine Kasserolle gießen. Den
Fisch in die Kasserolle legen und mit den Champignons bedecken.
Zudecken. Im auf 175 Grad vorgeheizten Ofen 15 bis 20 Minuten
backen.

Lachs im Sud

120 g Lachsfilet oder -steak
1 Tasse Wasser
1 EL Zitronensaft
2 Lorbeerblätter
6 Pfefferkörner
1 Knoblauchzehe, geviertelt
3 Zwiebelscheiben
1 großer Zweig frischer Dill

Alle Zutaten außer dem Lachs in einer Kasserolle mischen. Den
Lachs in die Mischung legen und mit den Zwiebelringen bedecken.

* 1 Tasse = 235 ccm.
  Im Handel sind Tassenmaße erhältlich. Sie können sich aber auch ein eigenes
  Tassenmaß herstellen, indem Sie die entsprechenden Markierungen an einem Meß-
  becher oder einem anderen Gefäß (Glas, große Tasse o. ä.) anbringen.

Die Kasserolle mit einem Stück Wachspapier zudecken. Im auf 175 Grad vorgeheizten Ofen 20 Minuten backen.

Teriyaki-Grillfisch

120 g Fischfilet oder -steak (ein Fisch mit festem Fleisch, etwa Lachs oder Hai)
1 EL Sojasoße
1 TL Zitronensaft
1 feingehackte Knoblauchzehe
½ TL feingehackter frischer Ingwer

Alle Zutaten außer dem Fisch in einem Gefrierbeutel mischen. Den Fisch in den Beutel geben und mindestens 30 Minuten marinieren. Den Fisch auf den Grillrost im Backofen oder in den Grill legen und 10 Minuten grillen.

Kreolisches Filet New Orleans

120 g Fischfilet (Schnapper, Barsch)
1 EL jeweils Tomate, Zwiebel, Sellerie, grüner Paprika, alles gewürfelt
1 feingehackte Knoblauchzehe
1 EL Tomatensaft
¼ TL Chilipulver

Alle Zutaten außer dem Fisch in einer Kasserolle mischen. Den Fisch in das Gefäß legen und die Mischung mit dem Löffel darübergeben. Zudecken. Im auf 175 Grad vorgeheizten Ofen 15 Minuten backen.

Indisches Fisch-Curry

120 g weißes Fischfilet (etwa Kabeljau, Weißfisch)
1 EL jeweils Zwiebel, Champignons, Tomate, alles gewürfelt
1 TL Zitronensaft
1 TL Currypulver

Alle Zutaten außer dem Fisch in einer Kasserolle mischen. Den Fisch in das Gefäß legen und die Mischung mit dem Löffel darübergeben. Zudecken. Im auf 175 Grad vorgeheizten Ofen 15 Minuten backen.

Geschwärzter Fisch

120 g Fischfilet
1 EL Cajun-Gewürzmischung
2 EL Hafer- oder Weizenkleie
2 EL verrührtes Ei oder Ei-Ersatz
Pflanzenöl

Die Kleie mit der Gewürzmischung vermischen. Das Fischfilet erst in das Ei tauchen und dann in der Kleie wälzen, um es zu panieren. Eine Pfanne mit einer Spur Pflanzenöl bestreichen und stark erhitzen. Das Filet etwa 3 bis 4 Minuten auf jeder Seite sautieren.

Meeresfrüchte-Kebab

120 g Meeresfrüchte (Kammuscheln, Shrimps, Fischstücke oder eine Mischung)
1 Tasse frische Gemüse (ganze Champignons, große Stücke grüner Paprika, Zwiebel in Vierteln oder Achteln)
2 EL Zitronensaft

1 feingehackte Knoblauchzehe
½ TL Salz
¼ TL Pfeffer

Zitronensaft, Knoblauch, Salz und Pfeffer in einem Gefrierbeutel mischen. Meeresfrüchte und Gemüse hineingeben und mindestens 30 Minuten marinieren. Meeresfrüchte und Gemüse abwechselnd auf Spieße stecken. 3 Minuten auf einer Seite grillen. Wenden und weitere 2 Minuten grillen.
Merke: Dieses Gericht enthält sowohl die Eiweißportion als auch das Gemüse für eine Mahlzeit.

Bunte Meeresfrüchte-Suppe

Diese Art Gericht war der Ursprung von Bouillabaisse und Cioppino. Wenn Sie Fisch und Muscheln kaufen und von diesem und jenem einen Rest finden, heben Sie diese Stücke in der Kühltruhe auf. Wenn Sie dann genug für ein Rezept (oder vervielfacht für die ganze Familie) gesammelt haben, erwartet Sie ein besonderer Genuß.

120 g Meeresfrüchte (Shrimps, Kammuscheln, Fisch, Krabben, Hummer)
½ Tasse Wasser
1 TL Zitronensaft
2 EL gewürfelte Tomaten
2 EL gehackte Zwiebeln
1 Prise Safran
1 TL Salz
½ TL Pfeffer

Alle Zutaten außer den Meeresfrüchten in einem Topf mischen und zum Kochen bringen. Auf schwächere Hitze schalten, die Meeresfrüchte zufügen und 10 Minuten köcheln lassen.

Fernöstliche Meeresfrüchte

120 g Meeresfrüchte, in gleich große Stücke geschnitten (Kamm-
muscheln, Shrimps, Krabben, Hummer oder eine Mischung)
1 Tasse Gemüse, in gleich große Stücke geschnitten (Sojabohnenkeime, Wasserkastanien, Champignons, Brokkoli, Chinakohl)
3 EL Hühnerbouillon
1 EL Austernsoße
1 TL Sojasoße
1 feingehackte Knoblauchzehe
½ TL feingehackter frischer Ingwer

2 EL von der Hühnerbouillon, Austernsoße, Sojasoße, Knoblauch
und Ingwer verrühren. Einen großen Tiegel oder Wok erhitzen. Den
übrigen EL Hühnerbouillon hineingeben und Meeresfrüchte und
Gemüse unter Rühren schnell garen. Die Bouillonmischung zugießen und aufkochen lassen. Servieren.
Merke: Dieses Gericht enthält sowohl die Eiweißportion als auch
das Gemüse für eine Mahlzeit.

Gegrillte Shrimps und Kammuscheln

60 g Shrimps
60 g Kammuscheln
1 feingehackte Knoblauchzehe
1 EL Zitronensaft
1 EL feingehackter Cilantro (Koriandergrün)

Zitronensaft, Knoblauch und Cilantro in einem Gefrierbeutel mischen. Die Meeresfrüchte hineingeben und mindestens 30 Minuten
marinieren. 3 Minuten auf einer Seite grillen. Wenden und weitere
2 Minuten grillen.

Salatsandwich mit Lachs oder Thunfisch

120 g Dosenlachs oder Dosenthunfisch, in Wasser eingelegt
1 EL jeweils Zwiebeln, Sellerie, grüner Paprika, alles feingehackt
½ TL Zitronensaft
½ TL Salz
1 TL kalorienverminderte Mayonnaise
2 große Blätter Kopfsalat

Thunfisch oder Lachs abgießen. Beim Lachs Haut und Gräten entfernen. Alle Zutaten außer den Salatblättern mischen. Die Mischung auf ein Blatt legen und mit dem anderen Blatt zudecken, damit es ein Sandwich wird.

Lachsküchlein

120 g Dosenlachs, in Wasser eingelegt
1 Eiweiß
2 EL Hafer- oder Weizenkleie
1 EL feingehackte Zwiebel
1 TL kleingeschnittene Petersilie
1 TL Zitronensaft
¼ TL Salz, Pfeffer
Pflanzenöl

Den Lachs abgießen und Haut und Gräten entfernen. Alle Zutaten vermischen und zwei Küchlein formen. Eine Pfanne sparsam mit Pflanzenöl bestreichen und auf mittlere Hitze bringen. Die Küchlein sautieren, bis sie auf beiden Seiten knusprig sind.

Dicke Lachssuppe

Hier ist ein Rezept, für das Sie alle Lachsreste von anderen Rezepten verwerten können. Frieren Sie sie ein, bis Sie genug haben, um dieses schmackhafte Gericht in einer Schüssel zubereiten zu können.

120 g Lachsstücke (ohne Haut)
1 Tasse Hühnerbouillon
1 EL gehackte Zwiebel
1 Tasse Gemüse, gewürfelt (Karotten, Pastinake, Rüben)
¼ TL Salz, ¼ TL Pfeffer
1 Spritzer Tabasco

Gemüse in der gewürzten Bouillon 10 Minuten kochen. Den Lachs zufügen. Weitere 10 Minuten kochen.

Merke: Dieses Gericht enthält sowohl die Eiweißportion als auch das Gemüse für eine Mahlzeit.

Kammuscheln im Backofen

Der Hauptgrund, warum viele von uns gebratene Speisen mögen, ist dieses wunderbare Knacken, wenn wir hineinbeißen. Dieses Rezept verdoppelt das Knackige und das Aroma ohne das Fett und die Kalorien. Sie können Shrimps oder Fischfilets nach dem gleichen Rezept zubereiten. Verändern Sie zur Abwechslung die Gewürze in der Kleiemischung.

90 g Kammuscheln
1 verrührtes Ei oder Ei-Ersatz
2 EL Hafer- oder Weizenkleie
¼ TL jeweils Salz, Paprika, gemahlener Pfeffer, Knoblauchpulver
Pflanzenöl
Zitronenschnitze

Die Kleie mit den Gewürzen in einem Gefrierbeutel mischen. Die Muscheln in das Ei in einer Schüssel tauchen. Mehrere Muscheln gleichzeitig in den Beutel geben und schütteln, bis sie paniert sind. Auf ein mit dem Pflanzenöl bestrichenes Backblech legen. Im auf 200 Grad vorgeheizten Ofen 10 Minuten backen. Mit Zitronenschnitzen zum Auspressen servieren.

Knuspriges paniertes Fischfilet

120 g Fischfilet ohne Haut
2 EL Hafer- oder Weizenkleie
¼ TL jeweils Paprika, Salz, Pfeffer, Zwiebelpulver
2 EL verrührtes Ei oder Ei-Ersatz
Pflanzenöl

Die Gewürze mit der Kleie mischen. Den Fisch erst in das Ei tauchen und dann in der gewürzten Kleie wälzen. 8 bis 10 Minuten in einer mit Pflanzenöl ausgeriebenen Pfanne sautieren.

Gedünstete Meeresfrüchte

Haben Sie sich schon einmal gefragt, warum Fisch so frisch und saftig ist, wenn er in einem chinesischen oder japanischen Restaurant serviert wird? Der Grund ist, daß sie die Meeresfrüchte *dünsten*. Diese Methode ist außerordentlich einfach, und dennoch probieren es die meisten Leute nicht in ihrer Küche aus. Wenn Sie dazu noch in Eile sind, gibt es keine schnellere Art, Essen zuzubereiten. Sie werfen einfach eine 120-g-Portion in den Dampftopf, stellen die Zeit ein, und in wenigen Minuten ist das Essen fertig. Wenn Sie keinen Dampfkochtopf besitzen, nehmen Sie einen großen Topf oder eine hohe Bratpfanne mit fest schließendem Deckel und einen Topfeinsatz, den man in jedem Haushaltsgeschäft bekommt.

Füllen Sie 2 bis 3 cm Wasser in den Topf. Stellen Sie den Einsatz in den Topf; das Wasser sollte nicht bis zur Oberfläche des Einsatzes reichen. Bringen Sie das Wasser zum Kochen, damit Dampf im Topf entsteht. Legen Sie die Portion direkt oder mit einem Teller auf den Einsatz. Sie können den Teller mit dem gedünsteten Essen sofort auf den Tisch bringen.

Den Topf zudecken. 10 Minuten dünsten. Garprobe machen. Der Fisch sollte nicht mehr durchsichtig sein und sich leicht mit der Gabel zerteilen lassen, aber er sollte sehr saftig sein.

Mit der gleichen Methode kann man Shrimps, Krabben, Venusmuscheln, Miesmuscheln und andere Meeresfrüchte dünsten. Wir haben einige Rezepte für gedünsteten Fisch aufgenommen, um Sie auf den Geschmack zu bringen. Sobald Sie diese Methode ausprobiert und den Dreh raushaben, werden Sie uns zustimmen, daß es eine der einfachsten Arten ist, ein köstliches Fischgericht zuzubereiten.

Chinesischer Ingwerfisch

Dieses Rezept ist für vier Personen gedacht. Aber Sie können auch einfach ¼ Pfund nehmen, das ganze Rezept für Soße zubereiten und den Rest der Soße aufheben, bis Sie wieder Appetit auf diese Delikatesse haben.

1 Pfund frischer Kabeljau oder Weißfisch
2 EL Erdnußöl
2 TL geriebener frischer Ingwer
2 EL Sherry (dry)
1 EL Schwarzebohnensoße (nach Wunsch)
¼ TL Tabasco (nach Wunsch)
2 grüne Zwiebeln, in Ringe geschnitten

Halten Sie sich an die allgemeine Anleitung zum Dünsten, wie oben angegeben. Die Zutaten bis auf den Fisch und die Zwiebeln in einer kleinen Schüssel mischen. Den Fisch auf einen Teller legen, der im Dampftopf verwendet werden kann, die Soßenmischung über den Fisch gießen und mit den Zwiebelringen bedecken. 10 Minuten dünsten.

Gedünsteter Spinat und Lachs

Falls es je ein Gericht gab, das bewies, daß eine Diät ein Genuß sein kann, dann ist es dieses. Es macht sich gut auf dem Tisch, und es schmeckt herrlich. Was für eine Art, abzunehmen und das Gewicht zu halten! Das Rezept reicht für vier Personen, aber Sie können die Zutaten für sich entsprechend reduzieren.

1 Bündel frischer Spinat, gesäubert und von Stielen befreit
  (s. Seite 259)
1 Pfund frischer Lachs
½ gehackte Zwiebel
2 EL Olivenöl
½ TL jeweils Fenchelsamen, Rosmarinblätter, Salz, Pfeffer
Zitronenschnitze

Halten Sie sich an die allgemeine Anleitung zum Dünsten auf Seite 269 f. Zwiebel, Öl und Gewürze in einer kleinen Schüssel mischen. Die Spinatblätter auf den Topfeinsatz geben, den Lachs auf den Spinat legen und mit der Gewürzmischung bedecken. 10 Minuten dünsten. Mit Zitronenschnitzen servieren.

Gedünsteter Lachs und Gemüse

Dieses Rezept ist für vier Personen. Während der Abnahmephase lassen Sie die Kartoffeln im Rezept weg. Wenn Sie mögen, nehmen Sie sie in der Erhaltungsphase dazu.

1 Pfund frische Lachssteaks
2 Tassen Brokkoliröschen
1 Tasse Blumenkohlröschen
½ Tasse in Scheiben geschnittene Zwiebeln
½ Tasse Champignons
2 Tassen neue Kartoffeln
1 großer Zweig frischer Dill
2 EL frischer und 1 TL getrockener Thymian
1 TL Salz
½ TL gemahlener weißer Pfeffer
Zitronenschnitze

Halten Sie sich an die allgemeine Anleitung zum Dünsten auf Seite 269 f. Einfach den Fisch und die Gemüsesorten auf dem Einsatz verteilen und die Gewürze darüberstreuen. 10 Minuten dünsten. Mit Zitronenschnitzen servieren.

Merke: Dieses Gericht enthält sowohl die Eiweißportion als auch das Gemüse für eine Mahlzeit.

Gedünsteter Fisch mit Zitruswürze

Die Düfte, die von diesem Gericht durchs Haus ziehen, werden allen das Wasser im Mund zusammenlaufen lassen. Sie können den Geschmack variieren, indem Sie verschiedene Zitrusarten verwenden: Orangen-, Limonen- oder Zitronenschale. Oder man kann alle drei kombinieren. Sie werden feststellen, daß dieses Gericht einer Ihrer liebsten Helfer wird, der Diät treu zu bleiben.

1 Pfund frischer Kabeljau, Weißfisch oder Seebarsch
¼ Tasse frische Kräuter, kleingeschnitten: Basilikum, Dill oder was
  angeboten wird
2 TL frisch geriebene Zitrusschale (Orange, Limone, Zitrone)
1 EL Olivenöl

Halten Sie sich an die allgemeine Anleitung zum Dünsten auf Seite 269 f. Die Kräuter mit der geriebenen Schale und dem Olivenöl mischen. Die Mischung gleichmäßig über beide Seiten des Fischs geben. 10 Minuten dünsten.

Geflügelgerichte

Neben Fisch sollten Geflügelgerichte an der Spitze Ihrer Auswahl an Hauptgerichten stehen. Eine 100-Gramm-Portion gebratene Hähnchenbrust ohne die Haut hat nur 173 Kilokalorien, 4,5 Gramm Fett und keine Kohlenhydrate. Ein ähnliches Stück Putenbrust liefert 157 Kilokalorien und bloß 3,2 Gramm Fett. Beide Stücke sind reich an Proteinen. Der Kalorien- und Fettgehalt schnellt aber nach oben, wenn Sie die Haut nicht entfernen. Bei Huhn steigt er auf 222 Kilokalorien und 10,9 Gramm Fett. Bei Pute geht er auf 197 Kilokalorien und 8,3 Gramm Fett. Andere Geflügelarten haben zwar wie alle Fleischsorten ebenfalls keine Kohlenhydrate, aber größere Mengen an Fett und Kalorien. Gebratene Ente mit der Haut hat 337 Kilokalorien und 28,4 Gramm Fett je 100 Gramm. Gans bringt es auf 238 Kilokalorien und 21,9 Gramm Fett.

Nun sind wir die ersten, die zugeben, daß ein einfaches gebratenes Stück Huhn oder Pute zwei- oder dreimal die Woche langweilig werden kann. Sie werden also möglichst viele Möglichkeiten, dieses weiße Geflügelfleisch zuzubereiten, ausprobieren wollen. Diese Rezepte werden Ihren Gaumen erfreuen. Blättern Sie auch Zeitschriften nach weiteren Rezepten durch. Gehacktes Rindfleisch kann in den meisten Rezepten gegen gehacktes Geflügel ausgetauscht werden. Sorgen Sie nur dafür, daß die Kohlenhydratzahl klein bleibt, damit Sie die Ketose erhalten.

Rezepte, für die gehacktes Geflügelfleisch verwendet wird, beruhen alle auf gehacktem weißem Fleisch von Huhn oder Pute. Wenn Ihr Geschäft das gehackte Fleisch nicht hat, bitten Sie Ihren Fleischer, einige Stücke Brustfleisch von der Haut und den Knochen zu befreien und sie durchzudrehen. Prüfen Sie bei abgepacktem Gehackten nach, ob es weißes Fleisch ist und nicht etwa unerwünscht und unerwartet Fett und Kohlenhydrate enthält.

Italienische Geflügel-Burger

1 Pfund gehackte Hähnchen- oder Putenbrust
4 EL Hafer- oder Weizenkleie
2 TL feingehackte Petersilie
¼ TL Oregano
¼ TL Majoran
1 feingehackte Knoblauchzehe
3 EL gehackte Zwiebeln

Alle Zutaten mischen und zu vier Frikadellen formen. Auf beiden Seiten 3 Minuten grillen.

Geflügelhackbraten

Hier ist ein Rezept, das der ganzen Familie schmecken wird. Sie können es als ganzen Hackbraten oder als vier Frikadellen zubereiten. Vielleicht möchten Sie auch etwas abzweigen, um es für eine andere Gelegenheit in der Kühltruhe aufzubewahren.

1 Pfund gehackte Hähnchen- oder Putenbrust
1 geschlagenes Ei oder Ei-Ersatz
4 EL Hafer- oder Weizenkleie
1 EL Worcestersoße

½ TL Dijon-Senf
1 feingehackte Knoblauchzehe
3 EL feingehackte Zwiebeln
¼ TL jeweils Salbei, schwarzer Pfeffer, Majoran, Selleriesalz
1 TL Salz

Alle Zutaten mischen und zu einem großen Laib oder vier Frikadellen formen. 1 ¼ Stunde im auf 175 Grad vorgeheizten Ofen backen. Prüfen Sie mit einem Bratenthermometer, ob der Braten innen durch ist (80 Grad).

Chinesische Wok-Küche

Haben Sie sich nicht schon oft gewundert, wie ein Chinarestaurant so viele verschiedene Gerichte anbieten kann? Die einfache Erklärung ist, daß sie aus vielen Zutaten verschieden kombinierte Gerichte zubereiten, und Sie können das in Ihrer Küche genauso machen. Sie werden das Diätprogramm nicht überbekommen, wenn Sie sich auf chinesische Wok-Küche verlegen. Sie können jeden Tag ein anderes Gericht essen.

An einem Tag kochen Sie ein paar Kammuscheln mit Brokkoli, an einem anderen Tag essen Sie Huhn mit Brokkoli, und an wieder einem anderen bereiten Sie Huhn mit Bambussprossen und jungen Karotten. Es gibt unendlich viele Möglichkeiten, und sie können durch wechselnde Gewürze weiter abgewandelt werden. Austernsoße und eine chinesische Würzmischung sorgen für ausgefallene Geschmacksrichtungen. Sie können den Geschmack eines Gerichts völlig verändern, indem Sie diese Würzmischung weglassen und dafür zwei Knoblauchzehen dazugeben. Ein Teelöffel chinesische scharfe Chilisoße macht aus jeder Zusammenstellung der Speisen eine aufregende Kreation. Chinesische Schwarzebohnensoße verträgt sich besonders gut mit Meeresfrüchten.

Chinesisches Kochen ist sowohl kalorienarm als auch gesund. Sie werden solche Gerichte häufig essen wollen, während Sie abnehmen und auch zur Erhaltung des erreichten Gewichts. Verwöhnen Sie sich mit einem guten Wok, wenn Sie nicht schon einen besitzen. Wer verdiente es mehr?

Italienische Fleischklößchen

1 Pfund gehackte Hähnchen- oder Putenbrust
2 EL feingehackter Paprika
2 EL feingehackte Zwiebeln
1 EL geriebener Parmesankäse
1 große feingehackte Knoblauchzehe
4 EL Hafer- oder Weizenkleie
¼ TL jeweils Oregano, schwarzer Pfeffer, Thymian, Salz

Alle Zutaten gut mischen und 12 Klößchen formen. In einer beschichteten, mit Pflanzenöl ausgeriebenen Pfanne braten. 3 Fleischklößchen sind eine Portion.

Chinesische Geflügel-Burger

Hier ist eine köstliche Variante zu den üblichen Hamburgern, die Sie bisher gegessen haben. Servieren Sie diese chinesischen Burger einmal mit Bohnenkeimen oder chinesischen Erbsenschoten.

1 Pfund gehackte Hähnchen- oder Putenbrust
4 EL Hafer- oder Weizenkleie
1 EL Sojasoße
½ TL frisch geriebener Ingwer
½ TL Korianderpulver

Alle Zutaten gut mischen und zu vier Frikadellen formen. Die Frikadellen auf beiden Seiten 3 Minuten grillen.

Hähnchen Florentiner Art

120 g Hähnchenbrust (ohne Haut und Knochen)
1 Tasse frischer Spinat *oder* ½ Tasse aufgetauten Tiefkühlspinat
1 EL geriebener Parmesankäse
1 EL Hühnerbouillon
¼ TL jeweils Thymian, Salz, Pfeffer

Gewürze und Bouillon verrühren und mit dem Spinat mischen. Eine Kasserolle mit dem gewürzten Spinat auslegen, und die Hähnchen-brust darauflegen. Mit dem Käse bestreuen. Zudecken. Im auf 175 Grad vorgeheizten Ofen 30 Minuten backen.

Geflügel-Burger

Warum nicht gleich mehrere Frikadellen zubereiten und in der Kühl-truhe aufbewahren? Dann können Sie jederzeit eine herausholen, wenn Sie keine Zeit für aufwendige Essensvorbereitungen haben. Bei der Zubereitung formen Sie ein Extraküchlein, das Sie später in der Woche als Sandwich zum Mittagessen essen können. Nehmen Sie ein entsprechendes Vielfaches der genannten Zutaten.

120 g gehackte Hühnchen- oder Putenbrust
1 EL feingehackte Zwiebeln
1 EL Hafer- oder Weizenkleie
¼ TL Paprikapulver
¼ TL Salz
Salatblätter
Dijon-Senf
dünn geschnittene Zwiebelringe

Geflügelfleisch, gehackte Zwiebeln, Kleie, Paprika und Salz mischen und zu einer Frikadelle formen. Die Frikadelle grillen, aber darauf achten, daß sie nicht zu fest wird. Rechnen Sie mit der Hälfte der Zeit, die man für Rindfleisch braucht, etwa 3 Minuten auf jeder Seite. Auf großen Salatblättern mit einem Klecks Dijon-Senf und Zwiebelringen servieren.

Putenschnitzel

Praktisch jedes Rezept für Kalbfleisch kann auch schmackhaft mit Putenfleisch zubereitet werden, und man spart dabei viel Fett und Kalorien. Lassen Sie beim Fleischer eine große Putenbrust von Haut und Knochen befreien und in Schnitzel von je 120 Gramm schneiden. Sie können sie getrennt abpacken und in der Kühltruhe bereithalten, bis Sie Appetit darauf haben. Sie können auch zwei Schnitzel gleichzeitig zubereiten, damit Sie eines davon in derselben Woche zum Mittagessen fertig haben. Servieren Sie das Schnitzel auf zwei großen Salatblättern mit einem Klecks Dijon-Senf.

120 g Putenschnitzel
2 EL Hafer- oder Weizenkleie
1 verrührtes Ei oder Ei-Ersatz
Pflanzenöl

Die Schnitzel erst in das Ei oder den Ei-Ersatz tauchen und dann in der Kleie wälzen. Das panierte Schnitzel etwa 10 Minuten ruhen lassen; dadurch wird die Panade fester und bröckelt nicht so leicht beim Braten ab. Eine Pfanne mit Pflanzenöl bestreichen. Das Schnitzel etwa 3 Minuten auf beiden Seiten sautieren, bis es knusprig ist.

Hähnchen Jägerart

120 g Hähnchenbrust (ohne Haut und Knochen)
¼ Tasse Hühnerbouillon

1 EL jeweils gehackte Zwiebeln, grüner Paprika, Tomaten,
   Champignons
1 feingehackte Knoblauchzehe
1 Lorbeerblatt
¼ TL jeweils Oregano, Thymian, Salz

Hähnchenfleisch in Streifen schneiden. In einer beschichteten Pfanne
mit der Hühnerbouillon sautieren, bis das Fleisch nicht mehr rosa ist.
Gemüse und Gewürze zufügen. Köcheln lassen, bis es weich ist.
   Merke: Wenn Sie die Gemüsemenge auf eine ganze Tasse roh
erhöhen, liefert Ihnen dieses Gericht Ihre Eiweiß- und Gemüseration
für eine Mahlzeit.

Putensuppe

Hier ist eine prima Möglichkeit, die Reste von einem Putenbraten zu
verwerten. Die Zubereitung kostet allerdings etwas Zeit. Sie können
das Gericht als Hauptmahlzeit für Ihre Familie nehmen, vielleicht
mit einem Sandwich als Beilage für diejenigen, die sich nicht an der
Diät beteiligen. Am einfachsten ist es, die Suppe mit einer Dose
Putenbrühe zu bereiten. Wenn Sie die Energie verspüren und die Zeit
dazu haben, schlagen Sie das Rezept für selbstgemachte Brühe auf
Seite 283 f. nach.

5 Tassen Putenbrühe
3 Stangen Sellerie, in 1 ½ cm große Stücke geschnitten
2 mittelgroße Kartoffeln, in 2 ½ cm große Würfel geschnitten
2 Karotten, in feine Streifen geschnitten
1 Zwiebel, geviertelt
1 TL Thymian
1 TL Salz
½ TL Pfeffer
¼ TL Salbei
2 Tassen gekochtes Putenfleisch, in Stücke geschnitten

Gemüse und Gewürze in die Brühe geben und zum Kochen bringen. Bei schwacher Hitze 45 Minuten köcheln lassen, bis das Gemüse weich ist. Putenfleisch hineingeben und weitere 5 Minuten köcheln lassen, bis das Fleisch durchgewärmt ist.

Merke: Dieses Gericht enthält sowohl die Eiweißportion als auch das Gemüse für eine Mahlzeit.

Hähnchen chinesische Art

---

120 g Hähnchenbrust (ohne Haut und Knochen)
1 Tasse rohes Gemüse: Bohnenkeime, Wasserkastanien, Champignons, Erbsenschoten, Brokkoli, Karotten, Bambussprossen
2 EL Hühnerbouillon
1 EL Austernsoße
1 TL Sojasoße
1 EL Hafer- oder Weizenkleie
¼ TL chinesische Würzmischung

Hähnchenbrust in kleine Streifen schneiden. Gemüse in mundgerechte Stücke schneiden. Aus den übrigen Zutaten mit 1 EL Bouillon eine Soße bereiten. Den restlichen EL Bouillon in einem großen Tiegel oder Wok zum Kochen bringen. Das Fleisch unter Rühren garen, bis es die rosa Farbe verloren hat. Fleisch aus dem Wok herausnehmen. Gemüse unter Rühren garen, bis es weich ist. Fleisch zusammen mit der Soße in den Wok geben. Unter Rühren aufkochen lassen. Servieren.

Merke: Dieses Gericht enthält sowohl die Eiweißportion als auch das Gemüse für eine Mahlzeit.

Yakitori

Dieses leckere japanische Gericht zeigt eindeutig, warum die asiatische Küche die Menschen in Fernost durch Jahrhunderte gesund und schlank erhalten hat. Yakitori ist arm an Fett und Kohlenhydraten. Dieses Rezept reicht für vier Personen. Wer nicht auf Diät gesetzt ist oder sich schon in der Erhaltungsphase befindet, kann gedünsteten Reis zum Yakitori essen. Alle dürfen es mit Salat genießen.

1 Pfund Hähnchen- oder Putenbrust (ohne Haut und Knochen)
2 EL Hühnerbouillon
2 EL Sojasoße
2 EL Sherry (dry)
1 EL frisch geriebener Ingwer
2 feingehackte Knoblauchzehen

Hähnchen- oder Putenfleisch in Würfel schneiden. Aus den übrigen Zutaten eine Marinade anrühren. Das Geflügelfleisch 3 bis 4 Stunden in einem flachen Gefäß im Kühlschrank marinieren. Die Fleischwürfel auf Spieße stecken und nicht länger als 10 Minuten grillen.

Hähnchenbrust Mexicali

Dieses Gericht ist ein ausgezeichnetes Beispiel dafür, wie ein Rezept angepaßt werden kann, damit es Ihrem Geschmack entgegenkommt und außerdem abwechslungsreich ist. Es ist zwar ein Rezept für Hähnchenbrust, doch kann man die gleichen Zutaten und die gleiche Methode auch bei Fischfilets, Pute und anderen Fleischsorten anwenden. Sie werden staunen, wie leicht es ist, solch ein festliches Essen herzuzaubern, wenn die Zeit knapp ist.

120 g Hähnchenbrust (ohne Haut und Knochen)
1 EL gehackter grüner Paprika
1 EL gehackte Zwiebeln

1 EL gehackte Tomaten
1 feingehackte Knoblauchzehe
Tabasco zum Abschmecken
1 EL gehackter Cilantro (Koriandergrün)
1 EL Hühnerbouillon
Pflanzenöl

Eine beschichtete Pfanne mit Pflanzenöl ausreiben und erhitzen. Hähnenbrust mit dem gehackten Knoblauch sautieren, bis der Knoblauch sich golden färbt. Die übrigen Zutaten vermischen und über das Hähnchen gießen. Zudecken. Bei schwacher Hitze 20 Minuten schmoren.

Hähnchen-Curry

Dieses Gericht schmeckt besonders gut, wenn Sie einen Teil Ihrer täglichen Obstration hinzufügen. Probieren Sie es mit 2 EL Apfel, Ananas oder Birne in kleinen Würfeln. Sie können auch das zu Ihrer Mahlzeit gehörende Gemüse dazugeben, wenn Sie das Hähnchen zudecken und schmoren. Nehmen Sie dann 1 EL Hühnerbouillon mehr.

120 g Hähnchenbrust (ohne Haut und Knochen)
2 EL gehackte Zwiebeln
1 feingehackte Knoblauchzehe
2 EL Hühnerbouillon
¼ TL Currypulver (oder mehr, wenn Sie scharfes Essen mögen)
¼ TL Paprikapulver

Hähnchenfleisch in dünne Streifen schneiden. In einer beschichteten Pfanne mit der Hühnerbouillon sautieren, bis das Fleisch weiß ist. Die übrigen Zutaten mischen und über das Fleisch geben. Zudecken. 20 Minuten schmoren oder bis es beim Anstechen weich ist.

Hähnchen à l'Orange

120 g Hähnchenbrust (ohne Haut und Knochen)
120 g Diät-Orangenlimonade
1 EL jeweils grobgehackte Zwiebeln und Champignons
⅛ TL jeweils Basilikum, Rosmarin, Salbei, Salz, Thymian

Limonade mit den Gewürzen mischen. Hähnchenfleisch in eine
kleine Kasserolle legen, und die Limonadenmischung darübergie-
ßen. Zwiebeln und Champignons auf das Fleisch streuen. Zudecken.
Im auf 175 Grad vorgeheizten Ofen 30 Minuten backen.

Sautierte Hähnchenbrust

120 g Hähnchenbrust (ohne Haut und Knochen)
1 TL Zitronensaft
2 EL Hühnerbouillon
¼ TL Senfpulver
⅛ TL jeweils Ingwerpulver und Muskat

Hähnchenfleisch in kleine Streifen schneiden. In 1 EL Hühnerbouillon sautieren, bis es weiß ist. Die restliche Bouillon mit den anderen
Zutaten mischen und über das Fleisch gießen. Zudecken. 20 Minuten köcheln lassen.

Selbstgemachte Putenbrühe

Putengerippe und Fleischreste
3 l kaltes Wasser (oder so viel, daß alles bedeckt ist)
1 TL Salz

Ein Putengerippe und Fleischreste in das Wasser geben. Salz zufügen. Zum Sieden bringen und zur Oberfläche steigendes Fett abschöpfen. Wenigstens 3 Stunden köcheln lassen. Nicht kräftig kochen lassen und zwischendurch ab und zu abschöpfen. Abkühlen lassen und noch einmal abschöpfen.

Hähnchen-Cocktail

Das Originalrezept hierzu wurde vor Jahren im Restaurant Brown Derby in Hollywood serviert. In dieser Version werden die Zutaten grob gehackt und mit dem Dressing vermischt. Das Rezept ist für vier Personen.

8 große Salatblätter
6 Tassen Kopfsalat, gehackt
2 Karotten, gehackt
2 grüne Zwiebeln, gehackt
1 Tasse Rotkohl, gehackt
2 Tassen Hähnchenbrust, gehackt
4 hartgekochte Eier, gehackt
½ Tasse Vinaigrette-Dressing (s. Seite 291)

Salatblätter auf die Teller verteilen. Alle übrigen Zutaten vermischen und auf die Salatblätter häufen.

Merke: Dieses Gericht enthält sowohl die Eiweißportion als auch das Gemüse für eine Mahlzeit.

Geflügelsalat

Dieses Gericht ist so festlich anzusehen, daß man es gern Gästen anbietet.

6 Tassen frische Spinatblätter
1 Tasse Grapefruitstücke
1 Tasse Orangenstücke
2 Tassen Hähnchen- oder Putenbrust, gewürfelt
½ TL Senfpulver
½ TL Paprikapulver
1 feingehackte Knoblauchzehe
½ TL Mohn
¼ Tasse fettarme Mayonnaise

Auf jedem Teller eine Unterlage aus Spinat anordnen. Die Tellerränder mit den Grapefruit- und Orangenstücken bunt dekorieren. Die restlichen Zutaten vermischen, und je einen Löffel mitten auf den Teller geben.

Merke: Dieses Gericht enthält sowohl die Eiweißportion als auch das Obst für eine Mahlzeit.

Hühnerflügel mit Zitrone und Senf

Dieses Rezept läßt sich zwar am besten mit Hühnerflügeln zubereiten, aber Sie können auch andere Teile vom Huhn nehmen. Vielleicht probieren Sie es auch einmal mit Putenflügeln. Das Rezept ist für vier Personen, Sie können es also für die ganze Familie nehmen oder aber nach Bedarf verkleinern. Sie könnten das halbe Rezept zubereiten, damit Sie eine Portion sofort essen und die andere für den nächsten Tag aufheben können.

2 Pfund Hühnerflügel
1 EL Dijon-Senf
¼ Tasse Zitronensaft
¼ TL Zitronenpfeffer
4 gehackte Knoblauchzehen
¼ Tasse Maisöl

Alle Zutaten außer den Hühnerflügeln zum Begießen vermischen. Die Flügel etwa 20 Minuten grillen, bis sie gar sind, und dabei ständig mit der Mischung begießen. Ob das Fleisch durch ist, stellen Sie fest, indem Sie an dem Gelenk ziehen; löst sich der Knochen leicht heraus, ist es fertig.

Puten-Chili

Das ursprüngliche »Chili con carne« wurde ganz ohne Bohnen zubereitet. Wörtlich übersetzt bedeutet »Chili con carne« Chilischoten (Chillies) mit Fleisch. Gehen wir also auf den Ursprung dieses bohnen- und kohlenhydratfreien Chilis zurück. Das Rezept reicht für vier Personen.

1 Pfund gehacktes Putenfleisch
1 Tasse Hühnerbouillon
½ Tasse grüner und roter Paprika, gehackt
3 EL gehackte Zwiebeln
2 feingehackte Knoblauchzehen
1 TL Salz
1 EL Chilipulver

In einer beschichteten Pfanne das Putenfleisch braten, bis es bröcklig wird. Die anderen Zutaten zufügen. Zudecken. 30 Minuten köcheln lassen.

Rotes Fleisch

Wir haben soviel über die negativen Auswirkungen von Fett und Cholesterin hinsichtlich der Herzkrankheit gehört, daß viele Leute rotes Fleisch merklich eingeschränkt haben oder ganz darauf verzichten. Es stimmt zwar, daß rotes Fleisch erheblich zum gesamten Fett und Cholesterin in der Kost beiträgt, doch muß man es nicht ganz und gar vom Speiseplan streichen. Es kommt vielmehr darauf an, daß wir lernen, mit dem Fleisch in der Ernährung richtig umzugehen. Früher war eine Fleischportion oft ein Riesenbrocken von durchwachsenem Steak oder von der Rippe. Das war einfach zuviel von der falschen Sorte Fleisch. Eine angemessenere Portion besteht aus etwa 120 Gramm magerem Fleisch. Manche Stücke vom Rind sind naturgemäß magerer als andere. Entscheiden Sie sich für Filet statt Rippe. Schneiden Sie auf jeden Fall alles sichtbare Fett ab. Der beste Rat ist, abwechslungsreiche Kost zu essen und sie in Maßen zu genießen. Wenn Sie das im Sinn behalten, können Sie mit gutem Gewissen einige Rezepte mit rotem Fleisch, die leicht und schmackhaft sind, ausprobieren.

Filet en Brochette

Wenn Sie so eine Mahlzeit vor sich haben, werden Sie kaum glauben, daß Sie diät leben. Das Rezept reicht für vier Personen.

Marinade:
½ Tasse Rotwein
¼ Tasse Pflanzenöl
1 TL jeweils Worcestersoße und Ketchup
1 feingehackte Knoblauchzehe
½ TL jeweils Majoran und Rosmarin

1 Pfund Filet vom Rind
2 grüne Paprikaschoten
2 Zwiebeln
2 Tomaten
8 Champignons

Fleisch und Gemüse in Würfel und Stücke schneiden, die später auf Spieße gesteckt werden. Alle Zutaten für die Marinade verrühren und dann mit dem Fleisch und Gemüse mischen. 2 bis 3 Stunden im

Kühlschrank ziehen lassen. Die Stücke auf Spieße stecken. Grill-
dauer nach Geschmack.

Merke: Dieses Gericht enthält sowohl die Eiweißportion als auch
das Gemüse für eine Mahlzeit.

Filet chinesisch

Auch wenn Sie in Eile sind und für eine Person kochen, können Sie
Ihre Mahlzeit zu einem Vergnügen machen. Hier ist ein Vorschlag,
wie das gelingt.

120 g Filet mignon
4 frische Champignons
½ grüner Paprika
¼ Zwiebel
1 EL Sojasoße
1 TL Zitronensaft

Fleisch und Gemüse in Würfel schneiden. Sojasoße und Zitronensaft
verrühren, und Fleisch und Gemüse dazugeben. Etwa 30 Minuten
ziehen lassen. (Das reicht gerade bequem, um unter die Dusche zu
gehen und sich für den Abend fertigzumachen.) Beim Kochen haben
Sie die Wahl: Fleisch und Gemüse auf Spieße stecken und grillen,
oder die Mahlzeit in einer beschichteten Pfanne kurz braten.

Kalbfleisch und Blauschimmelkäse

Das ist genau das Richtige für abgestumpfte Gaumen. Wegen des
hohen Fettgehalts des Käses ist es nur für ab und zu gedacht. Aber
innerhalb der gesamten abwechslungsreichen Diät dürfen Sie es
ohne Schuldgefühle genießen. Das Beste daran ist die einfache Zubereitung.

90 g mageres Kalbsschnitzel
30 g Blauschimmelkäse
wenig Pflanzenöl

Eine beschichtete Pfanne mit Pflanzenöl ausreiben und erhitzen. Fleisch dünnklopfen. Bei mittlerer bis starker Hitze das Fleisch schnell braten. 3 Minuten auf der einen, 1 Minute auf der anderen Seite. Den Blauschimmelkäse zerkrümeln und über das Fleisch streuen. Zudekken. Noch 1 Minute braten.

Kalbfleisch mit Limone und Cilantro

120 g mageres Kalbsschnitzel
Saft von ½ Limone
¼ Tasse Hühnerbrühe
1 EL feingehackter Cilantro (Koriandergrün)
¼ TL Salz

In einer beschichteten Pfanne die Brühe, Cilantro und Salz leicht zum Kochen bringen. Kalbsschnitzel dünnklopfen. Das Fleisch 2 bis 3 Minuten auf jeder Seite sautieren. Den Limonensaft zufügen. Zudekken. 5 weitere Minuten köcheln lassen.

Lammeintopf nach Großmutterart

Dieses Rezept kann auch mit Rind- oder Schweinefleisch zubereitet werden. Aber wenn Sie schon länger kein Lammfleisch mehr hatten, ist es mit seinem kräftigen Eigenaroma einmal etwas anderes. Das Rezept reicht für vier Personen.

1 Pfund mageres Lammfleisch
1 Tasse jeweils gehackte Karotten, Sellerie, Gelbe Kohlrübe oder Pastinake, Zwiebeln

1 Tasse Rindsbouillon
3 Lorbeerblätter
6 Wacholderbeeren
2 gehackte Knoblauchzehen
1 TL Salz
1 TL gemahlener Pfeffer
1 TL Majoran
Pflanzenöl

Lammfleisch in 1 ½ bis 2 ½ cm große Streifen schneiden. Den Boden eines großen, schweren Topfs mit Pflanzenöl bestreichen. Lammfleisch sautieren, bis es gebräunt ist. ½ Tasse Rindsbouillon zugießen. Zum Kochen bringen. Hitze verringern und 30 Minuten köcheln lassen. Die restliche Bouillon mit dem Gemüse dazugeben. Zudecken. 30 Minuten kochen oder bis das Gemüse gabelweich ist.
Merke: Dieses Gericht enthält sowohl die Eiweißportion als auch das Gemüse für eine Mahlzeit.

Salat-Dressings

Auch der frischeste, knackigste Salat schmeckt mit einem Dressing besser. Aber Dressings stecken voller Fett, Kalorien und sogar Kohlenhydraten und machen Ihre ansonsten guten Vorsätze zunichte. Dies ist ein weiteres Beispiel dafür, wie wichtig es ist, die Etiketten der Fertigprodukte zu lesen. Das eine Öl- und Essig-Dressing kann 0,6 Gramm Kohlenhydrate pro Eßlöffel enthalten. Aber in einem anderen steigt der Gehalt an Kohlenhydraten vielleicht auf 6,6 Gramm. Das kann schon genügen, um Sie aus der Ketose zu werfen und in Schwierigkeiten zu bringen.

Achten Sie also auf den Kalorien- und Fettgehalt genauso wie auf die Kohlenhydrate bei Flaschen und abgepackten Mischungen. Wählen Sie eine von den kalorien-, kohlenhydrat- und fettarmen Marken aus, die auf dem Markt sind. Wenn Sie zum Essen ausgehen, können Sie leicht ein Dressing mitnehmen und Ihren Salat ohne Dressing verlangen.

Selbstgemachte Dressings sind am besten. Sie sind leicht zuzubereiten und lassen sich gut aufbewahren, so daß Sie zwei oder drei Sorten im Kühlschrank auf Vorrat halten können.

Kalorienarme Vinaigrette

Ergibt: 1 Tasse
Portion: 1 EL

½ Tasse Wasser
2 EL Öl
2 EL frischer Zitronensaft
4 EL Apfelessig
2 feingehackte Knoblauchzehen
1 TL Dijon-Senf
1 TL gehacktes frisches Basilikum
1 TL gehackter frischer Schnittlauch
1 TL Salz
1 TL Pfeffer (nach Möglichkeit frisch gemahlen)

Alle Zutaten mischen und im Kühlschrank aufbewahren.

Vinaigrette-Varianten

Lassen Sie den Knoblauch und die Kräuter weg, und nehmen Sie statt dessen andere Zutaten:

Dill-Vinaigrette:	1 EL gehackter frischer Dill
Petersilie-Vinaigrette:	2 EL gehackte frische Petersilie
Curry-Vinaigrette:	1 TL Currypulver
	1 TL gemahlener Koriander
Vinaigrette Mexiko:	2 EL frischer Cilantro (Koriandergrün)

Desserts und Snacks mit Gelatine

Viele Patienten betrachten zuckerfreie Gelatine (mit Süßstoff gesüßt) während der Diät und bei der Erhaltung ihres neugewonnenen Gewichts als absoluten Retter in der Not, wenn sie Heißhunger auf etwas Süßes zum Nachtisch oder zwischendurch bekommen. Nehmen Sie hierfür gemahlene oder Blattgelatine oder entsprechende Produkte auf Gelatinebasis (z. B. Majala). Experimentieren Sie mit verschiedenen Geschmacksrichtungen, und bringen Sie sie auf unterschiedliche Art auf den Tisch. Sorgen Sie immer für einen Vorrat im Kühlschrank. Hier sind nur einige wenige Vorschläge.

Schachbrett-Gelatine

Gelatine nach den Anweisungen auf der Packung in zwei Farben zubereiten, etwa Rot und Weiß oder Zitrone und Orange. In flache Behälter, zum Beispiel Eiswürfelschalen, füllen und fest werden lassen. In Würfel schneiden. Sie können die Würfel in Weingläser füllen und einen bunten verlockenden Nachtisch bereiten. Oder Sie stecken Zahnstocher in die Würfel und essen sie als kleine Happen.

Gelatinesalat

Verschiedene kleingeschnittene grüne Blattgemüse einrühren, bevor die Gelatine stockt. Einzelne Salate in kleinen Schalen und Gläsern oder einen großen Salat in einer Schüssel anrichten. Man kann auch Formen zum Stürzen verwenden, um dem Eßtisch einen festlichen Anstrich zu geben. Lassen Sie Ihrer Phantasie beim Kombinieren freien Lauf.

Zitronengelatine mit Radicchio
Orangengelatine mit kleingeschnittenem Kopfsalat
Limonengelatine mit Spinatstreifen
Zitronengelatine mit kleingeschnittenen Karotten, Radieschen
und Sellerie

In jeder Kombination dieser Art steckt nur eine kleine Menge Ihrer erlaubten Tagesration an Salaten. Denken Sie daran, daß Sie täglich die einem Kopfsalat entsprechende Menge essen dürfen.

Gelatine am Stiel

Viele der heute erhältlichen kalorienarmen tiefgekühlten Süßigkeiten haben eine Menge Kohlenhydrate in einer Portion. Zuckerfreie Gelatine am Stiel ist ein prima Ersatz und dazu einfach zuzubereiten.

Die Innenseite kleiner, röhrenförmiger Gläser mit einer Spur Pflanzenöl auspinseln. Sektflöten oder Likörgläser eignen sich gut. Die Gelatine nach der Anleitung auf der Packung zubereiten, in die Gläser gießen und fest werden lassen. Eisstiele hineinstecken, und die Gelatine aus den Gläsern ziehen. Der dünne Ölfilm läßt die Gelatine leicht herausgleiten. Kinder sind davon begeistert.

Gelatine-Plätzchen

Wenn Sie vor Weihnachten jemals Plätzchen ausgestochen haben, wissen Sie, wieviel Spaß das macht. Warum holen Sie nicht Ihre Förmchen heraus und nehmen Sie für die Gelatine? Gießen Sie die Gelatine einfach in flache Behälter, die Sie ungefähr so hoch wie die Ausstechformen füllen. Auch im Juli kann man grüne Weihnachtsbäume und rote Nikolause essen.

Gelatine und Obst

Zuckerfreie Gelatine ist bestens geeignet, Ihre täglichen Obstportio-
nen zu strecken. Ein paar Trauben sind im Nu gegessen, doch sie
halten viel länger, wenn sie in einem schimmernden Gelatinebett
liegen. Es bleibt Ihrer Phantasie überlassen, sich die verschiedensten
Kombinationen auszudenken. Hier sind einige Vorschläge für den
Anfang.

Rote Gelatine mit dünn geschnittenen Apfelscheibchen
Grüne Gelatine mit einigen kernlosen Trauben
Orange Gelatine mit Mandarinenschnitzen
Gelbe Gelatine mit Birnenwürfeln

Messen Sie sehr genau ab, damit Sie auf jeden Fall beim Obst, das
reich an Kohlenhydraten ist, nicht über Ihre tägliche Grenze hinausgehen. Am besten bereiten Sie die Gelatine- und Obstkombinationen
in einzelnen Schalen oder Gläsern, damit Sie nicht aus Versehen
mehr als eine Portion auf einmal essen.

13
Von Arzt zu Arzt

Hyperinsulinismus – die Insulinfalle bei resistenter Fettleibigkeit

Von Dr. med. Calvin Ezrin*

Wie bei allen Abnahmeprogrammen sind wir der Ansicht, daß auch dieses unter ärztlicher Aufsicht durchgeführt werden sollte. Das heißt nicht, daß das Programm in irgendeiner Weise gefährlich ist. Wir halten es ganz im Gegenteil für ungefährlich und doch sehr wirksam. Aber niemand kennt die medizinische Vorgeschichte und den Gesundheitszustand einer Person besser als ihr Hausarzt. Und weil dieses Programm so direkt mit der Gesundheit zu tun hat, sollte der Arzt seine Auswirkungen beobachten.

Wir hoffen, daß dieses Buch als Brücke zwischen Arzt und Patient dienen wird, indem es beiden eine praktische Lösung für ein schwieriges Problem anbietet. Abnehmen ist für den Medizinerberuf wie für die Betroffenen jahrelang eine enttäuschende Sache gewesen. Wenn die Patienten das Buch lesen und das Programm befolgen, werden sie in die Lage versetzt, eine aktive Rolle im Dienst an ihrer Gesundheit und ihrem Wohlbefinden zu übernehmen. Die Ärzte werden mit Freude eindeutige Verbesserungen am Gesamtzustand ihrer Patienten bemerken, während diese abnehmen.

Die meisten Ärzte haben einfach nicht die Zeit oder die Mittel, jeden Patienten, der von einem intensiven Diät- und Übungsprogramm profitieren würde, entsprechend anzuleiten und zu überwa-

---

* Dr. Ezrin ist praktizierender Arzt am Cedars-Sinai Medical Center und am Tarzana Regional Medical Center in Los Angeles, Professor für klinische Medizin an der Universität von Kalifornien in Los Angeles und Autor zahlreicher Artikel und medizinischer Lehrbücher. Sein spezielles Forschungsgebiet ist die Endokrinologie, und er gilt weltweit als Autorität für die Hypophyse. An der Universität Toronto, wo er zum Doktor der Medizin promovierte, war er an den bedeutenden Forschungen zum Glukagon unter Dr. Charles Best, dem Mitentdecker des Insulins, beteiligt.

chen. Da außerdem die Entwicklungen in der Medizin in einem so rasanten Tempo vorangehen, kann man von keinem praktischen Arzt erwarten, stets auf dem allerneuesten Stand der Gesundheitsfürsorge zu sein.

Wir haben dieses Buch als Anleitung für Personen geschrieben, die sehr starkes Übergewicht haben. Wir haben nicht nur erklärt, was das Programm Tag für Tag verlangt, sondern auch in einer für Laien verständlichen Sprache seine wissenschaftlichen Grundlagen beschrieben. Wir wissen, daß viele Menschen, die das Programm befolgen, auch möchten, daß ihr Arzt es versteht und gutheißt.

Wir schlagen vor, daß die Patienten ihren Ärzten entweder das Buch bringen oder dieses Kapitel für sie fotokopieren. Es wäre natürlich ideal, wenn jeder Arzt die Zeit hätte, das ganze Buch zu lesen, aber dieses Kapitel kann einige weitergehende Fragen nach den medizinischen und wissenschaftlichen Grundlagen des Programms und den daran beteiligten physiologischen Vorgängen beantworten. Es ist ausdrücklich für den Arzt geschrieben. Von Arzt zu Arzt gibt Dr. Ezrin hier die medizinische Erklärung für die Stoffwechseldiät.

Trotz jüngster Entdeckungen über die Pathogenese der Fettleibigkeit, bei denen sich die Stoffwechselunterfunktion als wichtige Ursache erwiesen hat, bleibt diese Krankheit schwer zu behandeln. (1, 2)* Schnelle Abnahmeprogramme, etwa Fastenkuren auf Proteinbasis, verzeichnen gute Anfangserfolge, aber die Endresultate sind enttäuschend, da nur wenige Patienten das erreichte Gewicht halten. (3) Warum sind die Aussichten auf Langzeiterfolge so trostlos? Woran fehlt es? Ich glaube, es liegt an der Unterschätzung der wichtigen Rolle, die die sekundäre Insulinresistenz bei der chronischen Fettleibigkeit spielt. (4) Ein Versuchsbehandlungsprogramm, das auf »Insulinkontrolle« beruht, hat sich in meiner Praxis als außerordentlich wirksam erwiesen, nicht nur für eine anfängliche Abnahme, sondern auch für die langfristige Erhaltung. Man darf mit gutem Grund annehmen, daß es in anderen Praxen ebensogut funktionieren wird, wenn das allgemeine Prinzip bestimmter schädlicher Insulineinflüsse sowohl vom Arzt als auch vom Patienten verstanden wird.

---

* Die Ziffern in Klammern verweisen auf die Quellenangaben S. 322 f.

Das Programm beruht auf folgenden vier Kernpunkten:
1. Insulin ist notwendig, um Glukose in die Zellen zu befördern, damit die Glukose zu Energie verbrannt werden kann.
2. Die meisten übergewichtigen Personen produzieren zuviel Insulin, weil ihre Zellen gegen seine blutzuckersenkende Wirkung resistent zu sein scheinen und mehr gebraucht wird, um diese Resistenz zu überwinden.
3. Zuviel Insulin kann den Hunger steigern und Fettspeicherung und Bluthochdruck fördern. (5)
4. Körperliche Betätigung und eine kohlenhydratarme Diät können den Insulinspiegel und den Appetit normalisieren.

Insulin wurde bei der Suche nach der blutzuckerregulierenden Substanz entdeckt, die bei schwerem Diabetes mellitus fehlt. Seit damals hat man festgestellt, daß eine ganze Reihe metabolischer und somatischer Reaktionen vom Insulin beeinflußt wird. (6) Die Produktion des Insulins wird jedoch hauptsächlich von der Menge der Blutglukose gesteuert, die die Langerhansschen Inseln passiert. Fettleibigkeit aufgrund verschiedener anfänglicher Ursachen (zum Beispiel genetisch bedingte Stoffwechselunterfunktion, Schwangerschaft, Steroidtherapie oder lange Ruhigstellung) erzeugt durch eine Kombination der Rezeptor- und Postrezeptormechanismen eine fortschreitende Resistenz gegenüber der blutzuckersenkenden Wirkung des Insulins. Das Auftreten der Insulinresistenz bei Fettleibigkeit ist wiederholt in Forschungsberichten dokumentiert worden. Die exakte Untersuchungsmethode der Glukosebindung, mit der ermittelt werden kann, wieviel Insulin notwendig ist, um einen gegebenen Blutzucker, der eine herabgesetzte Reaktion auf Insulin auslösen kann, aufrechtzuerhalten, ist in der ärztlichen Praxis an fettleibigen Patienten nicht durchführbar. (7) Blutinsulinspiegel bieten jedoch neben gleichzeitigen Glukosebestimmungen brauchbare Näherungswerte für den Grad der Insulinresistenz. Die Betazellen der Bauchspeicheldrüse reagieren auf die Gefahr eines steigenden Blutzuckers mit einer vermehrten Insulinausscheidung und erhalten so einen normalen Glukosespiegel im Blut. Das zusätzlich freigesetzte Insulin kann jedoch an anderen Orten des Geschehens in verschiedenen Geweben, die ihre gewöhnliche Empfindlichkeit gegenüber Insulin bewahrt haben, Wirkungen hervorrufen, die über das Normale hinausgehen. Im Fettgewebe übt Insulin (indem es die hormonempfindliche Lipase hemmt) eine starke antilipolytische Wirkung aus, wodurch viel Fett gespeichert bleibt und seine leichte Verfügbarkeit als Brennstoff verhindert wird. (8) Insulin ist durch seine Verstärkung der Aldosteronwirkung und auch durch seine eigene Wirkung auf tubuläre Natriumresorption ein starkes natriumretinierendes Hormon. (9) Insulin steigert die arterioläre Empfindlichkeit der glatten Muskulatur auf blutdruckerhöhende Katecholamine, was in Verbindung mit seinem natriumerhaltenden Einfluß Bluthochdruck auslösen oder verschlimmern kann. (10) Auch kann Hyperinsulinismus sich atherogen auswirken. Starkes Verlangen nach Kohlenhydraten, das oft dabei auftritt, ist wahrscheinlich das Ergebnis der Wirkung des Insulins auf das Gehirn.

Die androgenstimulierende Rolle des Insulins bei vielen Patientinnen mit polyzystischem Eierstocksyndrom ist ein aufschlußreiches Beispiel für die möglichen Folgen einer selektiven Resistenz gegenüber diesem Hormon.(11) Ein primärer Rezeptordefekt schwächt die hypoglykämische Wirkung des Insulins dieser Patientinnen, von denen viele an hartnäckiger Fettleibigkeit leiden. Die höhere Insulinmenge, die erforderlich ist, um den normalen Blutzuckerspiegel zu erhalten, stimuliert die Androgenproduktion der Eierstöcke, indem sie die Tätigkeit des luteinisierenden Hormons verstärkt. Gewichtszunahme folgt als Konsequenz der oben erwähnten, die Fettleibigkeit fördernden Wirkungen des Insulins, was zu weiterer Insulinresistenz führt. Gewichtsverlust senkt den Insulinbedarf und vermindert die Androgenproduktion in den Eierstöcken.

Zwar ist die Struktur des Insulinrezeptors an der Zelloberfläche definiert worden, doch bleibt der Mechanismus der verschiedenen intrazellulären Einflüsse des Insulins ungeklärt. (12) Jeder Rezeptor besteht aus zwei Glykoproteid-Untergruppen, die Alpha und Beta genannt werden. Menge und Verfügbarkeit dieser Rezeptoren werden durch getrennte Kontrollen der Synthese und Aufspaltung reguliert, die stark vom Insulinspiegel in der Blutbahn beeinflußt werden.

Das durch seinen Rezeptor gebundene Insulin wird in das Innere der Zelle verlagert, wo seine Beta-Gruppe eine tyrosinspezifische Phosphorylierung erfährt, die für eine Reihe biologischer Funktionen notwendig ist. Die Beta-Gruppe selbst ist eine tyrosinspezifische Proteinkinase, die vermutlich fähig ist, weitere endogene Substrate, z. B. Glukose-»Transporter«, zu phosphorylieren. Die Aktivierung der Proteinkinase durch Autophosphorylierung wird durch eine insulinvermittelte Umwandlung der Struktur des Insulinrezeptors selbst ausgelöst. Die aktivierte Proteinkinase des Rezeptors phosphoryliert dann ein Protein, das in die Zellen gelangt und Insulinfunktionen erzeugt. Bis jetzt ist kein interzellulärer Bote identifiziert worden, der fähig ist, die regulierenden Funktionen des Insulins auszuführen.

Danach wird die Tätigkeit des Insulins durch den spezifischen Stoffwechselvorgang bestimmt, auf den die innerzelluläre Verteilung des oder der Boten ihm einen Einfluß ermöglicht. Deshalb ist es möglich, sowohl Insulinresistenz als auch normale Ansprechbarkeit auf Insulin in derselben Zelle anzutreffen. Zum Beispiel wird in der Fettzelle des Fettleibigen die Glukoseverwertung zur weiteren Lipogenese geschwächt, während die selbständige antilipolytische Wirkung (erreicht durch die Hemmung der hormonempfindlichen Lipase) nicht beeinträchtigt wird.

Die Identifizierung des Insulins als hauptschuldiges Hormon bei der Fettleibigkeit ist überraschend für die meisten Patienten, die eher glauben, mit der Schilddrüse sei etwas nicht in Ordnung, falls an ihrem Problem ein endokriner Faktor beteiligt sein soll. Ein Gewichtskontrollprogramm, das auf der Herabsetzung des schädlichen Einflusses des Insulins beruht, kann drastische Erfolge erzielen, sowohl während der anfänglichen Abnahmephase als auch bei der langfristigen Erhaltung. Eine Insulinverminderung wird durch vermehrte körperliche Betätigung und Beschränkung der Kohlenhydrate in der Ernährung erreicht, wie es in den vorangehenden Kapiteln dieses Buches beschrieben wurde.

Eine Diät könnte das Eßverlangen beeinträchtigen, indem sie einen Stoffwechselzustand herbeiführt, der Anorexie begünstigt. Obwohl die Forschungsergebnisse in diesem Punkt widersprüchlich sind, wurde wiederholt darauf hingewiesen, daß eine Ernährungsketose eine appetithemmende Wirkung habe. Das Auftreten von Hypopha-

gie während des Abnehmens scheint vor allem auf eine Umschich-
tung im Fluß der Lipidsubstrate von der Speicherung weg und hin zur
Verbrennung zurückzugehen. Es ist die Ketose, Resultat der folgenden erhöhten Verbrennung von Fettbrennstoffen durch die Leber, die
den Appetit unterdrückt. Die Steuerung der Ketonkörperbildung ist
komplex, aber sie ist ohne weiteres zu verstehen, wenn jede einzelne
Reaktionskette für sich betrachtet wird. (13)

Wenn freie Fettsäuren von der Leber aufgenommen und zu Azetyl-
Coenzym-A-Derivaten aktiviert werden, können zwei Stoffwechsel-
wege verfolgt werden: 1. Veresterung, durch die Triglyzeride und
Phospholipide gebildet werden, und 2. Oxidation in Mitochondrien,
durch die Ketonkörper gebildet werden. Die Ketogenese wird reguliert, indem die Eintrittsgeschwindigkeit von Fettsäuren in die Mitochondrien gesteuert wird, ein Schritt, der durch das Enzym Karnitin-
Azyltransferase I (CAT) beschleunigt wird. Die Aktivität von CAT
wird durch hohe Konzentrationen von Malonyl-Coenzym-A behin-
dert, des ersten festgelegten Zwischenglieds bei der Umwandlung
von Glukose in Fett. Insulin und Glukagon beeinflussen die Ketogenese, indem sie die Konzentration von Malonyl-Coenzym-A in der
Leber verändern. Insulin aktiviert und Glukagon hemmt die Azetyl-
Coenzym-A-Carboxylase, die die Synthese von Malonyl-Coenzym-A
aus seinen unmittelbaren Vorstufen Azetyl-Coenzym-A und Bikar-
bonat beschleunigt. Somit ist das Insulin-Glukagon-Verhältnis die
wichtigste Determinante der Ketogenese. Vermindertes Insulin und
vermehrtes Glukagon begünstigen auch die Lipolyse, die die Zufuhr
freier Fettsäuren aus Fettdepots in die Leber erhöht. Experimentell ist
nachgewiesen worden, daß Glukagon (das durch seine Wirkung die
Synthese von Malonyl-Coenzym-A hemmt) wesentlich für die Ketogenese ist.

Es sollte betont werden, daß eine Ketose, hervorgerufen durch
Kohlenhydrateinschränkung, die die Insulinproduktion verringert
und die Glukagonproduktion erhöht, eine normale Erscheinung ist,
die aus Fett gewonnene Kalorien liefert, um das zentrale Nervensystem zu versorgen. Anderenfalls müßte Glukose aus einer Aufspaltung von Muskelprotein gebildet werden, das die Leber mit Aminosäuren für die Glukosegenese versorgt. Somit schont die Ketose die

Proteine, anstatt sie zu verbrauchen, wie häufig fälschlich angenommen wird. (14) Auch ist die relativ geringe Menge an Ketonen, die aus der begrenzten Aufspaltung endogener Triglyzeride entsteht, nie ausreichend, um eine metabolische Azidose zu verursachen. Sie wird leicht bewältigt von den Ausgleichsystemen des Körpers, die eine normale Bikarbonatreserve und den pH erhalten, und sollte nicht mit diabetischer Ketoazidose verwechselt werden, die eine viel ernstere Störung des sauer-basischen Gleichgewichts darstellt.

Die Ketose wirkt als Appetithemmer, in der Funktion den Amphetaminen entsprechend, doch ohne deren übliche unerwünschte Nebenwirkungen der zerebralen Überstimulierung und der Ausbildung von Depressionen beim Absetzen. Natriurese begleitet die Ketose wegen der diuretischen Wirkungen der Ketone und wegen der Verringerung des natriumzurückhaltenden Einflusses des Insulins, die dem Eintreten der Ketose vorangeht. Vermehrte Glukagonproduktion begünstigt ebenfalls die Ausscheidung von Natrium, unabhängig von ihrer ketogenen Aktivität.

Ideale Patienten für eine insulinsenkende Therapie sind fettleibige Hochdruckkranke. Übermäßiges Insulin scheint die Hypertonie zu verschlimmern, entweder durch erhöhte Natriumretention oder durch Verstärkung der blutdruckerhöhenden Wirkung der Katecholamine. (15) Andere geeignete Patienten sind übergewichtige Frauen mit polyzystischen Eierstockstörungen, die zuviel Androgen erzeugen. Verringerte Insulinproduktion durch entsprechende Ernährung und körperliche Betätigung vermindert die Fähigkeit des luteinisierenden Hormons, die Androgenproduktion zu stimulieren, und wirkt sich daher günstig auf Akne, Hirsutismus und Unfruchtbarkeit aus. (11)

Verglichen mit normalgewichtigen, gleichaltrigen Personen haben fettleibige Diabetiker oft eine zu starke Insulinproduktion. Eine Kontrolle der Hyperglykämie kann bei diesen Patienten mit verminderter endogener Insulinausschüttung erreicht werden, wenn die Nahrungskalorien und Kohlenhydrate verringert und die körperliche Betätigung genügend gesteigert wird. Eine leichte Hungerketose hilft beim Abnehmen durch Appetitunterdrückung und Natriurese.

Schließlich ist dieses Programm ideal für die ansonsten normale

Person, die aus welchen ursprünglichen Gründen auch immer zugenommen und ein Stadium der Fettleibigkeit erreicht hat, das mit
erheblicher Insulinresistenz verbunden ist. Zwei Fallgeschichten illu-
strieren diese Prinzipien.

Fall 1. A. L., weiblich, Alter 50, Größe 165 cm, wog am 30. September
1986 117 Kilo, als sie zur Behandlung eines kurz zuvor entdeckten
Diabetes mellitus überwiesen wurde. Polydypsie, Polyurie und Mattigkeit hatten sich bereits einen Monat vorher gezeigt. Eine 650-
Kilokalorien-Diät mit 20 Gramm Kohlenhydraten wurde verschrieben, dazu ein strukturiertes Bewegungsprogramm. Mit der Gewichtsabnahme ging ein verringerter Bedarf an Insulin einher (s. Tabelle 4).
Die Plasmaglukose normalisierte sich, bei weniger zirkulierendem
Insulin als vorher, als sie hyperglykämisch war.

Fall 2. J. E., männlich, Alter 17, Größe 175 cm, wog am 29. Dezem-
ber 1986 88,9 Kilo, als er zur Behandlung resistenter Fettleibigkeit
mit daraus resultierender Depression überwiesen wurde. Bei einer
850-Kilokalorien-Diät mit 35 Gramm Kohlenhydraten zeigte er innerhalb von 48 Stunden Ketonurie und nahm schnell ab (s. Tabelle 5).
Ohne große Veränderung der Plasmaglukose ging das Seruminsulin
mit der Gewichtsabnahme drastisch zurück, übereinstimmend mit
einer herabgesetzten Resistenz gegen seine hypoglykämische Funktion.

Tabelle 4: Stoffwechseldaten zu Fall 1

	Gewicht (kg)	Plasmaglukose (mg/dl)	Seruminsulin* (mU/ml)	HbAic** (%)
30. 9. 86	117,0	487	–	–
6. 10. 86	114,3	275	–	9,4
22. 10. 86	108,9	157	67	–
14. 1. 87	95,3	89	24	–
27. 5. 87	83,5	85	16	4,5
20. 8. 87	81,6	71	unter 5	5,8

* Normalerweise bewegt sich das Insulin beim Fasten in einem Bereich von 0 bis
  30 mU/dl, wobei man mit etwas höheren Werten bei Fettleibigkeit rechnen muß.
** Der normale Bereich ist 2,9 bis 7,1 Prozent.

Tabelle 5: Stoffwechseldaten zu Fall 2

	Gewicht (kg)	Plasmaglukose (mg/dl)	Seruminsulin (mU/ml)
29. 12. 86	88,9	85	95
12. 2. 87	72,6	69	5
7. 5. 87	68,3	71	unter 5

Die Diät sollte sich zwischen 650 und 1000 Kilokalorien bewegen und zwischen 20 und 40 Gramm Kohlenhydrate enthalten. An Protein sollten mindestens 1 ½ Gramm je Kilogramm Idealgewicht zugeführt werden, um den unvermeidlichen Abbau an magerer Körpermasse, der mit erheblichem Gewichtsverlust einhergeht, auf ein Minimum zu beschränken. Es sollte genügend Fett vorhanden sein, um die essentiellen Fettsäuren zu liefern. Da die Diät Obst und stärkereiche Gemüse einschränkt, sind ein Vitamin B Komplex und Vitamin C (wenigstens 300 mg) zur Ergänzung notwendig. Gegen eine Standard-Multivitamin- und Mineralergänzung ist nichts einzuwenden, obgleich fettlösliche Vitamine eigentlich nicht nötig sind. Grüne Blattgemüse werden reichlich empfohlen, um Mineralstoffe und Ballaststoffe zu liefern. Kleie trägt dazu bei, Verstopfung zu vermeiden.

Elektrolytentzug, besonders Kaliumverlust, ist eine Gefahr für Patienten, die ein Diuretikum zur Steuerung der Hypertonie nehmen. Falls die Möglichkeit eines Kaliummangels besteht, sollte eine tägliche Menge von wenigstens 40 mEq in kalorienfreier Form zugeführt werden. Die Ketose, die eine kräftige diuretische Wirkung hat, kann an die Stelle jedes diuretischen Medikaments treten, das zur Kontrolle der Hypertonie bei fettleibigen Patienten gegeben wird. Der Natriumverlust aufgrund der anfänglichen natriuretischen Wirkung der Ketose kann erheblich sein. Deshalb sollte Salz in entsprechender Menge zugeführt werden, wenigstens ein Teelöffel (5 Gramm) täglich. Starke kalorienfreie Flüssigkeitszufuhr bis zu zwei Liter täglich kann bei heißem Wetter notwendig sein, um eine Dehydration zu verhindern, die durch die gemeinsame Wirkung der Diurese und der

bewegungsbedingten Thermogenese droht, die eine erhöhte Schweißbildung zur Steuerung der Körpertemperatur erfordert. Die Einzelheiten der Diät in den drei Phasen des Abnehmens, Stabilisierens und
Erhaltens finden sich in den entsprechenden Kapiteln dieses Buches.

Kohlenhydrateinschränkung und körperliche Betätigung erzeugen eine rasche Zunahme der insulinbindenden Fähigkeit und Membranfluidität, wie sie an mononuklearen Leukozyten bei unseren
Patienten gemessen wurde. (16) Die Membranfluidität wird definiert
als die Flexibilität der Lipiddoppelschicht der Zellmembranen. Je
ungesättigter die Phospholipide, desto mehr nimmt die Flexibilität
zu; im phospholipiden Zellmembranbereich eingebettete Proteine
sind weniger räumlich beschränkt. Deshalb können die Insulinrezeptoren und Glukose-»Transporter« ihre Funktionen besser erfüllen.

Wenn weiteres Gewicht verschwindet, wird eine stärkere Insulinansprechbarkeit wiedergewonnen, das heißt, es wird weniger Insulin
benötigt, um einen normalen Blutzuckerspiegel zu erhalten. Theoretisch sollte es dann einfacher werden, weiter abzunehmen, wenn der
Insulinüberschuß der wichtigste beteiligte Faktor ist. Die Abnahme
setzt jedoch den Stoffwechsel durch einen Mechanismus herab, der
nichts mit Insulin zu tun hat, nämlich die verminderte periphere
Dejodinisierung des Thyroxins. (17) Diese Stoffwechselunterfunktion, der man teilweise mit verstärkter körperlicher Betätigung begegnen kann, kehrt sich nur langsam um, nachdem das Idealgewicht
erreicht ist. Deshalb sollte eine Steigerung der Kalorien- und Kohlenhydrataufnahme schrittweise vor sich gehen. Falls eine zu schnelle
Rückkehr zu normalen Ernährungsgewohnheiten versucht wird,
kommt es oft zu einer plötzlichen Zunahme aufgrund einer Kombination von Salz- und Wasserretention und Fettansammlung, verursacht von Kohlenhydraten. Letztendlich kann man zu einer ausgewogenen Diät kommen, die komplexe Kohlenhydrate bevorzugt und
die in Verbindung mit einem weitergeführten Übungsprogramm das
Gewicht ohne die Notwendigkeit der Ketose auf dem erwünschten
Niveau hält. Falls das Gewicht irgendwann wieder zunimmt, kann es,
wenn auch langsamer, durch die Rückkehr zu dem insulinvermindernden ketogenen Diätprogramm mit vermehrter körperlicher Be

tätigung, das sich als wirksam erwiesen hat, wieder vermindert werden.

Kohlenhydratarme Diätprogramme sind zu Recht kritisiert worden, wenn sie nicht genügend Proteine enthielten, um das Stickstoffgleichgewicht des Körpers zu erhalten. Umfassende Erfahrung mit Diätprogrammen, die im richtigen Umfang Proteine zuführten, haben sie jedoch als ungefährlich und wirksam bewiesen, wenn eine vernünftige Überwachung gewährleistet ist. Natriumentzug durch ausgiebige anfängliche Diurese kann Hypotonie und Ohnmacht verursachen. Bei Männern kann schnelle Abnahme einen Gichtanfall auslösen. Bei Frauen können Symptome einer Gallenkolik aufgrund von Gallenblasen- oder Gallengangsteinen bei sehr schnellem Abnehmen auftreten.

Manche Diätberater wenden sich gegen proteinschonende, kohlenhydratarme Reduktionsdiätprogramme, die darauf zugeschnitten sind, eine ziemlich rasche Abnahme zu fördern oder Patienten, die große Probleme haben, mit anderen Mitteln abzunehmen, von ihrem Gewicht herunterzubringen. Solche Programme scheinen ihnen hinsichtlich lebenswichtiger Nährstoffe unzureichend, auch wenn alle ihre Einwände berücksichtigt werden und ihnen mit geeigneten Ergänzungen begegnet wird. Ihre Abneigung, an solchen Programmen mitzuarbeiten, beruht auf dem traditionellen Gedanken, daß eine Diät in allen Stadien »ausgewogen« sein muß. (18)

Es scheint, daß viele Patienten mit chronischem Übergewicht an einer Stoffwechselanomalie leiden, die sie gegenüber den schädlichen Wirkungen eines Insulinüberschusses außergewöhnlich anfällig macht. Wenn sie versuchen, wie normale Menschen ohne Beschränkung der Kohlenhydrate zu essen, werden sie unter den Konsequenzen des Übergewichts leiden. Aus diesem Grund sollten Ärzte bereit sein, ihren stark fettleibigen Patienten diese sichere und wirksame insulinreduzierende Behandlung zukommen zu lassen, da sie mehr Hoffnung auf Hilfe, kurzfristige wie dauerhafte, anbietet als herkömmliche kalorienreduzierte, ausgewogene Diätprogramme.

Anhang
Zusammensetzung der gängigen
Speisen und Getränke

Die folgenden Listen von Nahrungsmitteln zeigen ihren Kalorien-, Kohlenhydrat-, Fett- und Eiweißgehalt. Sie sollen Ihnen während des Abnahme- , Stabilisierungs- und Erhaltungsprogramms – in anderen Worten, für Ihr ganzes weiteres Leben – als Leitfaden dienen. Sie brauchen nicht die genaue Zusammensetzung jedes Nahrungsmittels auswendig zu lernen. Wichtig ist, annähernd die Menge der Kalorien, der Kohlenhydrate und des Fetts in den Dingen, die Sie essen, zu kennen.

Nehmen Sie sich jetzt einige Minuten Zeit, einen Blick auf die Listen zu werfen. Wenn Sie Ihre Mahlzeiten planen, gehen Sie die Bestandteile der Speisen von Zeit zu Zeit durch. Wir sehen voraus, daß Sie erstaunt – oder sogar schockiert – sein werden, wieviel Kalorien und wieviel Fett viele Speisen enthalten. Ein Blick auf die Eintragungen unter Fast Food sollte jedem genügen, um sich zu schwören, nie wieder solche Sachen zu essen. Ob Sie versuchen, Kalorien, Kohlenhydrate oder Fett zu meiden – die meisten Fast-Food-Restaurants bringen die reinsten Katastrophen auf den Tisch.

Diese Listen können nur einige wenige Artikel erfassen. Vergessen Sie deshalb nicht, bei den Lebensmitteln, die Sie regelmäßig kaufen, die Nährwertaufschlüsselung auf dem Etikett genau zu lesen.

Platzmangel hindert uns daran, für jedes Nahrungsmittel, das Sie essen können und essen möchten, die Angaben zu liefern. Wir haben versucht, einen Überblick zu geben. Wenn Sie eine ausführlichere Zusammenstellung des Kohlenhydrat-, Fett- und Proteingehalts einer großen Zahl von Lebensmitteln suchen, empfehlen wir Ihnen eine der größeren, im Buchhandel erhältlichen Nährstofftabellen, zum Beispiel *Die große GU-Nährwert-Tabelle* aus dem Verlag Gräfe und Unzer, München.

Nährwert-Tabelle

	Menge	kcal*	Kohlen-hydrate (g)	Fett (g)	Eiweiß (g)
Alkoholische Getränke					
Apfelwein	100 g	37	0,5	0,0	0,0
Bier	100 g	47	3,9	0,0	0,5
Bier, leicht	100 g	27	2,5	0,0	0,1
Likör (30 %)	100 g	166	30,0	0,0	0,0
Martini	100 g	140	0,3	0,0	0,0
Sekt	100 g	74	2,6	0,0	0,0
Wein, rot	100 g	76	2,5	0,0	0,0
Wein, weiß	100 g	80	3,4	0,0	0,0
Whisky (43 %)	100 g	238	0,0	0,0	0,0
Alkoholfreie Getränke					
Coca-Cola	100 g	42	11,0	0,0	0,0
Diätlimonade	100 g	0–1	0,0	0,0	0,0
Fruchtsaftgetränk	100 g	49	12,0	0,0	0,0
Ginger Ale	100 g	33	8,5	0,0	0,0
Mineralwasser	100 g	0	0,0	0,0	0,0
Seven-Up	100 g	42	10,5	0,0	0,0
Tonic	100 g	37	9,2	0,0	0,0
Süßigkeiten und Knabbersachen					
Erdnüsse	100 g	600	19,0	49,4	30,3
Erdnußflips	100 g	485	58,0	22,0	13,0
Gummibärchen	100 g	328	76,0	0,0	6,0
Kartoffelchips	100 g	561	49,4	39,5	10,6
Kräcker	100 g	450	70,0	14,0	11,0
Mandeln	100 g	620	19,4	57,1	18,3
Marzipan	100 g	453	49,0	25,0	8,0

* 1 Kilokalorie (kcal) = 4,2 Kilojoule (kJ)
  1 Kilojoule (kJ) = 0,24 Kilokalorien (kcal)

	Menge	kcal	Kohlen-hydrate (g)	Fett (g)	Eiweiß (g)
Milchkaramellen	100 g	393	84,0	5,0	3,0
Popcorn	100 g	368	68,0	5,0	12,7
Salzstangen	100 g	389	75,0	5,0	11,0
Schokolade, halbbitter	100 g	507	54,0	30,0	5,3
Schokolade, Vollmilch	100 g	526	56,0	30,0	8,0
Walnüsse	100 g	666	12,1	62,0	15,0

Käse und Milch

	Menge	kcal	Kohlen-hydrate (g)	Fett (g)	Eiweiß (g)
Camembert	100 g	285	i. Sp.*	22,3	21,0
Chester	100 g	391	i. Sp.	32,2	25,4
Edamer	100 g	354	i. Sp.	28,3	24,8
Emmentaler	100 g	382	i. Sp.	29,7	28,7
Gouda	100 g	365	i. Sp.	29,2	25,5
Harzer	100 g	126	i. Sp.	0,7	30,0
Hüttenkäse (1 % Fett)	1 Tasse**	164	6,2	2,3	28,0
Parmesan	100 g	375	i. Sp.	32,2	25,4
Tilsiter	100 g	355	i. Sp.	27,7	26,3
Vollmilch	1 Tasse	150	11,0	8,0	8,0
fettarme Milch (1,5 %)	1 Tasse	110	11,7	3,7	8,0
Magermilch	1 Tasse	86	11,9	0,4	8,4
Buttermilch	1 Tasse	99	11,7	2,2	8,1
Joghurt (fettarm)	1 Tasse	144	16,0	3,5	11,9
Joghurt (mager)	1 Tasse	127	17,4	0,4	13,0
Joghurt (Frucht)	1 Tasse	225	42,3	2,6	9,0
Kondensmilch (7,5 %)	100 g	133	9,6	7,6	6,5
Kondensmilch (4 %)	100 g	128	13,3	4,1	9,4

 * i. Sp. = nur in Spuren enthalten
** 1 Tasse = 235 ccm

	Menge	kcal	Kohlen-hydrate (g)	Fett (g)	Eiweiß (g)
Schlagsahne	1 EL	52	0,4	5,6	0,3
saure Sahne	1 EL	26	0,5	2,5	0,4

Desserts und Feingebäck

Baiserkuchen *(Angel cake)*	100 g	222	62,0	0,2	8,5
Blätterteiggebäck	100 g	422	30,0	30,0	8,0
Butterkeks	100 g	422	75,0	10,0	8,0
Eiscreme (10 %)	1 Tasse	269	31,7	14,3	4,8
Eiscreme (16 %)	1 Tasse	349	32,0	23,7	4,1
Gelatine (mit Zucker)	½ Tasse	81	18,7	0,0	1,6
Gelatine (mit Süßstoff)	½ Tasse	8	0,0	0,0	1,6
Hefegebäck	100 g	250	39,0	6,6	8,5
Käsekuchen	100 g	230	30,0	8,0	9,0
Marmorkuchen	100 g	381	52,0	15,9	5,2
Nußkuchen	100 g	417	43,2	23,8	7,5
Pudding (Schokolade)	100 g	127	21,0	3,5	3,0
Pudding (Vanille)	100 g	105	16,0	3,3	2,9
Rührkuchen	100 g	430	58,0	19,0	7,0
Sahnetorte	100 g	365	30,0	25,0	5,0

Eier

Hühnerei (ganz)	1 großes	79	0,6	5,6	6,1
Eiweiß	1 großes	16	0,0	0,4	3,4
Ei-Ersatz	¼ Tasse	30	1,0	0,0	6,0

Fast Food

Burger King Cheeseburger (normal)	1	350	30,0	17,0	18,0
Whopper (Cheese)	1	740	52,0	45,0	32,0
Pommes frites	1 Port.	210	52,0	11,0	3,0

	Menge	kcal	Kohlen-hydrate (g)	Fett (g)	Eiweiß (g)
Kentucky Fried Chicken					
Chicken Sandwich	1	436	33,8	22,5	24,8
Chicken (Unterschenkel)	1	155	5,1	9,0	13,3
Chicken, extra-knusprig (Unterschenkel)	1	343	12,6	23,4	20,4
McDonald's					
Big Mac	1	563	40,6	33,0	25,8

Fleisch und Wurst

	Menge	kcal	Kohlen-hydrate (g)	Fett (g)	Eiweiß (g)
Kalb:					
Filet	100 g	95	i. Sp.	1,4	20,6
Muskelfleisch (mager)	100 g	95	i. Sp.	0,8	21,9
Schnitzel	100 g	99	i. Sp.	1,8	20,8
Lamm:					
Filet	100 g	112	i. Sp.	3,4	20,4
Keule	100 g	234	i. Sp.	18,0	18,0
Kotelett	100 g	348	i. Sp.	32,0	14,9
Lende	100 g	194	i. Sp.	13,2	18,7
Schnitzel	100 g	131	i. Sp.	6,1	19,1
Rind:					
Dosenfleisch	100 g	196	i. Sp.	13,6	18,5
Filet	100 g	116	i. Sp.	4,4	19,2
Hackfleisch	100 g	216	i. Sp.	14,0	22,5
hohe Rippe	100 g	223	i. Sp.	16,5	18,6
Kamm	100 g	133	i. Sp.	6,2	19,4
Keule	100 g	148	i. Sp.	7,1	21,0
Roastbeef	100 g	174	i. Sp.	10,2	20,6
Tatar	100 g	112	i. Sp.	3,0	21,2
Schwein:					
Bauch	100 g	385	i. Sp.	36,5	14,0
Bratwurst	100 g	342	i. Sp.	32,4	12,7

	Menge	kcal	Kohlen-hydrate (g)	Fett (g)	Eiweiß (g)
Bug	100 g	271	i. Sp.	22,5	17,0
Filet	100 g	182	i. Sp.	11,9	18,6
Haxe	100 g	194	i. Sp.	16,4	11,6
Kamm	100 g	211	i. Sp.	15,2	18,5
Keule	100 g	274	i. Sp.	22,9	16,9
Kotelett	100 g	193	i. Sp.	13,0	19,0
Schinken (ohne Fettrand)	100 g	150	i. Sp.	2,9	29,7
Schnitzel	100 g	156	i. Sp.	8,1	20,8
Speck (durchwachsen)	100 g	621	i. Sp.	65,0	9,1
Wurst:					
Bierschinken	100 g	235	i. Sp.	19,2	15,5
Bockwurst	100 g	277	i. Sp.	25,3	12,3
Blutwurst	100 g	400	i. Sp.	38,5	13,3
Corned Beef (deutsch)	100 g	141	i. Sp.	6,0	21,7
Fleischwurst	100 g	297	0,0	27,1	13,2
Frankfurter	100 g	272	i. Sp.	24,4	13,1
Geflügelwurst (mager)	100 g	108	i. Sp.	4,8	16,2
Jagdwurst	100 g	345	i. Sp.	32,8	12,4
Leberwurst	100 g	420	i. Sp.	41,2	12,4
Mettwurst	100 g	455	i. Sp.	45,0	12,6
Mortadella	100 g	345	i. Sp.	32,8	12,4
Salami (deutsch)	100 g	519	i. Sp.	49,7	17,8

Geflügel

	Menge	kcal	Kohlen-hydrate (g)	Fett (g)	Eiweiß (g)
Huhn:					
hell, gebraten, ohne Haut	100 g	173	0,0	4,5	30,9
dunkel, gebraten, ohne Haut	100 g	205	0,0	9,7	27,4
dunkel, gebraten, mit Haut	100 g	253	0,0	15,8	26,0
Ente:					
gebraten, mit Haut	100 g	337	0,0	28,4	19,0

	Menge	kcal	Kohlen-hydrate (g)	Fett (g)	Eiweiß (g)
Pute:					
hell, gebraten, ohne Haut	100 g	157	0,0	3,2	29,9
dunkel, gebraten, ohne Haut	100 g	187	0,0	7,2	28,6
hell und dunkel, gebraten, mit Haut	100 g	208	0,0	9,7	28,1

Fisch und Meeresfrüchte

	Menge	kcal	Kohlen-hydrate (g)	Fett (g)	Eiweiß (g)
Aal (geräuchert)	100 g	313	0,0	26,8	17,9
Austern (Dose)	100 g	76	0,0	2,2	8,5
Barsch (gekocht)	100 g	228	0,0	2,7	18,9
Forelle (gekocht)	100 g	98	0,0	2,4	19,8
Garnelen (roh)	100 g	87	0,0	1,4	18,6
Heilbutt (gekocht)	100 g	100	0,0	1,2	20,9
Hering (mariniert)	100 g	210	0,0	16,0	16,5
Hummer (gekocht)	100 g	91	0,0	1,9	16,9
Kabeljau (gekocht)	100 g	85	0,0	0,3	17,6
Kammuscheln (gedünstet)	100 g	81	0,0	0,2	15,3
Lachs (Dose)	100 g	153	0,0	8,2	18,8
Lachs (gekocht)	100 g	186	0,0	9,8	21,5
Sardinen (Dose, in Öl)	100 g	302	0,0	24,4	20,6
Thunfisch (Dose, in Öl)	100 g	254	0,0	15,8	25,0
Thunfisch (Dose, in Wasser)	100 g	118	0,0	1,7	26,0
Venusmuscheln (Dose)	100 g	98	0,0	2,7	18,9

Brot, Nudeln, Reis

	Menge	kcal	Kohlen-hydrate (g)	Fett (g)	Eiweiß (g)
Brötchen (Weizen)	100 g	258	53,0	1,5	8,0
Knäckebrot	100 g	318	66,0	1,5	10,0
Pumpernickel	100 g	201	43,0	1,0	5,0
Roggenbrot	100 g	222	45,0	1,4	7,5
Toastbrot	100 g	262	48,0	4,5	7,5
Vollkornbrot	100 g	208	41,0	1,5	7,5

	Menge	kcal	Kohlen-hydrate (g)	Fett (g)	Eiweiß (g)
Weißbrot	100 g	238	48,0	1,8	7,5
Weizenmischbrot	100 g	232	47,0	1,5	7,5
Eiernudeln	100 g	347	67,0	3,0	13,0
Spaghetti, ohne Ei	100 g	362	75,2	1,2	12,5
Vollkornnudeln	100 g	343	64,0	3,0	15,0
Naturreis, roh	100 g	348	74,6	2,2	7,4
Reis, parboiled, gekocht	100 g	106	24,0	0,2	2,0

Frühstücksflocken

	Menge	kcal	Kohlen-hydrate (g)	Fett (g)	Eiweiß (g)
Cheerios	100 g	392	69,1	6,4	15,2
Corn-Flakes	100 g	388	86,1	0,4	8,1
Frosted Flakes	100 g	388	91,7	0,4	4,9
Früchte-Müsli (ohne Zucker)	100 g	349	66,0	5,0	10,0
Grape Nuts	100 g	356	81,8	0,4	11,6
Haferkleie	100 g	309	39,5	9,0	17,8
Raisin Bran	100 g	307	75,5	2,4	9,2
Schoko-Müsli	100 g	425	67,0	13,0	10,0
Vollkornflocken	100 g	354	58,1	8,0	12,3

Obst

	Portion	kcal	Kohlen-hydrate (g)	Fett (g)	Eiweiß (g)
gemischtes Obst, frisch	½ Tasse	60	15,0	0,0	i. Sp.
gemischtes Obst, getrocknet	¼ Tasse	60	15,0	0,0	i. Sp.
gemischtes Obst, Saft	½ Tasse	60	15,0	0,0	i. Sp.
Ananas, Würfel	¾ Tasse	60	15,0	0,0	i. Sp.
Ananas, Dose	⅓ Tasse	60	15,0	0,0	i. Sp.
Apfel, roh	1; 5 cm	60	15,0	0,0	i. Sp.
Apfelmus (ungesüßt)	½ Tasse	60	15,0	0,0	i. Sp.
Aprikosen, roh	4	60	15,0	0,0	i. Sp.
Aprikosen, Dose	½ Tasse	60	15,0	0,0	i. Sp.
Avocado	1 mittel	306	12,0	0,0	i. Sp.

	Menge	kcal	Kohlen-hydrate (g)	Fett (g)	Eiweiß (g)
Banane	1; 23 cm	60	15,0	0,0	i. Sp.
Birne	½ große	60	15,0	0,0	i. Sp.
	1 kleine	60	15,0	0,0	i. Sp.
Birnen, Dose	½ Tasse	60	15,0	0,0	i. Sp.
Brombeeren, roh	¾ Tasse	60	15,0	0,0	i. Sp.
Erdbeeren, roh	1 ¼ Tasse	60	15,0	0,0	i. Sp.
Feigen, roh	2; 5 cm	60	15,0	0,0	i. Sp.
Früchtecocktail, Dose	½ Tasse	60	15,0	0,0	i. Sp.
Grapefruit	½ mittel	60	15,0	0,0	i. Sp.
Grapefruit, Stücke	¾ Tasse	60	15,0	0,0	i. Sp.
Heidelbeeren, roh	¾ Tasse	60	15,0	0,0	i. Sp.
Himbeeren, roh	1 Tasse	60	15,0	0,0	i. Sp.
Honigmelone	⅛ mittel	60	15,0	0,0	i. Sp.
Honigmelone, Würfel	1 Tasse	60	15,0	0,0	i. Sp.
Kantalupe	¼; 15 cm	60	15,0	0,0	i. Sp.
Kantalupe, Würfel	1 Tasse	60	15,0	0,0	i. Sp.
Kirschen, roh	½ Tasse	60	15,0	0,0	i. Sp.
Kirschen, Dose	½ Tasse	60	15,0	0,0	i. Sp.
Kiwi	1 große	60	15,0	0,0	i. Sp.
Mandarine, Stücke	¾ Tasse	60	15,0	0,0	i. Sp.
Mango	½ kleine	60	15,0	0,0	i. Sp.
Nektarine	1; 4 cm	60	15,0	0,0	i. Sp.
Orange	1; 7 cm	60	15,0	0,0	i. Sp.
Papaya	1 Tasse	60	15,0	0,0	i. Sp.
Pfirsich	1; 7 cm	60	15,0	0,0	i. Sp.
Pfirsich, Dose	½ Tasse	60	15,0	0,0	i. Sp.
Pflaumen, roh	2; 5 cm	60	15,0	0,0	i. Sp.
Trauben	15 kleine	60	15,0	0,0	i. Sp.
Wassermelone, Würfel	1 ¼ Tasse	60	15,0	0,0	i. Sp.
getrocknete Äpfel	4 Ringe	60	15,0	0,0	i. Sp.
getrocknete Aprikosen	7 Hälften	60	15,0	0,0	i. Sp.
getrocknete Datteln	2 ½ mittel	60	15,0	0,0	i. Sp.
getrocknete Feigen	1 ½	60	15,0	0,0	i. Sp.

	Menge	kcal	Kohlen-hydrate (g)	Fett (g)	Eiweiß (g)
getrocknete Pflaumen	3 mittel	60	15,0	0,0	i. Sp.
Rosinen	2 EL	60	15,0	0,0	i. Sp.
Ananassaft	½ Tasse	60	15,0	0,0	i. Sp.
Apfelsaft	½ Tasse	60	15,0	0,0	i. Sp.
Grapefruitsaft	½ Tasse	60	15,0	0,0	i. Sp.
Orangensaft	½ Tasse	60	15,0	0,0	i. Sp.
Pflaumensaft	⅓ Tasse	60	15,0	0,0	i. Sp.
Preiselbeersaft	⅓ Tasse	60	15,0	0,0	i. Sp.
Traubensaft	⅓ Tasse	60	15,0	0,0	i. Sp.

Gemüse	Portion				
gemischtes Gemüse, gekocht	½ Tasse	25	5,0	0,0	1,0–5,0
gemischter Gemüsesaft	½ Tasse	25	5,0	0,0	1,0–2,0
gemischtes Gemüse, roh	1 Tasse	25	5,0	0,0	1,0–5,0

Stärkereiches Gemüse:

Bohnen, gekocht	⅓ Tasse	80	15,0	0,0	3,0
Erbsen, Dose oder tiefgekühlt	½ Tasse	80	15,0	0,0	3,0
Kartoffel, gebacken	1; 85 g	80	15,0	0,0	3,0
Kartoffelpüree	½ Tasse	80	15,0	0,0	3,0
Kürbis	¾ Tasse	80	15,0	0,0	3,0
Limabohnen	½ Tasse	80	15,0	0,0	3,0
Linsen, gekocht	⅓ Tasse	80	15,0	0,0	3,0
Mais	½ Tasse	80	15,0	0,0	3,0
Maiskolben	1; 15 cm	80	15,0	0,0	3,0
Süßkartoffel	⅓ Tasse	80	15,0	0,0	3,0
Yam	⅓ Tasse	80	15,0	0,0	3,0

Gemüse zur freien Auswahl:

Eisbergsalat	1 Tasse	13	2,5	0,0	0,9
Kohl, in Streifen geschnitten	1 Tasse	24	5,4	0,0	1,3
Kopfsalat	1 Tasse	14	2,5	0,0	1,2

	Menge	kcal	Kohlen-hydrate (g)	Fett (g)	Eiweiß (g)
Petersilie, gehackt	1 EL	4	0,8	0,0	0,4
Schnittlauch, gehackt	1 EL	3	0,6	0,0	0,2
Sellerie, roh	1 Stange	8	2,0	0,0	0,4
Spinat, roh	1 Tasse	26	4,3	0,0	3,2

Fette und Öle

	Menge	kcal	Kohlen-hydrate (g)	Fett (g)	Eiweiß (g)
Butter	1 EL	108	0,0	12,2	0,0
Margarine	1 EL	102	0,0	11,4	0,0
Mayonnaise	1 EL	99	0,4	11,0	0,2
Mayonnaise (fettarm)	1 EL	40	1,0	4,0	0,2
Öl (alle Sorten)	1 EL	120	0,0	13,6	0,0
Salat-Dressings					
Blue cheese	1 EL	77	1,1	8,0	0,7
Essig und Öl	1 EL	103	6,6	8,5	0,1
Green Goddess	1 EL	68	1,2	7,0	0,1
Italian	1 EL	69	1,5	7,1	0,1
Thousand Island	1 EL	59	2,4	5,6	0,1

Quellenangaben

Kapitel 1
Ezrin, Calvin: Childhood Diabetes. In: *University of Toronto Medical Journal.* Bd. 26, 1949. S. 233–239.
Ders.: The Clinical and Metabolic Effects of Glucagon. In: *Canadian Medical Association Journal.* Bd. 78, 1959. S. 96–98.
Ezrin, C., u. a.: Resistance Due to Neutralizing Antibodies. In: *Journal of Clinical Endocrinology and Metabolism.* Bd. 19, 1959. S. 1055–1068.
Friedman, M. I./Ramirez, I.: Insulin Counteracts the Satiating Effect of a Fat Meal in Rats. In: *Physiological Behavior.* Bd. 40, 1987. S. 655–659.
Geiselman, P. J./Novin, D.: The Role of Carbohydrates in Appetite, Hunger and Obesity. In: *Appetite.* Bd. 3, 1982. S. 203–223.
Harris, M. D. u. a.: Exogenous Insulin Therapy Slows Weight Loss in Type 2 Diabetic Patients. In: *International Journal of Obesity.* Bd. 12, 1988. S. 149–155.
Hirsch, J./Leibel, R. L.: New Light on Obesity. In: *New England Journal of Medicine.* Bd. 318, 1988. S. 509–510.

Kapitel 2
Avons, P., u. a.: Weight and Mortality. In: *Lancet.* Bd. 1, 1983. S. 1104.
Burton, B. T., u. a.: Health Implications of Obesity: A NIH Consensus Development Conference. In: *International Journal of Obesity.* Bd. 9 (3), 1985. S. 155–170.
Dustan, H. P.: Obesity and Hypertension. In: *Annals of Internal Medicine.* Bd. 103, 1985. S. 1047–1049.
Dyer, P., u. a.: Relationship of Relative Weight and Body Mass Index to 14-Year Mortality in the Chicago People's Gas Company Study. In: *Journal of Chronic Diseases.* Bd. 27, 1975. S. 109–123.

Gangemi, M., u. a.: Obesity as a Risk Factor in Endometrial Cancer. In: *Clinical Experiments in Obstetrics and Gynecology.* Bd. 14 (2), 1987. S. 119–122.

Garfinkle, L.: Overweight and Mortality. In: *Cancer.* Bd. 58 (Suppl. 8), 1986. S. 1826–1829.

Rhoads, G. G./Kagan, A.: The Relationship of Coronary Disease, Stroke and Mortality to Weight in Youth and Middle Age. In: *Lancet.* Bd. 1, 1983. S. 492–495.

Sorlie, P., u. a.: Body Build and Mortality, the Framingham Study. In: *Journal of the American Medical Association.* Bd. 243, 1980. S. 1828–1831.

Wadden, T. A./Stunkard, A. J.: Social and Psychological Consequences of Obesity. In: *Annals of Internal Medicine.* Bd. 103 (6), 1985. S. 1062–1067.

Kapitel 4

Cincotta, A. H./Meier, A. H.: Reduction of Body Fat Storage by Inhibition of Prolactin Secretion. In: *Experientia.* Bd. 43 (4), 1987. S. 416–417.

Ezrin, C., u. a.: *Systematic Endocrinology,* Harper & Row, New York, 2. Aufl. 1979.

Ravussin, E. K., u. a.: Evidence That Insulin Resistance Is Responsible for the Decreased Thermic Effect of Glucose in Human Obesity. In: *Journal of Clinical Investigation.* Bd. 76, 1985. S. 1268–1273.

Segal, K. R., u. a.: Thermic Effect of Food at Rest, During Exercise, and After Exercise in Lean and Obese Men of Similar Body Weight. In: *Journal of Clinical Investigation.* Bd. 76, 1985. S. 1107–1112.

Yang, M. U./Van Itallie, T. B.: Variability in Body Protein Loss During Protracted, Severe Caloric Restriction: Role of Triiodothyronine and Other Possible Determinants. In: *American Journal of Clinical Nutrition.* Bd. 40, 1984. S. 611–622.

Kapitel 5

De Gastro, J. M.: Macronutrient Relationship with Meal Patterns and Mood in the Spontaneous Feeding Behavior of Humans. In: *Physiology & Behavior.* Bd. 39, 1986. S. 561–569.

Hartmann, E.: Effects of L-Tryptophan on Sleepiness and on Sleep. In: *Journal of Psychiatric Research.* Bd. 17 (2), 1982–83. S. 107–113.

Wurtman, R. J.: Nutrients That Modify Brain Function. In: *Scientific American.* Bd. 246, 1982. S. 50–59.

Kapitel 6
Blackburn, G. L., u. a.: The Very-Low-Calorie Diet: Weight Reduction Technique. In: *Handbook of Eating Disorders: Physiology, Psychology and the Treatment of Obesity, Anorexia and Bulimia,* hg. von K. D. Brownell u. J. P. Foreyt, Basic Books, New York 1986.

Kapitel 8
De Fronzo, R. A., u. a.: Effects of Physical Training on Insulin Action in Obesity. In: *Diabetes.* Bd. 36, 1987. S. 1385–1479.
Gwinup, G.: Effect of Exercise Alone on the Weight of Obese Women. In: *Archive of Internal Medicine.* Bd. 135, 1975. S. 676–680.
Horton, E. S.: Metabolic Aspects of Exercise and Weight Reduction. In: *Medicine and Science in Sports and Exercise.* Bd. 18, 1986. S. 10–17.
Minuk, H. L., u. a.: Metabolic Response to Moderate Exercise in Obese Men During Prolonged Fasting. In: *American Journal of Physiology.* Bd. 238 (Endocrinology Metabolism 1), 1980. S. E322–E329.
Pacy, P. J., u. a.: Exercise and Obesity. In: *Sports Medicine.* Bd. 3, 1986. S. 89–113.
Pollock, M. L., u. a.: Effects of Walking on Body Composition and Cardiovascular Function of Middle Aged Men. In: *Journal of Applied Physiology.* Bd. 30, 1971. S. 126–130.
Roberts, S. B., u. a.: Energy Expenditure and Intake in Infants Born to Lean and Overweight Mothers. In: *New England Journal of Medicine.* Bd. 318, 1988. S. 461–466.
Scheen, A. J., u. a.: The Effect of Protein-Supplemented Fasting on the Fuel Hormone Response to Prolonged Exercise in Obese Subjects. In: *International Journal of Obesity.* Bd. 7, 1983. S. 327–337.
Terjung, R. L./Kaciuba-Uscilkoh, H.: Lipid Metabolism During Exercise: Influence of Training. In: *Diabetes/Metabolism Review.* Bd. 2 (1, 2), 1986. S. 35–51.
Tremblay, A., u. a.: The Effects of Exercise Training on Energy Balance and Adipose Tissue, Morphology and Metabolism. In: *Sports Medicine.* Bd. 2 (3), 1985. S. 223–233.
Woo, R., u. a.: Voluntary Food Intake During Prolonged Exercise in Obese Women. In: *American Journal of Clinical Nutrition.* Bd. 36, 1982. S. 478–484.

Kapitel 9
Brownell, K. D., u. a.: Understanding and Preventing Relapse. In: *American Psychologist.* Bd. 41, 1986. S. 765–782.

Kapitel 13

1. Roberts, S. B., u. a.: Energy Expenditure and Intake in Infants Born to Lean and Overweight Mothers. In: *New England Journal of Medicine.* Bd. 318, 1988. S. 461–466.
2. Ravussin, E., u. a.: Reduced Rate of Energy Expenditure as a Risk Factor for Body-Weight Gain. In: *New England Journal of Medicine.* Bd. 318, 1988. S. 10–17.
3. Wadden, T. A., u. a.: Very Low Calorie Diets: Their Efficacy, Safety and Future. In: *Annals of Internal Medicine.* Bd. 99, 1983. S. 675–684.
4. Rabinowitz, D./Zierler, K. L.: Forearm Metabolism in Obesity and Its Response to Infra-Arterial Insulin, Characterization of Insulin Resistance and Evidence for Adaptive Hyperinsulinism. In: *Journal of Clinical Investigation.* Bd. 41, 1962. S. 2173–2181.
5. Modan, M., u. a.: Hyperinsulinemia. A Link Between Hypertension, Obesity and Glucose Intolerance. In: *Journal of Clinical Investigation,* Bd. 75, 1985. S. 809–817.
6. Cahill, G. F., Jr.: *Metabolic Effects of Insulin in Clinical Endocrinology: A Survey of Current Practice,* hg. von C. Ezrin, u. a., Appleton-Century-Crofts, New York 1977.
7. De Fronzo, R. A., u. a.: Glucose Clamp Technique: A Method for Quantifying Insulin Secretion and Resistance. In: *American Journal of Physiology.* Bd. 237, 1979. S. E214–E223.
8. Patten, R. L.: The Reciprocal Regulation of Lipoprotein Lipase Activity and Hormone-Sensitive Lipase Activity in Rat Adipocytes. In: *Journal of Biological Chemistry.* Bd. 245, 1970. S. 5577–5583.
9. De Fronzo, R. A.: The Effect of Insulin on Renal Sodium Metabolism. In: *Diabetologia:* A Review With Clinical Implications. Bd. 21, 1981. S. 165–171.
10. Landsberg, L./Young, J. B.: Insulin-Mediated Glucose Metabolism in the Relationship Between Dietary Intake and Sympathetic Nervous System Activity. In: *International Journal of Obesity.* Bd. 9 (Suppl. 2), 1985. S. 63–688.
11. Burghen, G. A., u. a.: Correlation of Hyperandrogenism with Hyperinsulinism in Polycystic Ovarian Disease. In: *Journal of Clinical Endocrinology and Metabolism.* Bd. 50, 1980. S. 113–116.
12. Goldfine, I. D.: The Insulin Receptor: Molecular Biology and Transmembrane Signaling. In: *Endocrine Review.* Bd. 8, 1987. S. 235–255.
13. McGarry, J. D./Foster, D. W.: Regulation of Hepatic Fatty Acid Oxidation and Ketone Body Production. In: *Annual Review of Biochemistry.* Bd. 49, 1980. S. 395–420.

14. dies.: How Ketones Spare Protein in Starvation. In: *Nutrition Review.* Bd. 47 (3), 1989, S. 80–81.
15. Sowers, J. R., u. a.: Role of Enhanced Sympathetic Nervous System Activity and Reduced Na+-K+-Dependent Adenosine Triphosphatase Activity in Maintenance of Elevated Blood Pressure in Obesity: Effects of Weight Loss. In: *Clinical Science,* Bd. 63 (Suppl.), 1982. S. 121s–124s.
16. Neufeld, N. D., u. a.: Effect of Caloric Restriction and Exercise on Insulin Receptors in Obesity: Association with Changes in Membrane Lipids. In: *Metabolism.* Bd. 38, 1986. S. 580–587.
17. Koppeschar, H. P. F., u. a.: Metabolic Responses During Modified Fasting and Refeeding. In: *Human Nutrition: Clinical Nutrition.* Bd. 39, 1985. S. 17–28.
18. Williamson, M. S./Newmark, S. R.: Balanced Calorie-Restricted Diets and Carbohydrate-Restricted Diets. In: *Oklahoma State Medical Association Journal.* Bd. 77, 1984. S. 79–85.

Sach- und Rezeptregister